DIE VORBEREITUNG

ZU

CHIRURGISCHEN EINGRIFFEN

VON

DR. MED. JOH. VOLKMANN

PRIVATDOZENT · OBERARZT DER CHIRURGISCHEN
UNIVERSITÄTSKLINIK ZU HALLE A. D. S.

MIT 12 ABBILDUNGEN

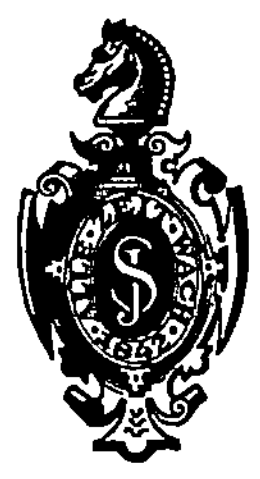

BERLIN
VERLAG VON JULIUS SPRINGER
1926

ISBN-13:978-3-642-90503-2   e-ISBN-13:978-3-642-92360-9
DOI: 10.1007/978-3-642-92360-9

HERRN

PROFESSOR DR. FR. VOELCKER

GEWIDMET

Vorwort.

Wenn der junge, chirurgisch tätige Arzt zum ersten Mal in die Lage versetzt wird, selbständig handeln und die nötigen Anordnungen für die Vorbereitung zu einem operativen Eingriff treffen zu müssen, so merkt er — und das wird den meisten ähnlich ergangen sein wie mir — gar bald, daß er in vielen Punkten versagen muß, weil ihm die Erfahrung fehlt und gerade die hierfür wichtigsten Kenntnisse auf der Universität nicht übermittelt worden sind. Trifft dies schon im Frieden bei sonst gut geleiteten Krankenhäusern zu, wie viel mehr dann erst im Kriege unter weniger geordneten Verhältnissen! Mancher hat da bitter den Mangel eines Nachschlagewerkes empfunden, in dem er sich für solche Notlagen Rat und Hilfe hätte holen können. So ist mir schon während meiner letzten Studiensemester, als ich bei HEINRICH BRAUN in Zwickau Famulus war, der Gedanke aufgetaucht, die bestehende Lücke auszufüllen. Zu leicht vergißt ja der erfahrene Arzt später, daß auch er einmal Anfänger war, und kann oder will sich oft nur schwer in seine frühere Lage zurückversetzen. Wer aber als akademischer Lehrer immer wieder mit Studenten, Medizinalpraktikanten und jüngeren Assistenten zu tun hat, empfindet täglich von neuem diese Schwierigkeiten. Zwar steht mancher Chirurg auf dem Standpunkt, daß man dies alles im Laufe der Zeit von allein lernt. Ja, aber muß man denn alle Fehler wirklich zum Schaden seiner Kranken erst selbst gemacht haben? Kann man nicht doch vieles auch aus der Erfahrung anderer lernen? Und dann sollte man nicht nur wissen, was man tun muß, sondern auch wie man es tun muß.

Aus diesen Gedankengängen heraus sollte zu den Büchern von REICHEL (Lehrbuch der Nachbehandlung nach Operationen) und BEHRENDT (Die Nachbehandlung nach chirurgischen Eingriffen) gewissermaßen die Ergänzung geschaffen werden. Ein gleiches Werk gibt es in Deutschland bisher nicht, vom Ausland ist es mir wenigstens nicht bekannt. KÜHLS »Handbuch der Narkose und die Vorbereitung zu chirurgischen Eingriffen« bringt trotz der zweiten Hälfte seines Titels nur einiges von dem, was mir von Wichtigkeit schien. Dasselbe gilt von dem Werk des Franzosen DUPUY DE FRENELLE: »Pour diminuer le risque opératoire«, der zum Teil klinische Untersuchungsverfahren in den Vordergrund stellt, was nicht meine Absicht war. ZANDERS »Vorbereitung, Durchführung, Nachbehandlung chirurgischer Eingriffe« erschien erst nach Abschluß dieses Buches. Manches findet auch der Arzt bei FRANZISKA BERTHOLD »Der chirurgische Operationssaal«. Andererseits habe ich absichtlich Dinge weggelassen, die meist nicht Sache des Arztes und schon in anderen Schriften zusammenfassend dargestellt sind. Dagegen mußten die Beziehungen zur Anzeigen- und Diagnosenstellung sowie die Differentialdiagnose bisweilen gestreift werden. Ich wollte nicht nur ein technisches Hilfsbuch bringen, sondern Möglichkeiten und Unterlagen zur Weiterarbeit auf den einzelnen zum Teil noch nicht fest gegründeten Gebieten geben. Denn wie das GRASER am 1. 7. 1922 in der Eröffnungsansprache zur bayrischen Chirurgentagung ganz richtig hervorhob, wird sich ein großer Teil unserer ärztlichen Tätigkeit darauf einstellen müssen, nicht nur wenig widerstandsfähige und heruntergekommene Menschen durchzubringen, sondern sie auch erst operationsfähig und messerreif zu machen. Manche Veröffentlichungen der letzten Zeit, besonders außerhalb Deutschlands, deuten diese Wegrichtung an.

So habe ich schon seit vielen Jahren einen großen Wert auf die Vorbereitung zu chirurgischen Eingriffen gelegt. Zusammenhängende Arbeiten über dieses Gebiet gibt es nur verhältnismäßig wenige, vielmehr stecken die Hinweise auf diese Fragen in allen möglichen Aufsätzen verborgen. Deshalb sah ich meine Hauptaufgabe darin, dieses vergrabene und oft wenig beachtete Schrifttum ans Tageslicht zu fördern. Daß dabei noch einiges übersehen wurde, muß zugegeben werden und ist wohl bei der Schwierigkeit des Suchens entschuldbar. In den Schriftennachweisen zu den einzelnen Abschnitten wurden vor allem größere zusammenfassende und leicht erreichbare Arbeiten berücksichtigt und bei denen, die keine bezeichnende Überschrift führen, Stichworte in Klammern hinzugefügt. Die Zahl der durchgesehenen Aufsätze ist bei weitem größer als die der namentlich angeführten. Inbesondere konnte ich dank des Entgegenkommens der SPRINGERschen Zentralblatt-Organisation fast die gesamte ausländische Literatur im Urtext nachlesen, wenn auch hier überall das deutsche Referat angegeben wurde.

Im allgemeinen Teil sind die einzelnen Abschnitte der Reihe nach etwa so angeordnet, wie sich der Gang der Vorbereitung bei einem Patienten abwickelt, während in dem besonderen Teil einige wichtige Abschnitte für ganze Organerkrankungen eingehend besprochen, andere nur durch kurze Bemerkungen, Stichworte und Hinweise behandelt wurden. Es war bisweilen schwierig, den spröden Stoff in eine passende Form zu bringen. Manche Anregung habe ich noch aus dem Werk von MAKKAS und STICH: »Fehler und Gefahren bei chirurgischen Operationen« geschöpft, das während der Abfassung des vorliegenden Buches erschien. Hier ist eine solche Fülle von beachtenswerten Bemerkungen aus einer großen Erfahrung heraus angehäuft, wie man sie in keinem Lehr- oder Handbuch wiederfindet.

Ob nun der Versuch, Fragen der verschiedensten Gebiete zu einem Ganzen zusammenzufassen und von einem einheitlichen Gesichtspunkte zu betrachten, gelungen ist, und ob in den einzelnen Abschnitten der »Vorbereitung zu chirurgischen Eingriffen« bewußt die richtige Auswahl dessen, was nötig war, getroffen wurde, muß die praktische Benutzung lehren. Daß fast überall eigene Erfahrung zugrunde liegt, ist wohl selbstverständlich, bedingt aber auch zum Teil die persönliche Auslese des als gut Erprobten. Ich bin mir dabei bewußt, daß bei der Neuartigkeit des Gedankens manches vielleicht vom Gesichtspunkt des einzelnen Kritikers aus beanstandet werden kann. Entsprechende Vorschläge zur Änderung und Verbesserung sollen mir stets willkommen sein.

So möge das Büchlein einstweilen seinen Weg nehmen: zu Nutz und Frommen unserer Kranken!

Halle, im August 1926

JOH. VOLKMANN

Inhaltsverzeichnis.

Zweiter Teil.

Die besondere Vorbereitung zu einzelnen chirurgischen Eingriffen.

Einleitung.

Nicht quid pro quo,
Nicht weiß für schwartz,
Darreychen soll ein weiser Artzt.
Sonder erfaren sein der ding!
Will anderst er das jm geling.
HANS VON GERSDORF.

Wenn auf den folgenden Seiten eine Reihe von Vorschlägen gegeben
werden soll, wie man am besten Kranke für einen operativen Eingriff
vorbereitet, so ist es selbstverständlich, daß in vielen Fällen, zumal in
der dringlichen Chirurgie und in manchen Kliniken, es gar nicht durchführbar ist, alle für diesen Zweck zur Verfügung stehenden Mittel zu
erschöpfen. Oft ist das auch nicht einmal nötig, wollten wir nicht Zeit
und Vermögen unserer Patienten unnütz in Anspruch nehmen. Es
sollen aber doch die Aussichten und Vorteile einer Vorbereitung
gezeigt werden. In den Zeitschriften der letzten Jahre werden öfters
derartige Fragen behandelt, was eine steigende Anteilnahme anzu-
deuten scheint. Um vor manchem Fehlschlag ärztlicher Bemühungen
zu schützen, wäre es auch erwünscht, in umfassendem Maße wenigstens
für einige Krankheiten gewisse mehr oder weniger allgemeingültige
Regeln aufzustellen und damit Anhaltspunkte zu schaffen, wann das
eine oder andere Leiden am besten operiert wird und welche Voraussetzungen für einen Eingriff erfüllt sein müssen. Solche Normen für
einige chirurgische Säuglingserkrankungen zu geben, hat GOSSMANN
versucht. Wenn derartige Grundsätze auch den praktischen Ärzten
bekannt wären, würde mancher Patient, der z. B. bei einer Gaumenspalte noch nicht zur Operation geeignet ist, nicht unnötig dem Krankenhaus zugeschickt, während andere wieder nicht zu spät kämen.
Damit blieben den Angehörigen unnötige Ausgaben und falsche Hoff-
nungen, dem Arzte manche berechtigten Vorwürfe erspart.

Bei jedem Fall, der operiert werden soll, muß man sich nun die drei
Fragen vorlegen: Welche Gefahren bergen der Kranke, die Krankheit
mit ihrem Verlauf und die Operation selbst in sich? Danach richtet
der Chirurg sein Handeln ein. Wenn er nicht alle Gefahren beseitigen
kann, die auf der Unzulänglichkeit alles menschlichen Tuns beruhen,
so ist er doch verpflichtet, sie durch entsprechende Maßnahmen auf ein
Mindestmaß herabzusetzen, falls er nicht einen anderen weniger schä-
digenden Eingriff vorziehen oder auch ohne Operation durch konservative Maßnahmen sein Ziel erreichen kann. Die beiden letzten Punkte
kommen für dieses Buch nicht in Betracht.

Erster Teil

Allgemeine Vorbereitungen zu chirurgischen Eingriffen.

1. Konstitution und allgemeine Untersuchung.

Allgemeinuntersuchung. Jede Vorbereitung beginnt selbstverständlich mit einer Allgemeinuntersuchung des Kranken. Diese gehört ja eigentlich zur genauen Diagnosenstellung, muß aber für die besonderen Zwecke der Vorbereitung zu einem Eingriff abgeändert und ausgestaltet werden. Beim Chirurgen, besonders auch beim Anfänger in unserem Fach, besteht entschieden die Gefahr, über klar in die Augen springenden örtlichen Befunden, die eindeutig hervorzutreten scheinen, den übrigen Menschen zu übersehen oder gering einzuschätzen. Und doch ist die richtige Beurteilung von der größten Wichtigkeit, um unangenehme Überraschungen zu vermeiden.

Vorgeschichte, Konstitution. Ebenso nötig ist aber zuerst die Erhebung einer vollständigen Vorgeschichte, weil sich gerade im Nachweis der Konstitution durch Vererbung die besten Anhaltspunkte für etwaige angeborene Leiden oder für Dispositionen ergeben. Hierbei erfährt man, ob Geistesstörungen, Fallsucht, Hasenscharten, Gaumenspalten, Kropfbildung, Basedowsche Erkrankung, Myxödem, Herz-, Lungen-, Magen- oder Nierenleiden in der Familie vorkommen, ob der Kalkstoffwechsel gestört ist oder Fettsucht, Zuckerharnruhr, Asthma, Rheumatismus, Neigung zu Krampfadern, Hämorrhoiden oder Varicocelen bestehen, ob Platt- oder Klumpfüße, angeborene Hüftausrenkungen und sonstige Mißbildungen beobachtet worden sind. Auch auf die Bedeutung des Geschlechts für die Disposition sei verwiesen, wobei endogene Momente (Drüsen mit innerer Absonderung) wohl gegenüber exogenen überwiegen (EHRSTRÖM). Ich erinnere an das bei Männern und Weibern verschieden häufige Vorkommen von Kröpfen in kropffreien (4 : 1) und in kropfverseuchten (4 : 2) Gegenden, von Basedowscher Erkrankung (1 : 15), von vasomotorischen Neurosen (1 : 20), Osteomalazie (1 : 10), Gicht (40 : 1) usw.

Weiterhin gibt das ganze Verhalten des Patienten während der Untersuchung und während des Aufenthaltes im Krankenhause wichtige Fingerzeige für die Psyche des Kranken. Wissen wir doch, wie weitgehend körperliches und seelisches Befinden voneinander abhängen, wie der eine Mensch, nur weil ihm der Wille zum Leben fehlt, unter unseren Händen stirbt, obwohl er nach der ganzen Art seines Leidens berechtigte Aussichten gehabt hätte, davon zu kommen, oder wie sich andererseits einer, der dem Tode verfallen zu sein scheint, mit zähem Willen wieder in die Höhe rafft. Viel Unwägbares und Unerforschtes spielt in diesen Fragen noch mit. Daß aber Beziehungen zwischen geistigen Merkmalen und körperlichen Erscheinungen bestehen, wissen wir mit Bestimmtheit. Es sei nur an die Lebhaftigkeit der Basedowkranken und an die Stumpfheit der Myxödematösen erinnert.

Daß das Temperament durch irgendwelche Grundstörungen festgelegt sein kann, ist nicht verwunderlich, da ja die Drüsen mit innerer Absonderung auch mesenchymaler Abkunft sind. So ist der Chondrodystrophiker, der neben Störungen am Knorpel auch solche an anderen mesenchymalen Geweben zeigt, meist hypomanisch und intelligent ähnlich den eben erwähnten Hyperthyreoiden. — Ein andrer noch ungeklärter Zusammenhang scheint in der eigentümlichen Schönheit der Gesichtszüge vieler Menschen mit angeborener Hüftausrenkung zu liegen. Der STILLERsche asthenische Habitus schlank gebauter Menschen deutet auf die Möglichkeit der Entstehung postoperativer Verwachsungen hin. Hier liegt als erbliche Konstitution eine Störung in der Bildung der Fasermasse des Stratum fibrosum vor, während z. B. bei der Osteogenesis imperfecta eine Änderung der Grundsubstanz besteht. Als eine besondere Form hat VOGELER vor kurzem noch den Status asthenicus adiposus hervorgehoben, der durch mittelwüchsige Personen mit übernormaler Körperfülle, kurzem Brustkorb bei ungewöhnlicher Breite, geringer Ausdehnungsfähigkeit und verminderter Aktivität gekennzeichnet ist. Das Herz ist über das gewöhnliche Maß hinaus groß. Die Muskeln sind oft, aber nicht immer mangelhaft entwickelt; dem entspricht eine gewisse geistige Trägheit. Häufig finden sich auch Gelenkbeschwerden. Die Erscheinungen setzen meist in der Menopause ein und hängen wohl mit dem Ausfall der Eierstockstätigkeit zusammen, können aber auch schon vorher bestehen. Aus den erwähnten Befunden erklärt sich die Neigung zu Bronchitiden, Bronchopneumonien und Hypostasen, zu Gerinnselbildung und mangelhafter Wundheilung, die sich dann als Narbenbruch äußern kann. Andere leugnen, daß dies ein besonderer Typ sei, und rechnen ihn zu den Pyknikern (HERM. HUECK).

Lymphatiker neigen zu Infektionen, bei Bruchoperationen zu Rückfällen, sind aber Tuberkulose gegenüber ziemlich widerstandsfähig. Die Patienten mit Status thymico-lymphaticus (PALTAUF) (s. S. 62) lassen den Chirurgen für die Chloroformnarkose fürchten, während der Kranke mit Keloidnarben (s. S. 187) oft ein latent Basedowkranker ist und nicht unnötigen Operationen, zum mindesten keinen Schönheitseingriffen, unterzogen werden sollte. Durch prophylaktische nachoperative Röntgenbestrahlung der Narbe kann die erneute Keloidbildung verhütet werden (JOH. VOLKMANN). Endlich seien die hypoplastische Konstitution BARTELS und die Bedeutung der exsudativen Diathese (CZERNY) für die Ernährung erwähnt. Der Bluter wird stets eine verhältnismäßige Gegenanzeige für nicht lebensnotwendige Eingriffe abgeben. Auch gewisse Formen von Milzerkrankungen (FRANKsche Thrombocytopenie) sind zu beachten. Die untersetzte Gestalt einer fettleibigen Person läßt das Gespenst der postoperativen Thromboembolie auftauchen und legt vielleicht nahe, vorher die Unterbindung der Vena saphena magna vorzunehmen, wenn auch deren Bedeutung für die Gerinnsel- und Pfropfbildung nicht so groß ist, wie allgemein noch angenommen wird (MAGNUS). Oft kann die einzige Angabe einer dauernden hartnäckigen Stuhlverstopfung der Hinweis auf ein verkapptes Myxödem sein (H. CURSCHMANN) und für oder gegen eine Schilddrüsenoperation Schlüsse zu ziehen erlauben.

So findet sich eine Fülle von Möglichkeiten, die wohl beachtet sein wollen und manche wertvolle Anregung für die Vorbereitung zu einem operativen Eingriff, insbesondere auch für die Anzeigestellung, geben können. Man hat in ihnen einen Anhalt dafür, gefährdete und verhältnismäßig geschützte Menschen zu unterscheiden und die operative Belastungsmöglichkeit nach der positiven wie nach der negativen Seite abzuwägen, wie sich K. H. BAUER ausdrückt. Für unsere Zwecke ist die Aufgabe der Konstitutionslehre die biologische Erkennung der persönlichen Eigenschaften eines Menschen. Ist dies, soweit überhaupt angängig, gelungen, so ist man vor seinem Gewissen gerechtfertigt, auch wenn schließlich ein unglücklicher Zwischenfall uns belehrt, wie mangelhaft im Grunde genommen der Stand unserer heutigen Kenntnisse auf dem Felde der Konstitutionspathologie ist. Nur Anfänge sind zur Erforschung dieses weiten Gebietes bisher gemacht (K. H. BAUER, CABOT, HABERLAND, A. KOCHER, PAYR, VULLIET u. a.), wenn man die Chirurgie in ihrer Gesamtheit in Betracht zieht, und noch schlimmer steht es um unser Wissen, falls man sich auf die besondere Frage der Vorbereitung zur Operation beschränkt. Es ist noch fast unmöglich, hier bestimmte Anhaltspunkte für die Beurteilung des einzelnen Falles zu geben, da erst die gröbsten Umrißlinien für einige allgemeine Fragen gezogen sind.

2. Allgemeine Vorbereitung.

Bei dieser Schätzung des ganzen Menschen und bei der genauen klinischen Untersuchung der einzelnen Organe ergeben sich nun Beziehungen zu vier wichtigen Gebieten, wo wir bestrebt sind, auf Grund der gewonnenen Beobachtungen und Erfahrungen vorbereitend und verhütend einzugreifen. Erstens handelt es sich um die Belastungsfähigkeit des Kreislaufes den Ansprüchen gegenüber, die bei und nach der Operation gestellt werden. Zu zweit ist der Zustand der Atmungsorgane zu nennen; dann der Ernährungszustand, seine Wahrung und Hebung und schließlich das voraussichtliche Verhalten gegenüber örtlichen und allgemeinen Infektionen.

a) Prüfung und Unterstützung des Kreislaufes. Schock und Kollaps.

Die Unterstützung des Kreislaufs setzt voraus, daß man nicht nur grobe Schädigungen, wie z. B. deutliche Herzfehler, bemerkt, sondern gerade die verkappten Störungen erkennt. Dies wird meist bei einer genauen klinischen Untersuchung gelingen, zumal wenn man in zweifelhaften Fällen den inneren Mediziner zu Rate zieht. Doch bleiben bei Anwendung der üblichen Verfahren des Behorchens und Beklopfens immer noch Veränderungen verborgen, und sie sind es meist, die später die unangenehmsten Überraschungen bieten. Zu ihrer Aufdeckung ist wahrscheinlich das beste Mittel das Elektrokardiogramm, das nur leider nicht überall ausführbar und in seiner Auswertung und Deutung recht schwierig, zum Teil auch noch unsicher ist. Es wäre aber wünschenswert, wenn chirurgische Abteilungen mit den dazu nötigen Einrichtungen ausgestattet würden, um elektrokardiographische Aufzeichnungen vom Bett und vom Operationstisch aus machen zu können. Meist muß man sich mit einfacheren Mitteln begnügen.

Prüfung der Herzkraft. Nun sind zur Prüfung der Herzkraft vor Operationen zahlreiche Verfahren angegeben worden, die größtenteils nur theoretische oder wissenschaftliche Bedeutung haben. Sie finden sich in den Arbeiten von S. FREY und W. HOFMANN zusammengestellt. Für unsere Zwecke kommen nur Methoden in Betracht, die sich, wenn auch nicht bei allen, z. B. nicht bei bettlägerigen, so doch bei den meisten Kranken ohne Schwierigkeiten leicht und praktisch durchführen lassen.

Das einfachste Verfahren ist das bei der militärischen und begutachtenden Untersuchung vorgeschriebene, die Prüfung der Pulszahl vor und nach einigen anstrengenden Bewegungen wie Rumpf- oder Kniebeugen. Wenn man dabei etwa als Durchschnitt der Herzschläge, gemessen an dem Puls, im Liegen 64, im Sitzen 68 und im Stehen 72—78 (ROB. BRYAN) annehmen kann, so sind kleine Abweichungen nach oben oder unten natürlich nicht unbedingt in das Gebiet des Krankhaften zu verweisen, größere müssen aber selbstverständlich unter Berücksichtigung des jeweiligen Lebensalters doch zur Vorsicht mahnen. Beim Übergang vom Liegen zum Stehen steigt die Pulszahl um 3—6 Schläge in der Minute und ist nach spätestens 4 Minuten zur Norm zurückgekehrt. Nach raschem Steigen von 2—3 Treppen oder nach Ausführung von 40 Kniebeugen kommt sie bis zu etwa 115 Schlägen und geht in ungefähr 1 Minute wieder auf 70—80 zurück. KUHN läßt 15 Sekunden lang den Puls zählen, in weiteren 15 Sekunden 10 Kniebeugen ausführen und zum Schluß wieder je 15 Sekunden lang den Puls zählen. Beim gesunden Menschen steigt die Pulszahl in der Minute um 15—35 Schläge; nach $^3/_4$ bis längstens $1^1/_2$ Minuten soll die Ruhezahl wieder erreicht sein. Dieses Prinzip der dosierten Muskelarbeit (Armstrecken, Tretübungen, Anziehen der Beine usw.) und die gleichzeitige Beobachtung des Patienten ist im einzelnen ausgebaut (W. HOFMANN) und hat für physiologische Untersuchungen, besonders neuerdings bei der medizinischen Verfolgung der Wirkungen des Turn- und Sportbetriebes, zunehmende Bedeutung gewonnen. Für die Praxis genügen die erwähnten Versuche.

Blutdruckmessung. Bei den meisten dieser Prüfungen wird zugleich der maximale und minimale Blutdruck (nach GÄRTNER, RIVA-ROCCI u. a.) gemessen, der sich bei Einschaltung vermehrter Widerstände in den Kreislauf erhöhen kann. Steigt er doch (maximale Messung) schon beim Übergang von der liegenden in die aufrechte Stellung um 6—8 mm. Nach 4 Minuten soll ein Ausgleich stattgefunden habe n

Zunahmen über 10 mm sind zu beanstanden. Bei gleichzeitiger Arbeit beträgt der Anstieg 20—40 mm. Für Messung des minimalen Druckes gilt ungefähr dasselbe. Nach WALDVOGEL muß man auch eine verkappte Herzinsuffizienz vermuten, wenn der systolische Druck beim Aufstehen um mehr als 20 mm gegenüber dem Liegen absinkt. Ob man sich dabei der einfachen Fingerbetastung des Pulses sowohl in Ruhe wie bei Bewegungen unter Anlegung einer Manschette bedient oder der auskultatorischen Methode nach KORATKOW mit Blutdruckmessung nach TORNAI (Anlegen der Manschette und Beobachten der Töne an der Ellbogenschlagader bei Nachlassen des Druckes), bleibt der Ausbildung und dem Belieben des einzelnen überlassen. Die auf die verschiedenen Arten gewonnenen Werte schwanken nicht wesentlich.

Als erster hat wohl SCHAPIRO die Blutdruckerhöhung nach Kompression der Arteriae femorales studiert und KATZENSTEIN darauf seine Untersuchungen begründet, nach denen bei Gesunden der Blutdruck durch 2½ Minuten langes Zudrücken beider Arteriae iliacae um 10—20 mm Hg gegenüber dem Befunde vor dem Versuch steigt. Auch hier ist die Schnelligkeit des Rückganges ausschlaggebend, und zwar erklärt KATZENSTEIN die Vorgänge im einzelnen so, daß bei einem funktionstüchtigen Herzen der Blutdruck nach dieser Zeit steigt, der Puls aber gleichbleibt oder abnimmt. Bei weniger leistungsfähigen Herzen bleibt der Blutdruck derselbe wie vor der Kompression oder sinkt, während er bei schwer geschädigten Herzen bei steigender Pulszahl sinkt. Daraus sind folgende Anzeigen für die Narkose zu entnehmen:

Steigender Blutdruck und gleichbleibender Puls zeigen ein gutes Herz an, das Chloroform verträgt.

Gleichbleiben von Blutdruck und Puls sprechen für eine geringe Herzschwäche, bei der man Chloroform möglichst meidet und lieber Äther gibt.

Sinkender Blutdruck und gleichbleibende Pulszahl verbieten wegen stärkerer Herzschädigung Chloroform gänzlich.

Schließlich lassen sinkender Blutdruck und steigender Puls infolge der dabei vorhandenen schweren Herzschwäche eine Narkose überhaupt unerwünscht erscheinen. Wenn es sich um einen dringenden Eingriff handelt und örtliche Betäubung möglich ist, so wählt man dieses Verfahren. Besser ist es aber, wenn angängig, überhaupt auf eine Operation vorläufig zu verzichten und erst den Kranken einer gründlichen Vorbereitung mit inneren Mitteln wie dies S. 10 geschildert wird, zu unterziehen. Das KATZENSTEINsche Verfahren hat verschiedentlichst Nachprüfung erfahren, und zwar haben sich A. HOFFMANN, HOOKE und MENDE, JANOWSKI, STÄHELIN ablehnend, BIRON, FELLNER und RUDINGER, W. HOFMANN, HUCHARD, LEVY, ORTNER, SCHWERING, SOBOLOWSKI, SOLOWKOFF zustimmend, wenn auch zum Teil mit Vorbehalten, ausgesprochen. EMMERICH hat diese Frage vor kurzem eingehend bearbeitet und eigene Versuche angestellt. Er kommt zu dem Schluß, daß das Verfahren bei stark positivem Ausfall brauchbar ist, sonst nicht; vor allem nicht bei psychisch labilen Kranken. Auf Grund eigener Nachprüfungen möchte ich mich dieser letzten Ansicht anschließen.

Nur kurz wäre schließlich der elektrischen Aufzeichnung des Pulses, der Venendruckmessung, WEISSschen Kapillarmikroskopie, die E. MÜLLER ablehnt, und des Elektrokardiogramms zu gedenken (NOBEL und HECHT). Vielleicht ist bei dem letzteren eine negative T-Zacke und das Fehlen der T-Zacke als ungünstig anzusehen.

Bei der Orthodiagraphie hat CORN. MÜLLER neuerdings in $^1/_3$ der untersuchten Fälle nach Narkose, auch bei Jugendlichen, beträchtliche postoperative Erweiterungen des Aortenschattens festgestellt. Die Auswahl des Narkotikums spielte dabei keine erkennbare Rolle. Dasselbe wurde auch bei der örtlichen Betäubung beobachtet, so daß man wohl in dem Operationsschock die Ursache für diese Veränderung suchen muß. Bei Beckenhochlagerung wurden keine meßbaren Befunde erhoben. Alle Erscheinungen sind unter Herzmitteln gut zur Rückbildung gekommen.

KÜHL glaubte, eine Erweiterung des Herzens dann beobachten zu können, wenn man den Patienten dreimal husten oder nach tiefem Einatmen und Schließen des Mundes (VALSALVA) pressen läßt. Es entsteht eine vorübergehende Erweiterung der rechten Herzkammer, die sich orthodiagraphisch oder durch leichteste Perkussion nachweisen läßt. Normalerweise muß nach einer Minute der Ausgangszustand wieder erreicht sein; dauert dies 4—5 Minuten, so ist besonders für die Inhalationsnarkose Gefahr im Verzug.

Die Versuche, durch Beobachtung reflektorischer Einflüsse — Reizung der Trigeminusendigungen in der Nase, Reiben der Herzgegend und Beklopfen der weißen Linie machen Vaguserregung — einen Einblick in die voraussichtliche Herzkraft zu gewinnen und dann unglückliche Zufälle leichter zu vermeiden, sind bisher praktisch nicht verwertbar.

Atemversuche. Eine weitere Gruppe von Prüfungen besteht in der Ausführung von Atemversuchen nach ALBRECHT, MOSLER, STANGE u. a., durch die das Vasomotorenzentrum ausgeschaltet wird. Läßt man den Atem in tiefster Inspiration 25 Sekunden anhalten, so bleibt bei Gesunden der Blutdruck unverändert oder zeigt nur eine geringe Steigerung, während sich ein Sinken bis um 18—20 mm Hg bei erlahmender Herzkraft findet und zur Vorsicht bei Narkose mahnt. Beim einfachen Versuch mit raschem Ersteigen von 2—3 Treppen oder bei Ausführung von 40 Kniebeugen erhöhen sich die Atemzüge für gewöhnlich auf 30 und sollen ebenfalls nach 1 Minute wieder auf 16—20 zurückgegangen sein.

STANGE gibt an, daß bei gesundem Herzen der Atem mit Leichtigkeit 30—40 Sekunden unter Schließen des Mundes und Zuhalten der Nase angehalten werden kann und dann sofort wieder eine ruhige Atmung eintritt. Bei Herzmuskelschwäche wird dagegen die Fähigkeit zum Atemstillstand bis auf 20 Sekunden und weniger verkürzt, und außerdem werden die letzten Sekunden nur schwer ertragen. Hinterher tritt dyspnoeische Atmung mit beschleunigten und schweren Atemzügen ein, die erst nach 10—15 Sekunden zu ruhiger Tätigkeit zurückkehrt.

Auch die Vitalkapazität der Lungen ist zur Prüfung von Lunge und Herz herangezogen worden. Man mißt sie mit Hilfe eines genau graduierten HUTCHINSONschen Spirometers. Sie ist dann als bedenkliches Vorzeichen zu bewerten, wenn sie weniger als 85 vH. des Normalen beträgt, wobei zu berücksichtigen ist, daß sie überhaupt nach dem 4. Jahrzehnt abnimmt. Zu der Länge und der nicht ganz leicht zu berechnenden Körperoberfläche des Menschen besteht ein gewisses Verhältnis. Am meisten wird die Vitalkapazität durch Veränderungen der Lunge und des Brustkorbes beeinflußt, auffallend wenig durch Bauchgeschwülste und Schwangerschaften. MOERSCH, der 1000 chirurgisch Kranke untersucht hat, sieht die Bestimmung der Vitalkapazität als ein wertvolles klinisches Hilfsmittel der Untersuchung an, mit dem man zwar keine Diagnose stellen, aber doch beurteilen kann, ob das Verschwinden von Ödemen einer wirklichen Resorption und Ausscheidung zuzuschreiben ist.

Diureseversuch. Von ganz anderen Voraussetzungen geht nun S. FREY aus, der Versuche von EPPINGER und KAUFFMAHN für die Beurteilung der Herzkräfte herangezogen hat. EPPINGER hat von der Tatsache, daß physiologische Kochsalzlösung unter der Haut Basedowkranker rascher als unter der von Myxödematösen aufgesaugt wird, auf eine wesentliche Bedeutung des cellulären Gewebsstoffwechsels geschlossen. Da nun andererseits nach HÜLSE der biologische Zweck der Herzarbeit in der Zu- und Abfuhr beruht, so muß eine Herzinsuffizienz Störungen dieser Funktion machen, die sich als Ödeme äußern. Sind diese latent, so ist meist auch die Insuffizienz latent und entzieht sich unserer Beobachtung sehr leicht. Man kann aber latente Ödeme durch den KAUFFMANNschen Diureseversuch deutlich machen, wenn man folgendermaßen vorgeht. Beseitigt man in den unteren Gliedmaßen die Störungen im intermediären Stoffwechsel durch Hochlagerung, so kommt es zu einer vermehrten Ausscheidung der in den Gewebsspalten zurückgehaltenen Flüssigkeitsmenge.

Danach gestaltet sich der Versuch nach FREY so, daß der Kranke bei Bettruhe und horizontaler Lage von morgens 7 Uhr an stündlich 150 ccm Flüssigkeit per os erhält und auch stündlich Wasser lassen muß. Bis 11 Uhr wird eine vierstündige Vorprobe gewonnen. Jetzt wird das Fußende des Bettes durch Untersetzen von Klötzen um 25 cm erhöht. In den folgenden 2 Stunden bis 1 Uhr bleibt der Kranke in dieser Lage und läßt ebenfalls stündlich Wasser, dessen Konzentration festgestellt wird (Nachperiode). Es werden nun die Stundenmittelwerte der letzten 2 Stunden der Vorperiode (diese gleich 100 gesetzt) mit denen der Nachperiode verglichen. Beträgt der Unterschied mindestens 30 ccm, so liegt eine Steigerung der Diurese vor. Kleinere Harnmengen von 30—50 ccm werden nur bei sehr geringen Urinmengen oder starker Verdünnung in der Hochlagerungsperiode als Mehrausscheidung betrachtet. Auszunehmen sind Fälle mit entzündlichen Prozessen an den unteren Gliedmaßen, varikös oder thrombotisch bedingte und renale Ödeme. Unter diesen Voraussetzungen gibt der Diureseversuch, der keine Nierenfunktionsprüfung ist, tatsächlich genaue Auf-

schlüsse über den jeweiligen Funktionszustand des Herzens (S. FREY). Der
Wert des Verfahrens steigt, wenn man auch noch die Reservekräfte des
Herzens bei Arbeitsleistungen vergleichsweise heranzieht. Denn dann
sind Verhältnisse wie bei Operationen gegeben. Dabei zeigte sich, daß
Kranke, die auf körperliche Anstrengungen mit Ödemen antworten,
später nach Digitalisbehandlung dieselbe Arbeit ohne Störungen ausführen konnten. Ich habe das Verfahren erst in wenigen Fällen angewandt,
so daß ein abschließendes Urteil noch nicht gewonnen werden konnte,
halte es aber für recht aussichtsreich.

Zur Behandlung von Herzinsuffizienzen und damit zur Vorbereitung für operative Eingriffe sind Bewegungsübungen leichter Art
wie Aufrichten aus der liegenden in die sitzende Stellung, Armbeugen,
Beinrollen oder andere einfache Freiübungen empfohlen worden. Sie
lassen sich meist nur nicht so lange vorher ausführen, um von ihnen
allein Erfolge erwarten zu können. Daß sie aber von einer gewissen Bedeutung sind und andere an sich rascher wirkende Maßnahmen unterstützen können, ist sicher. Jeder, der auch nur kurze Zeit einmal ge-
turnt hat, merkt ja schon bald, wie er freier und beweglicher wird.

Digitalis. Energischer werden Herz- und Gefäßsystem beeinflußt,
wenn man Digitalis gibt. Der Streit um ihre Wirksamkeit ist gerade
in letzter Zeit wieder entbrannt, und verschiedene Stimmen sind teils
dafür (ABRUD, V. HOFFMANN, KLUG, MANDL), teils dagegen (E. MEYER
und REINHOLD, MARVIN, PASTOR und CARMICHAEL) laut geworden. Mit
dem Gefühl, durch die Verabreichung doch auch in Fällen Gutes gesehen zu haben, die nach unseren bisherigen Kenntnissen eigentlich
nicht zur Digitalisbehandlung gehörten, wird es von vielen Chirurgen
verordnet, selbst dann, wenn das Herz gesund zu sein scheint und man
nach den Ansichten der Pharmakologen keine Wirkung erwarten sollte.
Die neueren Befunde von S. FREY, der ja bei schwer Basedowkranken
latente Ödeme fand und ihr Verschwinden durch Digitalisgaben nachweisen konnte, scheinen dafür zu sprechen, daß dies Gefühl trotz
des bisherigen Fehlens genauer Unterlagen nicht getäuscht hat und
diesem Mittel doch ein Einfluß auf das Herz, zum mindesten bei verkappten, im allgemeinen nicht darstellbaren Herzinsuffizienzen, zuzuschreiben ist. Ebenso fand V. HOFFMANN, daß isolierte Froschherzen,
die mit Digitalis vorbehandelt waren, Giftstoffen gegenüber wider-
standsfähiger waren.

Andererseits glauben MARVIN, PASTOR und CARMICHAEL mit Hilfe
des Elektrokardiogramms nachgewiesen zu haben, daß durch präoperative Digitalisverabreichung Kreislaufstörungen geradezu hervorgerufen werden. Blutdruck und Elektrokardiogramm zeigen gegenüber
nicht vorbehandelten Kranken keine kennzeichnenden Merkmale. Sie
warnen vor der Verordnung von Digitalis an Gesunde. In ähnlicher Weise kommen E. MEYER und REINHOLD auf Grund von Tierversuchen zu der Ansicht, daß bei normalen Herzen ein Vorteil im Sinne
der Verhütung etwaiger Erschwerungen des Wundverlaufs nicht zu
erwarten ist, eher sogar eine gewisse Gefahr, weil Herzunregelmäßig-
keiten in Gestalt von Extrasystolen, Überleitungsstörungen und voll-

ständige Arrhythmie auftreten können. Da weiterhin bei drohender Gefäßlähmung die sonst wünschenswerte und oft erfolgreiche Verabreichung von Suprarenin nach Digitalisvorbehandlung gegenangezeigt wäre, würde nach den Verfassern auch hierin ein Nachteil bestehen. Dieser letzte Punkt scheint mir nicht sehr stichhaltig, da doch bei gesunden Kreislauforganen gerade Gefäßschwächen nur äußerst selten oder gar nicht vorkommen sollten. Dagegen erkennen E. MEYER und REINHOLD für wirklich erkrankte Herzen die Bedeutung der Digitalis voll und ganz an. Sie weisen darauf hin, daß sich Überleitungsstörungen nur durch ganz kleine Gaben Digitalis mit Atropin und Physostigmin günstig beeinflussen lassen und daß auch bei Überdehnung des rechten Herzens mit gelegentlicher Vorhofsextrasystole wegen der Gefahr des Vorhofflimmerns die Menge niedrig sein muß. Dagegen vertragen hypertrophische Herzen mit hohem Blutdruck Digitalis meist gut.

Verordnung der Digitalis. Man gibt 3—4mal täglich 0,1 Digipuratum und setzt diese Verabreichung mehrere Tage fort. ABRUD läßt in fallenden Mengen, auf 6 Tage verteilt, 12 Tabletten Digipuratum zu 0,1 also 4, 3, 2, 1, 1, 1 und außerdem innerlich 3 Tage lang vor dem beabsichtigten Eingriff 2mal stündlich folgenden Infus nehmen:

Rp. Diuretin 8,0
   Natr. nitros. 0,6
   Infus. Ipecac. 0,5 : 200,0
   Liq. Ammon. anisat. 2,0
   Sirup. simplic. 50,0.

MANDL spritzt nach vorheriger oraler Verabreichung nochmals am Tage vor der Operation Digitalis intramuskulär oder intravenös ein. Wird Digitalis per os nicht vertragen, so kommt nur noch die eben schon erwähnte intravenöse oder intramuskuläre Injektion in Betracht. Auch rektale Gaben (ZINN) haben wir bei Leuten, die erbrachen oder sich gegen Einspritzungen sträubten, z. B. auch bei Kindern, angewendet. Man gibt dann je nach dem Alter $^1/_4$—$^1/_2$—1 Zäpfchen.

Strophantin. In sehr dringenden Fällen kann Strophantin 0,00025—0,0005 intravenös gegeben werden. Eine Wiederholung der Verordnung ist ohne wesentliche Gefahren statthaft. Den Erfolg ist man durch den EPPINGER-KAUFFMANN-FREYschen Diureseversuch zu kontrollieren in der Lage.

Da nach den Ansichten BÜDINGENS Traubenzucker den wichtigsten Betriebs- und Nährstoff für das Herz darstellt, sind auch 10—20—50proz. Traubenzuckerlösungen zur intravenösen Infusion von KRABBEL, KUTSCHA-LISSBERG, TENKHOFF und anderen vorgeschlagen worden. KRABBEL berichtet über 200 eigene Erfahrungen und rühmt die Herabsetzung des Erregungsstadiums, die Verminderung des Ätherverbrauches und die Vermeidung von Herz- und Gefäßstörungen. Einen Einfluß auf die postoperative Bronchitis hat er nicht beobachtet. Eine leichte Belebung der Herztätigkeit mit Steigerung der Narkosewirkung wird auch durch Einläufe nach WITZEL, HOFMANN und WENZEL erzielt: 100 g (bei Frauen 50 g) Kognak, Rotwein oder Tee, 5 Tropfen Opiumtinktur und 5 g Natriumbikarbonat.

B l u t d r u c k. In enger Beziehung zum Herzen steht, wie schon früher bei den Versuchen zur Prüfung der Herzkraft erwähnt wurde, der Blutdruck, den man im Durchschnitt mit 110—130 mm Hg maximal annehmen darf, während das Minimum etwa bei 60—80 liegt. Wir sehen den Blutdruck als Ergebnis von Nierenfunktion und Herzwiderstand an, wobei das Maximum die Kraft des Herzens, das Minimum den Widerstand des peripheren Gefäßsystems (einschließlich der Nieren) wiedergibt. Ist der Unterschied zwischen beiden groß, so ist dies im allgemeinen ein gutes Zeichen für die Belastungsfähigkeit. Das Ansteigen des Maximums spricht nun für erhöhte Widerstände, die sowohl im Herzen wie in der Peripherie liegen können. Ein Anstieg des Minimums verrät eine schlechte Nierentätigkeit und läßt für eine Herzschwäche fürchten. Es ist nach JEANNENEY und TAUZIN das Vorzeichen eines toxischen Schocks (Behandlung mit Seruminjektionen). Für gewöhnlich soll einer Erhöhung des Minimums auch eine solche des Maximums entsprechen. Das Fallen des Maximums im Vergleich zum Minimum, wenn letzteres gleich bleibt, deutet auf Insuffizienz des linken Ventrikels. Auf die Beziehungen zwischen Blutdruck und Betäubungsverfahren wird später noch verwiesen werden. Es sei nur erwähnt, daß nach der übereinstimmenden Ansicht der meisten Untersucher (E. KÖNIG, MILLER, TOLSTIKOW u. a.) schon vor Beginn eines operativen Eingriffs infolge der psychischen Erregungen eine Blutdrucksteigerung eintreten kann.

Bei wirklicher Hypertonie besteht vor allem eine erhöhte Blutungsgefahr, und bei höheren Graden von Hypertension, etwa über 150 mm Hg hinaus, muß man sich jeden Eingriff reiflich überlegen. Versagt doch solch ein stark arbeitendes Herz leicht einmal bei allzu großen neuen Anforderungen, die seine Reservekräfte übersteigen. Dazu kommen die subjektiv unangenehmen Erscheinungen der Beklemmung und des unbestimmten Druckgefühls, die sich bei psychischen Erregungen besonders bemerkbar machen.

Während nun LEHRNBECHER den Wert einer präoperativen Blutdruckmessung außer bei schweren inneren Blutungen nicht allzu hoch einschätzt, stehen MILLNER, JEANNENEY und TAUZIN auf einem anderen Standpunkt und halten sie für ausschlaggebend bei der operativen Technik. Die letzteren machen genaue Mitteilungen auch über den entgegengesetzten Zustand, über die Hypotonie oder Hypotension und ihre Bedeutung.

Sie unterscheiden eine akute Blutdrucksenkung durch Herzschwäche, Blutverlust, reflektorisch-vasomotorische Störungen, Melaina und Lungenbluten, die bei fortschreitendem Sinken zu baldigem Eingreifen auffordert. Subakute posthämorrhagische Blutdrucksenkungen sind so lange prognostisch günstig, als das Maximum in Millimetern größer als der Puls in einer Minute ist. Das Maximum darf also nicht unter 70, das Minimum nicht unter 40 Schläge heruntergehen. Sonst sieht man besser von einer Operation ab. Im allgemeinen wird diese Form der Blutdrucksenkung nach JEANNENEY und TAUZIN nicht mit blutdrucksteigernden Mitteln behandelt. Chronische Blutdrucksenkungen finden sich bei kleinen dauernden Blutungen (Karzinom, Tuberkulose), mangelhafter Nebennierenfunktion und bei körperlich unterentwickelten Menschen mit ungenügendem Venensystem.

JOACHIM hat vor kurzem seine Erfahrungen über den hypotonischen Symptomenkomplex mitgeteilt. Er fand bei 3000 fortlaufenden Untersuchungen, daß etwa 5 vH. aller Kranken einen unerklärt tiefen Blutdruck (weniger als 110) hatten. Der diastolische Druck macht die Erniedrigung des systolischen mit. Dabei bestehen Schwächegefühl, Neigung zu Ohnmachten, Blässe der Haut, aber weniger der Schleimhäute, erheblicher Schwellungszustand des lymphatischen Apparates usw.

Schließlich wäre noch die Prüfung der Resistenz des Herzgefäßsystems mit dem Sphygmobolometer nach MÜNZER zu erwähnen. NIKIŠIN hat bei seinen Untersuchungen an 26 Patienten gefunden, daß man bei normalem Blutdruck von 120/70—80 mm Hg einen größten Umfang von 0,4 cm und eine größte Energie von 45 g/cm annehmen kann, bei kranken Personen dagegen von weniger als 30 g/cm. Von 13 Kranken der letzten Art starben 12. Wenig resistente Leute zeigen niedrigen Gefäßdruck und geringe Pulsenergie, widerstandsfähige aber bei niedrigem Gefäßdruck einen erhöhten Pulsumfang.

Behandlung der Hypertonie. Hypertonie ist an sich keine Gegenanzeige für Operationen. MANDL hält sogar Hypertensionen von 200 mm noch mit einem Eingriff für vereinbar. Wir selbst sind im allgemeinen etwas vorsichtiger. Wir geben einem Kranken mit Erhöhungen über 140—150 mm stets einige Tage Bettruhe, verhüten jede Aufregung und untersuchen genau das Herz und Gefäßsystem einschließlich der Nieren. Liegt eine Vergrößerung der Vorsteherdrüse vor, so kann man durch Entlastung der Nieren mit Dauerkatheter Abhilfe schaffen.

Weiter verordnet man blutdrucksenkende Mittel, von denen sehr empfehlenswert Calciumdiuretin (3mal täglich je 1—2 Tabletten) ist. Unsere Erfahrungen damit sind recht befriedigend. Auch einfaches Diuretin, bis zu einem gewissen Grade auch Euphyllin und Papaverin, kommen in Betracht. Ein Aderlaß von 200—500 ccm ist bei notwendiger rascher Vorbereitung von Nutzen. Digipuratum kann man nach MANDL, E. MEYER, und REINHOLD ohne Gefahr geben. Von anderer Seite ist Nitroscleran (BLUMENTHAL, SAUER, ZIMMERMANN) und Sulfartan (FRANCK) empfohlen worden. Vielleicht läßt sich auch einmal die blutdruckerniedrigende Wirkung von Lymphdrüsenextrakt (WIRTH) therapeutisch ausnutzen (SCARPA).

Im übrigen ist aber bei der Beurteilung der Operationsmöglichkeit immer der Gesamtzustand des Kranken zu prüfen und abzuwägen.

Auch das Alter allein ist nicht ausschlaggebend, sondern das gesamte Gefäßsystem. Hat doch JENNINGS bei 140 Kranken, deren Durchschnittsalter 58,7 Jahre betrug, eine Sterblichkeit von nur 11,4 vH. gehabt.

Dringend zu warnen ist vor Eingriffen an Patienten, die neben einer Hypertonie noch eine Cholämie haben. Gerade für diese Fälle scheint mir Calciumdiuretin besonders zur Vorbereitung geeignet, da es die blutdrucksenkende und gerinnungsfördernde bzw. blutungstillende Wirkung des Diuretins und Calciums vereinigt.

Im übrigen kann man sehr wohl einmal bei höherem Blutdruck operieren, wenn sonst die Verhältnisse nicht ungünstig sind.

Anders ist das Gefäßsystem sehr jugendlicher Personen zu beurteilen. Es ist bekanntermaßen äußerst empfindlich. Kommt hier ein wesentlicher Blutverlust vor, so bedeutet dies eine größere Gefahr als vergleichsweise beim älteren Menschen, insbesondere beim Weib. Diese Tatsache läßt es wünschenswert erscheinen, Eingriffe bei Säuglingen nicht länger als höchstens bis zu $^1/_2$ Stunde auszudehnen. Gossmann meint, daß am bedenklichsten die erste Hälfte des ersten Lebensjahres sei, und rät infolgedessen, alle nicht lebensnotwendigen Eingriffe über diese Zeit hinaus zu verschieben.

Behandlung der Hypotonie. Bei der Hypotonie muß eine mehrtägige Vorbehandlung mit 1 promill. Adrenalinlösung einsetzen, von der man innerlich 3mal 10 Tropfen, subkutan die Hälfte, gibt. Auch bei diesen Patienten ist eine gewisse Vorsicht bei allen operativen Eingriffen am Platze. Sie scheinen Chloroform meist schlecht zu vertragen, ohne daß immer ein Status thymico-lymphaticus vorzuliegen braucht. Meist handelt es sich wohl um den oben geschilderten hypotonischen Symptomenkomplex (Joachim).

Schock und Kollaps.

Schock. Im Zusammenhang mit dem Blutdruck sei die Frage: Schock und Kollaps kurz gestreift. Die Ansichten darüber gehen noch weit auseinander. Man ist aber doch jetzt im allgemeinen geneigt, einen Unterschied zwischen diesen beiden Zuständen zu machen (Thannhauser). Dabei nimmt man für den Schock, den Krampfzustand der Gefäße, eine wesentliche Beteiligung des Nervensystems an, durch dessen Erschütterung eine reflektorische Herabsetzung und Störung gewisser Körperfunktionen ausgelöst wird. Klinisch äußert sich dies in wachsartiger Hautfarbe, kaltem Schweiß und annähernder Regelmäßigkeit des Pulses; dies alles meist bei völlig erhaltenem Bewußtsein. Der Schock scheint aber auch noch von weitergehenden Störungen innerer Organe gefolgt zu sein, wofür das gelegentliche Auftreten von Eiweiß, Zucker, Azeton, Azetessigsäure usw. spricht. Schließlich geht ja jede Verletzung, auch ein Knochenbruch, mit leichteren Symptomen eines Schocks einher, und dementsprechend hat W. Löhr in diesen Fällen die eben erwähnten Befunde gemacht. Der wirklich schwere Schock entsteht meistens bei ernsteren Verletzungen, plötzlich einwirkenden starken Gewalten, Blitzschlägen, Berührung mit dem elektrischen Strom, gewaltigen seelischen Einflüssen (Unfällen) usw.

Kollaps. Im Gegensatz dazu ist der Kollaps als Erschlaffungszustand der Gefäße mit eigentümlich weißlicher Blässe der Haut, kaum fühlbarem, flackerndem Puls, weit herabgesetztem Blutdruck und ausgesprochener Teilnahmslosigkeit oder Unklarheit verbunden. Er entsteht besonders gern im Anschluß an einen großen Blutverlust, an eingreifende, langdauernde Operationen mit beträchtlicher Abkühlung und stellt sich auch häufig später im Gefolge eines Schocks ein, wenn sich der Kranke von den ersten Erscheinungen des letzteren erholt hat.

Eine Verhütung des Schocks ist eigentlich nur selten möglich, da es eben von uns unabhängige äußere Einflüsse, Gewalteinwirkungen, Unfälle usw. sind, die ihn auslösen. Nur bei gewissen operativen Eingriffen, die erfahrungsgemäß dazu führen, wie z. B. bei Operationen am Nervensystem oder am Brustfell, lassen sich Vorsichtsmaßregeln treffen. Einige Chirurgen empfehlen die Ausschaltung der zu dem betreffenden Gebiet gehörigen Gefühlsnerven, die wahrscheinlich als Vermittler des Schocks in Betracht kommen, durch Einspritzung von Novokain-Suprarenin. Am Brustkorb kann sich die Blockierung des Nervus vagus nötig machen. DE COURCY, der glaubt, daß der Schock durch Gewebszerfall entsteht, desensibilisiert den Körper durch unspezifische Eiweißimmunisierung. Er spritzt 5—15 ccm toxinfreie Milch aller 5—7 Tage intraglutäal ein, bis keine Leukocytose mehr auftritt. — Weiterhin müssen Luft- und Fettembolien beachtet werden, da sie meines Erachtens nicht nur als mechanische Hindernisse, sondern auch durch ihr plötzliches Auftreten im Sinne eines Schocks von Herz- und Gefäßwänden aus wirken. Sonst wäre es ja gar nicht denkbar, daß die langsame Einführung von Ölen in die Blutbahn (B. FISCHER) bei oft beträchtlich größeren Mengen so gut vertragen wird. Nach LANDOIS wären mindestens 70 ccm Fett zum Übertritt ins Blut nötig, um eine Fettembolie zu erzeugen, während tatsächlich 30—40 g und manchmal wohl noch weniger genügen. Die Fettembolie soll aber nicht, wie KNORR fürchtet, als eine der Erscheinungsformen des Schocks angesehen, sondern dieser kann auch durch Fettausschwemmung hervorgerufen werden.

Behandlung des Schocks. Entsprechend der oben geäußerten Auffassung des Schocks als eines hauptsächlich reflektorischen Vorgangs, der über die Nerven fortgeleitet wird, besteht die Behandlung des einmal eingetretenen Schocks vor allem in der Verordnung von völliger Ruhe und der Darreichung von Morphium. Heizbogen oder sonstige Wärmezufuhr sorgen für eine Erweiterung der Gefäße und eine bessere Durchströmung der Haut. Die Herzarbeit kann durch Kampfer unterstützt werden. CRILE gibt, von der Ansicht ausgehend, daß hier eine Azidose vorliegt, Natriumbikarbonat als Einlauf (5 g) oder vor den Mahlzeiten je 2 g, soweit das möglich ist.

Patienten im Schock zu operieren, empfiehlt sich nicht; man wartet lieber einige Zeit ab, ob sich der Kranke erholt. Tut er es nicht, so hat man nichts versehen, da er bestimmt dem hinzukommenden Operationsschock erst recht erlegen wäre.

Verhütung des Kollapses. Bei dem Kollaps ist eine Verhütung eher möglich, da wir ihn bei sorgfältiger Beobachtung des Kranken oft herannahen sehen und dann entsprechende Vorsichtsmaßregeln ergreifen können. Besonders muß man nach jedem Schock auf der Hut sein, da hier leicht nach der reflektorischen Reizung eine Gefäßlähmung eintritt, wie schon gesagt wurde. Dem Kollaps nach Blutverlusten begegnet man am besten durch rechtzeitigen Ersatz der Körperflüssigkeit mittels physiologischer Kochsalzlösung oder Bluttransfusion.

Behandlung des Kollapses. Auch wenn sich schon das volle Bild des Kollapses entwickelt hat, ist eines der vorzüglichsten Mittel die Blutüberpflanzung, von der bisweilen kleine Mengen genügen, um anregend zu wirken. Daß eine Blutungsquelle vorher verschlossen werden muß, ist wohl so selbstverständlich, daß es nur eben erwähnt zu werden braucht. Sonst gibt man weniger beruhigende als vielmehr antreibende Mittel wie Koffein und Suprarenin ($\frac{1}{2}$—1 ccm der 1 promill. Lösung intravenös). Auch Strychnin (1—2 mg subkutan) ist von E. Neisser sehr empfohlen worden.

b) Kräftigung der Atmungsorgane.

Einer weiteren Vorbereitung bedürfen die Lungen, die ja besonders bei der Narkose starker Beanspruchung ausgesetzt sind. Aber nicht nur schwerere Veränderungen derselben, wie sie bei Tuberkulose bestehen oder zurückbleiben, mit offenen Herden, Höhlenbildungen und schwieligen Verwachsungen beschwören Zufälle bei der Narkose oder unangenehme Spätfolgen herauf, sondern auch äußerlich wenig zutage tretende Befunde wie ein leichtes Asthma, Bronchiektasen, Neigung zu Katarrhen, ja die einfache Zugehörigkeit zu einem Beruf, der mit viel Staubentwicklung einhergeht, genügen, um Vorsichtsmaßregeln treffen zu lassen. Braucht es doch in manchen dieser Fälle gar nicht zu einem größeren Eingriff zu kommen, vielmehr reichen die bloße Bettruhe und die eingehaltene Lage hin, Stauungserscheinungen herbeizuführen, denen ein schwaches Herz nicht gewachsen ist. Einerseits wird das Blut nicht hinreichend kräftig durch die Lungen getrieben und andererseits staut es sich rückwärts in das Herz hinein, so daß durch diesen fehlerhaften Kreislauf es zu Erweiterungen und auch zu plötzlichem Versagen kommen kann. In dieser Hinsicht scheinen vor allem Herzen, die durch Muskelveränderungen im Anschluß an chronischen Gelenkrheumatismus und Typhus geschädigt sind, gefährdet zu sein. Die genaue Untersuchung mit den schon im ersten Abschnitt besprochenen Proben wird oft erlauben, solche im gewöhnlichen Leben wenig oder gar nicht hervortretende Insuffizienzen aufzudecken.

Behandlung. Es ist einleuchtend, daß auf Grund dieser Erwägungen die Behandlung in erster Linie am Herzen angreifen muß. Daneben wird man aber in zweifelhaften Fällen versuchen, durch eine kurze Bettruhe festzustellen, wie der betreffende Kranke auf die Ruhelage antwortet, ob er leichte Temperaturerhöhungen bekommt, ob er Neigung zu Hypostasen zeigt, ob Bronchitiden auftreten usw. Systematische Atemübungen dienen einer gleichmäßigen Lüftung der Lungen und bereiten den Patienten darauf vor, daß er nach dem Eingriff sofort imstande ist, wieder durchzuatmen. Der Kranke muß dabei langsam und tief ein- und besonders gründlich wieder ausatmen.

Im übrigen deckt sich die Vorbereitung fast ganz mit der, die bei der Verhütung der postoperativen Bronchitis und Pneumonie erforderlich ist und wegen ihrer Bedeutung im Anschluß an die Betäubungsverfahren im Zusammenhang besprochen werden muß. Es sollten hier nur einige allgemeine Gesichtspunkte hervorgehoben werden.

c) Erhaltung und Hebung der Körperkräfte.

Die Mehrzahl unserer Kranken kommt in hinreichendem Kräfte- und Ernährungszustand zur Behandlung und bedarf in dieser Beziehung im allgemeinen keiner Vorbereitung. Bestimmte Vorsichtsmaßregeln sind nur bei einigen Patienten zu treffen.

Säuglinge und kleine Kinder. Das sind zuerst einmal die Säuglinge und kleinen Kinder, die man nie aufnehmen und unmittelbar operieren sollte, bevor man nicht genau die Kostverhältnisse geordnet und das Kind an die neue Verpflegung gewöhnt hat. Auch bei völlig gleicher Zusammensetzung, z. B. der Milch, verweigern manche dieser kleinen Patienten anfangs die Nahrung oder nehmen ab. Dazu kommen dann noch die Folgen des Eingriffs, die ebenfalls meist einen Gewichtsverlust, zum mindesten aber einen Stillstand, bedingen.

Diabetiker. Eine zweite gleich wichtige Gruppe sind die Diabetiker, die sorgfältig mit der Kost eingestellt werden müssen, ehe man an eine Operation herangeht, ja, ehe man überhaupt erwägt, ob man eingreifen darf. Man zieht hierbei besser den Internen zu Rate. Darauf wird später in einem besonderen Abschnitte hingewiesen werden.

Aber auch noch in anderen Fällen ist es unumgänglich nötig, die Ernährung vorher zu regeln, damit der Kranke möglichst gekräftigt den Operationssaal betritt. Dieser Forderung zu genügen, bereitet dann Schwierigkeiten, wenn die Patienten entweder alles erbrechen (Pförtner- und Darmverschluß) oder überhaupt keine Nahrung aufnehmen können (Krebs der Speiseröhre usw.). In beiden Fällen kann man Umgehungswege (künstlichen After, hohe Dünndarmfistel) schaffen und zur künstlichen Ernährung schreiten. Die nötigen Einheiten werden teils rektal, teils parenteral durch subkutane oder intravenöse Einspritzungen zugeführt. Auf die verschiedenen Möglichkeiten und Einzelheiten wird im besonderen Teil eingegangen werden.

d) Verhütung der örtlichen und allgemeinen Infektion.

Versuche zu einer Verhütung von Infektionen sind bisher nur in geringem Maße mit Erfolg gemacht und zwar von gynäkologischer Seite in größerem Umfang als von chirurgischer. In Deutschland ist man über die Anfänge JOH. v. MIKULICZS mit nukleinsaurem Natrium trotz aller Bemühungen wenig hinausgekommen. Nur die unmittelbare Gewebsdesinfektion ist von BRUNNER, KLAPP, MORGENROTH u. a. in Angriff genommen worden. K. H. BAUER sagt dazu ganz richtig, daß es utopisch ist, so komplexe Fragen wie Konstitution und Wundheilung, Konstitution und Narkose oder dergleichen in Angriff zu nehmen, solange die einfachsten Grundlagen für unsere Kenntnisse noch fehlen. Es scheint aber, daß man auf dem Wege der Fermentforschung weitere Ausblicke eröffnen kann (SCHÖNBAUER).

Infektionsbereitschaft. Die Erfahrung lehrt nun, daß man bei den einzelnen Menschen eine ganz verschiedene Infektionsbereitschaft findet, die zu erforschen Aufgabe der Konstitutionslehre ist. Ich erinnere z. B. daran, daß Kinder mit angeborener Hüftausrenkung sich einer besonders guten Gesundheit erfreuen und nicht zu Tuberkulose neigen oder daß Brachydaktyle zwar klein, aber sehr widerstandsfähig äußeren Einflüssen gegenüber sind, während im Gegensatz dazu die Arachnodaktylen für anfällig gelten (K. H. BAUER). Eine ganz besondere Infektionsbereitschaft liegt beim Diabetes vor, der deshalb in einem eigenen Abschnitt besprochen wird.

In Anlehnung an CABOT seien nun für die Infektionsbereitschaft vom chirurgischen Standpunkte aus allgemeine und örtliche Bedingungen unterschieden. Zu den ersteren gehören psychische Einflüsse der verschiedensten Art, Entkräftigung durch zu großen Wasserverlust bei ungenügender Zufuhr, Zellschädigungen (z. B. bei Diabetes, Kälteeinwirkungen, Nervenerkrankungen), Narkose und lange Operationsdauer. Zu den zweiten zählen unzweckmäßige Vorbereitung der Haut des Operationsfeldes und seiner Umgebung, bis zu einem gewissen Grade örtliche Betäubung, unzarte Behandlung der Gewebe, mangelhafte Blutstillung und Massenunterbindungen, wobei die drei letzten Bedingungen ebenso wie die Operationsdauer nicht mehr in das Bereich der Vorbereitung fallen.

Verhütung einer Infektion. 1. Beseitigung oder Fernhaltung von Störungen.

Was kann man nun zur Verhütung einer Infektion tun? Von Wert ist die Beseitigung oder Fernhaltung jeder unnötigen psychischen Störung, wie sie für manche Menschen in der Anwendung örtlicher Betäubung beruhen kann. Dabei möchte ich nicht behaupten, daß die Lokalanästhesie nun über den Weg der Psyche unmittelbar zu einer Wundeiterung führt. Weiter können Schonung vor dem Eingriff und Aufenthalt in einem stillen, von dem Getriebe einer Klinik unberührten Zimmer von Vorteil sein und eine Operation leichter überstehen lassen. Daß der Einfluß der Persönlichkeit des Arztes selbst nicht ohne Bedeutung für die Zuversicht des Kranken ist, braucht nur erwähnt zu werden. Der Patient fügt sich dann besser den gegebenen Anordnungen und vermeidet eher unzweckmäßige Handlungen, die den Heilverlauf stören können.

2. Blutuntersuchung. Von allgemeiner Wichtigkeit ist auch eine Blutuntersuchung, da sie Anhaltspunkte für eine Beurteilung der zu erwartenden Widerstandsfähigkeit und der Abwehrstoffe gibt. Insbesondere bekommt man durch die Leukocytenzählung und die Differenzierung des Blutbildes manchen Fingerzeig. Nimmt man 7000 weiße Blutkörperchen als normal an, so muß man nach CABOT bei wesentlichem Absinken unter 6000 mit Störungen in den Abwehrkräften des Körpers rechnen, falls nicht schon eine mit Leukopenie einhergehende Erkrankung (Typhus) vorliegt. Für diese Fälle empfiehlt AUDAIN, Elektrargol oder Lantol einzuspritzen, bei hochgradiger Leukopenie aber nukleinsaures Natrium (JOH. V. MIKULICZ, ASCHNER und v. GRÄFF). Wir kommen darauf noch bei der Vorbereitung zu Bauchoperationen zurück (s. S. 184). — Die Bestimmung des Hämoglobingehalts deutet auch auf die Widerstandskraft des Körpers hin, während die Blutkörperchensenkungsgeschwindigkeit (FAHRAEUS, W. LÖHR) eher schon vorhandene Infektionen aufdeckt.

Die bakteriologische Untersuchung weist im Blute kreisende Erreger nach, die sich an der Operationsstelle als an einem Orte verminderten Widerstandes ansiedeln können, und die WASSERMANNsche Reaktion oder andere serologische Proben decken schließlich eine Lues auf, die bekanntlich auch häufig ein Hindernis für die Wundheilung, besonders bei Knochenbrüchen, darstellt.

3. Hebung des Ernährungszustandes. Energische Maßnahmen erfordert die Entkräftung. Sorgfältige Auswahl der Nahrungsmittel in konzentrierter, aber leicht verdaulicher Form bei möglichst geringer Schlackenbildung ist wünschenswert. Am wichtigsten ist reichliche Flüssigkeitszufuhr, die, wenn sie nicht oral möglich ist, parenteral geschehen muß. Durch eine so durchgeführte Hebung des Allgemeinzustandes können entschieden manchmal Infektionen, wenn nicht vermieden, so doch gemildert werden. Und wie wichtig der Ernährungszustand ist, sehen wir ja immer wieder zu unserem Leidwesen an der mangelhaften Heilneigung des Bauchfelles Krebskranker oder der Wunden alter Leute.

4. Spezifisches Vorgehen gegen einzelne Erreger: Staphylokokken. Gegen besondere Arten von Erregern wendet sich nun die prophylaktische Injektion bestimmter mono- oder polyvalenter Impfstoffe. Bekannt sind in dieser Richtung die Versuche DELBETS, der aus Staphylokokken, Streptokokken und Pyocyaneus eine Vaccine hergestellt und damit gute Erfolge erzielt hat. BLANCO-ACEVEDO hat den Wert dieses Verfahrens an 389 Fällen nachgeprüft, wobei kein Todesfall eintrat, keine Phlebitis oder Embolie und nur ein postoperativer Darmverschluß mit Ausgang in Heilung beobachtet wurde. Die prophylaktische Einspritzung von einfacher Staphylokokkenvaccine, Opsonogen usw. wird wenig geübt. MONARD berichtet noch über gute Erfolge bei Osteomyelitiden und Nachoperationen alter Kriegsverletzungen.

Streptokokken. Von gynäkologischer Seite (LOUROS) gehen die Bemühungen aus, gegen Streptokokkeninfektionen Impfungen vorzunehmen. Es werden 2 Dosierungen der LOUROS-Vaccinen ausgegeben, eine Ampulle mit 250 und eine mit 500 Millionen im Wasserbad bei 58° abgetöteter Streptokokken. Zur Herstellung werden verschiedene hochvirulente Stämme von chirurgischen und geburtshilflichen Streptokokkeninfektionen benutzt.

Anwendung: 1. Als aktive Immunisierung, 10—20 Tage vor dem Eingriff beginnend; intraglutäale Einspritzung von einer Ampulle zu 250 Millionen Streptokokkenleibern, der 5—10 Tage später eine zweite Injektion von 500 Millionen folgt.

2. Bei Notoperationen spritzt man sofort eine 500 Millionen-Ampulle intramuskulär gleichzeitig mit 50 ccm Streptokokkenserum ein. Da die Bildung der Immunstoffe 2—7 Tage braucht, so genügt manchmal auch dies Verfahren. Meines Erachtens besteht aber doch die Gefahr, daß die Operationsinfektion sich gerade in einer negativen Phase der Abwehrstoffe entwickelt.

Die Erfolge (Bumm, Louros) sollen befriedigend sein. Eigene Erfahrungen besitze ich nicht, wohl aber habe ich von dem gewöhnlichen Streptokokkenseru m nicht viel Ermunterndes gesehen.

Tetanus. Daß man durch Wundstarrkrampfserum (E. v. Behring) den Ausbruch oder das Wiederaufflackern des Tetanus nach früheren Verwundungen oder Verletzungen mit ziemlicher Sicherheit verhüten kann, ist wohl eine der größten Errungenschaften der zweiten Hälfte des vorigen Jahrhunderts nicht nur für die Serologie, sondern auch für die Chirurgie gewesen (s. auch S. 129). Man spritzt 10 ccm = 20 AE. prophylaktisch ein.

Leukotropin. Ein anderes Mittel, das nicht nur antibakteriell, sondern auch zugleich schmerzstillend wirken soll, ist das von Mendel empfohlene, ein Atophan-Urotropinpräparat darstellende Leukotropin. Grzywa gibt es 12—24 Stunden vor dem Eingriff intravenös in Mengen von 10 ccm gewöhnlich 2—3mal, aber auch bis zu 7 Tage hintereinander. Besonders wertvoll ist es für Gelenkoperationen, da es außerordentlich schmerzlindernd wirkt. Dabei hat es den Vorteil, keine Darmgase zu bilden und bei den Patienten keine Gewöhnung wie bei den Alkaloiden eintreten zu lassen.

Urotropin. Das jetzt viel benutzte, von Nikolaïer eingeführte Urotropin (Hexamethylentetramin) fördert als hypertonische Lösung den Austausch von Wasser, Salzen und Kolloiden. Infolge seiner starken Alkalität kommt es bei präoperativer Azidose wie das Natriumbikarbonat als Schutzmittel in Frage. Nach von Takáts liegt der Höhepunkt der Wirkung in der 5.—8. Stunde nach Verabreichung. Man gibt es am besten bei Körpertemperatur und sorgt für saure Reaktion der Gewebe durch Fleischkost, phosphorsaures Natron usw. Es ist nicht nur bei Endzündungen der Harn- und Gallenwege empfohlen worden, sondern auch bei pyogenen Allgemeininfektionen (Buzello), wo sein Wert durch den Nachweis der Abnahme der Bakterienkulturen im Blut sichergestellt ist. Auch soll bei der Ausscheidung in den Liquor Formaldehyd abgespalten und damit eine Hirnhautvereiterung hintan gehalten werden. Von mancher Seite wird das bestritten. Wir geben jedenfalls stets bei einer Schädelverletzung 3—4mal täglich eine Tablette Urotropin prophylaktisch, wobei man sich zugleich die gute Wirkung auf die Blasenentleerung (Erschlaffung des Sphincters) zu Nutze macht. — Im allgemeinen nimmt man an, daß das Urotropin an der Stelle einer örtlichen Azidose, wie sie bei jeder Entzündung vorhanden ist, angreift. Ist die saure Reaktion nicht von vornherein gegeben, so kann man sie in den Harnwegen z. B. dadurch schaffen, daß man den ammoniakalischen Urin durch gleichzeitige Einspritzung von 50—100 ccm einer 5—7proz. primären Natriumphosphatlösung ansäuert. Oder man gibt gleich Cylotropin intravenös, das ein Hexamethylentetramin mit Natrium salicylicum und Coffeinum natrio-salicylicum darstellt, den Säuregrad verstärkt und die bei alkalischer Reaktion vorhandene Abspaltungshemmung und damit auch die Herabsetzung der Desinfektionskraft beseitigt.

2*

Tryptische Fermente. Die neuesten Untersuchungen haben sich der Frage der Intoxikation beim Ileus zugewandt, und SCHÖNBAUER glaubt, ein tryptisches Ferment im Bauchhöhlenexsudat gefunden zu haben, durch dessen vorherige Einspritzung sich die Vergiftung der Versuchstiere vermeiden ließ. Über Ergebnisse beim Menschen ist noch wenig berichtet worden.

Literatur.

a) Konstitution.

ABDERHALDEN: Latente Zustände. Med. Klinik Jg. 21, Nr. 10, S. 369. 1925.

ASKANAZY: Der Konstitutionsbegriff in der Chirurgie. Schweiz. med. Wochenschr. Jg. 53, Nr. 9, S. 209. 1923.

BAUER, K. H.: Konstitutionspathologie und Chirurgie. Arch. f. klin. Chirurg. Bd. 116, S. 614. 1921. — Ders.: Das konstitutionelle Problem in der Chirurgie. Dtsch. med. Wochenschr. Jg. 48, Nr. 25, S. 833. 1922. — Ders.: Allgemeine Konstitutionslehre. In: KIRCHNER und NORDMANN: Die Chirurgie Bd. 1, S. 296. Berlin u. Wien: Urban & Schwarzenberg 1925.

CABOT: The doctrine of the prepared soil: A neglected factor in surgical infections. Canadian med. assoc. journ. Bd. 11, S. 61; Zeitschr. f. urol. Chirurg. Bd. 6, Lit. S. 398. 1921.

CURSCHMANN, H.: Über Thyreoidinbehandlung. Med. Klinik Jg. 20, Nr. 1, S. 1. 1924.

EHRSTRÖM: Geschlechtsmerkmale und Krankheitsbereitschaft. Acta med. scand. Suppl. 3; Zeitschr. f. urol. Chir. Bd. 14, Lit. S. 131. 1924.

HABERLAND: Die konstitutionelle Disposition zu den chirurgischen Krankheiten. Berlin. klin. Wochenschr. Jg. 58, Nr. 20, S. 506. 1921.

HUECK, HERM.: Ist der „Status asthenicus adiposus" ein neuer Konstitutionstyp? Münch. med. Wochenschr. Jg. 73, Nr. 14, S. 572. 1926.

KOCHER, A.: Konstitution und Chirurgie unter spezieller Berücksichtigung der endokrinen Drüsen. Schweiz. med. Wochenschr. Jg. 53, Nr. 9, S. 223. 1923.

KRAUS, FR.: Fragen der allgemeinen und speziellen Pathologie der Person. I. Teil. Leipzig: Georg Thieme 1919.

MARTIUS: Konstitution und Vererbung. Berlin: Julius Springer 1914.

PAYR: Obstipationsursachen und -formen (Konstitutionspathologie). Arch. f. klin. Chir. Bd. 114, S. 894. 1920. — Ders.: Kontitutionspathologie und Chirurgie. Ebenda Bd. 116, S. 614. 1921.

PETREN: Bemerkungen über Konstitution und Chirurgie. Svenska lägar tidningen Jg. 18, Nr. 50, S. 869. 1921; Zo. 17, 1.

SCHNEIDER: Zur Frage der postoperativen Lungenstörungen. Zentralbl. f. Chirurg. Jg. 50, Nr. 29, S. 1121. 1923.

VOGELER: Der Status asthenicus adiposus. Münch. med. Wochenschr. Jg. 73, Nr. 4, S. 141. 1926.

VOLKMANN, JOH.: Zur Verhütung der Narbenkeloide. Arch. f. klin. Chirurg. Bd. 140. (Verhandl. d. 50. Tag. d. dtsch. Ges. f. Chirurg. 1926).

VULLIET: Du rôle de la constitution en chirurgie. Schweiz. med. Wochenschr. Jg. 53, Nr. 9, S. 217. 1923; Zo. 32, 329.

b) Allgemeines.

ABDERHALDEN: Die Belastungsprobe als diagnostisches Hilfsmittel und Weg zu einer kausalen Therapie. Med. Klinik Jg. 21, Nr. 48, S. 1792. 1925.

ABRUD: Ein Beitrag zur Behandlung der Hernia permagna irreponibilis. Zentralbl. f. Chirurg. Jg. 51, Nr. 5, S. 174. 1924 (Digitalisvorbehandlung).

AUDAIN: Ce qu'il ne faut pas négliger avant les interventions chirurgicales. Presse méd. Bd. 29, Nr. 52; Zo. 14, 443 und Zentralbl. f. Chirurg. Jg. 49, Nr. 3, S. 102. 1922.

BLANCO-ACEVEDO: Résultats de la pratique systématique de la vaccination préopératoire par les vaccins de DELBET. Bull. de l'acad. de méd. de Paris Bd. 93, H. 20, S. 567. 1925; Zentralbl. f. Chirurg. Jg. 52, Nr. 47, S. 2687. 1925.

BLUMBERG: Aus der chirurgischen Praxis. München u. Wiesbaden: Julius Springer 1922.

BLUMENTHAL: Behandlung der Hypertonie mit Nitroscleran. Münch. med. Wochenschr. Jg. 72, Nr. 45, S. 1917. 1925.

BUMM: Über Sero- und Chemotherapie bei den puerperalen Wundinfektionen. Med. Klinik Jg. 19, Nr. 1, S. 1. 1923.

DE COURCY: Diminuation of postoperative shock by preoperative Desensitization. Americ. journ. of surg. Bd. 36, Nr. 12; Zo. 21, 321.

CRILE: Neuere Maßregeln zur Erhaltung und Wiederherstellung der Kräfte bei Patienten von hohem Operationsrisiko. Dtsch. med. Wochenschr. Jg. 52, Nr. 15, S. 636. 1926.

DUPUY DE FRENELLE: Pour diminuer le risque opératoire. Paris: A. Maloine et fils 1924.

DUPUY DE FRENELLE: Préparation morale du malade à l'opération. Bull. méd. Jg. 40, Nr. 15, S. 409—410. 1926; Zo. 35.

EMMERICH: Über Funktionsprüfung des Herzens nach KATZENSTEIN bei chirurgischen Erkrankungen. Dtsch. Zeitschr. f. Chirurg. Bd. 192, S. 337. 1925 (mit Schriftennachweis).

FRANCK: Sulfartan, ein neues Hypertensionsmittel. Dtsch. med. Wochenschr. Jg. 51, Nr. 51, S. 2121. 1925.

FREY, S.: Die Prüfung der Herzfunktion im Dienste der Chirurgie. Arch. f. klin. Chirurg. Bd. 138, S. 358. 1925. (Verhandl. d. 49. Tag. d. dtsch. Ges. f. Chirurg.)

GRZYWA: Atophaninjektionen als postoperatives Schmerzstillungsmittel. Zentralbl. f. Chirurg. Jg. 52, Nr. 1, S. 20. 1925.

HOFFMANN, V.: Zur Frage der prophylaktischen Digitalisverabreichung vor Operationen. Klin. Wochenschr. Jg. 3, Nr. 40, S. 1802. 1924.

HOFMANN, W.: Über die Funktionsprüfung des Herzens und ihre praktischen Ergebnisse für die Chirurgie. Arch. f. klin. Chir. Bd. 104, S. 107. 1914.

JEANNENEY et TAUZIN: Les hypotendus en chirurgie. Gaz. des hôp. civ. et milit. 1923, Nr. 8; Zo. 21. 511.

JENNINGS: Surgical operations in later life. Long Island med. journ. Bd. 17, Nr. 1; Zo. 22, 1.

JOACHIM: Der hypotonische Symptomenkomplex. Münch. med. Wochenschr. Jg. 73, Nr. 16, S. 648. 1926.

KATZENSTEIN: Über eine neue Funktionsprüfung des Herzens. Dtsch. med. Wochenschr. Jg. 30, Nr. 22 u. 23, S. 807 u. 845. 1904.

KNORR: Über den Schock. Mitt. a. d. Grenzgeb. d. Med. u. Chirurg. Bd. 33, S. 326. 1921.

KÖNIG, E.: Über Änderungen des Blutdrucks durch operative Eingriffe. Dtsch. Zeitschr. f. Chirurg. Bd. 128, S. 187. 1923.

KRABBEL: Prophylaktische Traubenzuckerinjektion vor größeren operativen Eingriffen. Arch. f. klin. Chir. Bd. 133, S. 237. 1924.

KÜHL: Handbuch der Narkose und der Vorbereitung zu operativen Eingriffen. Hamburg: Gente 1920.

KUTSCHA-LISSBERG: Über den Einfluß hypertonischer Traubenzuckerlösungen auf die Ätherbetäubung. Münch. med. Wochenschr. Jg. 72, Nr. 2, S. 44. 1924.

LANDOIS: Die Fettembolie. Dtsch. med. Wochenschr. Jg. 52, Nr. 7, S. 283. 1926.

LEHRNBECHER: Die theoretische Grundlage und praktische Anwendung der Blutdruckmessung bei chirurgischen Eingriffen. Beitr. z. klin. Chirurg. Bd. 127, S. 291. 1922.

LEO: Über die Wirkung gesättigter wäßriger Kampherlösung. Dtsch. med. Wochenschr. Jg. 39, Nr. 13, S. 591. 1913.

LÖHR, W.: Der Wert der Blutkörperchensenkungsgeschwindigkeit als diagnostisches Hilfsmittel in der Chirurgie. Zentralbl. f. Chirurg. Jg. 48, Nr. 35, S. 1267. 1921. — Ders.: Die Senkungsgeschwindigkeit der roten Blutkörperchen als diagnostisches Hilfsmittel bei chirurgischen Erkrankungen. Mitt. a. d. Grenzgeb. d. Med. u. Chirurg. Bd. 34, S. 229. 1922,. — Ders.: Über Allgemeinreaktionen des Körpers bei der Wundheilung nichtinfizierter Wunden und inkomplizierter Frakturen. Dtsch. Zeitschr. f. Chir. Bd. 183, S. 1. 1923.

Louros: Immunisierung der Schwangeren gegen Streptokokkeninfektion. Arch. f. Gynäkol. Bd. 116, S. 589. 1923.
Maroudis: Erfahrungen mit der von Louros angegebenen prophylaktischen Immunisierung gegen Streptokokkenblutinfektionen. Münch. med. Wochenschr. Jg. 70, Nr. 23, S. 727. 1923.
Marvin, Pastor und Carmichael: The electrocardiogram and blood pressure during operation and convalescence. Effect of routine preoperative digitalization. Arch. of internat. med. Bd. 35, Nr. 6, S. 782. 1925; Zo. 33, 105.
Meyer, A. W.: Medikamentöse Behandlung des Herzgefäßsystems in der Chirurgie. Klin. Wochenschr. Jg. 3, Nr. 22, S. 988. 1924.
Meyer, E. und Reinhold, A.: Über die Behandlung des Herzens mit Digitalis vor Operationen. Ebenda Jg. 4, Nr. 41, S. 1948. 1925.
Miller: Blood pressure guides during anaesthesia and operation. Pennsylvania med. journ. Bd. 24, S. 372; Zeitschr. f. urol. Chirurg. Bd. 8, Lit. S. 380.
Mornard: Les vaccinations préventives des complications aseptiques des opérations chirurgicales. Progr. méd. Jg. 54, Nr. 3, S. 94. 1926; Zo. 34, 281.
Neisser: Zur Strychninbehandlung. Berlin. klin. Wochenschr. Jg. 55, Nr. 3, S. 45. 1918.
Nikišin: Zur Resistenz der chirurgisch Kranken und eigene Versuche zur Feststellung derselben. Vračebnoe delo Jg. 8, Nr. 10 u. 11, S. 874. 1925; Zo. 33, 769.
Penzoldt: Über alte und neue Abführmittel. Münch. med. Wochenschr. Jg. 71, Nr. 2, S. 33. 1924.
Sauer: Über Blutdruckherabsetzung durch Nitroscleran. Dtsch. med. Wochenschr. Jg. 51, Nr. 31, S. 1281. 1925.
Stange: Zur Prognose bei der Narkose. Berlin. klin. Wochenschr. Jg. 51, Nr. 14, S. 642. 1914. (Respirationsprobe.).
Stieda, Chr.: Dringliche Operationen in der Chirurgie des Landarztes. Leipzig: Deutscher Verlag.
Szerszynski: Einfluß des operativen Eingriffes auf das Herzgefäßsystem. Polska gaz. lek. Nr. 41—44. 1923; Zentralbl. f. Chirurg. Jg. 51, Nr. 49, S. 2733. 1924.
von Takáts: Über die Wirkungen intravenöser Urotropineinspritzungen. Arch. f. klin. Chirurg. Bd. 125. S. 544. 1925.
Tenkhoff: Hochprozentuale Traubenzuckerlösungen eine Prophylaxe gegen Operations- und Narkoseschäden. Zentralbl. f. Chirurg. Jg. 49, Nr. 40, S. 1472. 1922.
Thannhauser: Traumatische Gefäßkrisen. Über Schock und Kollaps. Münch. med. Wochenschr. Jg. 63, Nr. 16, S. 581. 1916 (Feldärztl. Beil.).
Tolstikow: Die Veränderungen des Blutdrucks infolge operativer Eingriffe. Russkaja klinika Bd. 1, S. 543. 1924; Zentralbl. f. Chirurg. Jg. 52, Nr. 23, S. 1282. 1925.
Zander: Vorbereitung, Durchführung, Nachbehandlung chirurgischer Eingriffe. Leipzig: Repertorienverlag 1926.
Zimmermann: Erfahrungen mit Nitroscleran. Zentralbl. f. inn. Med. Jg. 46, Nr. 40, S. 953. 1925.
Zinn: Über rektale Digitalistherapie. Therapie d. Gegenw. Jg. 66, Nr. 5, S. 235. 1925.

3. Abführen.

Hat sich der Chirurg zu einem Eingriff entschlossen und glaubt ihn auf Grund der vorhergegangenen, besonders darauf gerichteten Untersuchungen dem Kranken zumuten zu können, so ist eine der ersten weiteren Fragen die, ob der Patient abgeführt werden soll. Die Ansichten darüber sind geteilt. Die Mehrzahl der Operateure — und zu ihnen zählen auch wir — ist der Meinung, daß im allgemeinen ein kurzes Abführen vor den meisten Eingriffen, auch wenn sie nicht im Bereich des Bauches liegen, erwünscht ist, eine ergiebigere Entleerung aber nur stattfinden soll, wenn es unbedingt nötig ist. Vor allem bei Kindern ist Vorsicht angeraten. Dupuy de Frenelle, Karganowa u. a. weisen auf die Nachteile hin, die auch bei Erwachsenen in der verminderten Leber- und Nierenfunktion, der Hypotonie der Därme und ihrer Flüssigkeitsentziehung sowie dem Verlust der Galle, des Pankreassaftes usw. bei zu starkem Abführen beruhen. Es ist sicher, daß auch die Bakterienflora des Darmes dabei geändert wird. An die Gefahr der Azidose sei erinnert. Auf die besonderen Anzeigen für Magen-Darmoperationen und die Wirkung der einzelnen Mittel auf die verschiedenen Abschnitte des Verdauungskanales wird an den entsprechenden Stellen hingewiesen werden. Hier sollen nur andere Eingriffe berücksichtigt werden.

Daß überhaupt abgeführt wird, ist schon deshalb empfehlenswert, weil die Kranken nach Eingriffen häufig durch das ungewohnte Liegen und den Wundschmerz nicht imstande sind, zu Stuhle zu kommen und durch Völle des Leibes, Blähungen, unangenehme Gefühle usw. oft recht beträchtlich belästigt werden. Taylor, Terry und Alvarez glauben, festgestellt zu haben, daß das Weglassen des voroperativen Abführens keinen Einfluß auf das Erbrechen, wohl aber auf die Nachbeschwerden hat, die in der Hauptsache auf der Spannung der Darmgase beruhen.

Man erkundigt sich stets erst bei dem Patienten, ob er leichten oder schweren Stuhlgang hat, um sich danach mit seinen Maßnahmen einzurichten. Jedenfalls ist die Erfüllung der folgenden 3 Forderungen vor jedem Eingriff erwünscht: daß der Magen zur Zeit der Operation leer sei; der Darmkanal so weit, daß auf dem Operationstisch keine Entleerung erfolgt; und daß in den ersten 2 Tagen kein Abführmittel benötigt werde (Hewer).

Abführen. Wir gehen für gewöhnlich so vor, daß am Tag vorher und zwar morgens Rizinusöl (ein großer Eßlöffel auf eine Tasse schwarzen Kaffees), Brustpulver (ein gehäufter Kaffeelöffel in Wasser aufgelöst), Karlsbader Salz (ein gestrichener Teelöffel in einem Glas warmen Wassers), Sennesblätter oder sonst etwas anderes verordnet wird, was der Patient gut verträgt und nicht wieder herausbricht. Dann ist der Erfolg meist bis zum Abend erreicht. Tagsüber gibt man nicht zu umfangreiche und nicht zu schlackenhaltige Mahlzeiten oder auch nur Brei und flüssige Kost. Frisches Obst und viel Flüssigkeiten sind besser zu vermeiden, da sie Blähungen machen. Die Kranken hungern zu lassen, ist eine ganz unnötige Qual, zumal bei heruntergekommenen Patienten. Bei Kindern ist es geradezu schädlich.

Eine Gegenanzeige gibt oft der Darmverschluß ab.

Einläufe. Ist keine Entleerung rechtzeitig eingetreten, so kann man noch am Vorabend oder spätestens am nächsten Morgen einen Einlauf geben, im letzteren Fall aber möglichst frühzeitig, damit nicht der Abgang von Stuhl im Beginn der Narkose oder bei örtlicher Betäubung in der Aufregung unwillkürlich erfolgt. Als einfachstes Mittel zu Einläufen ist immer noch Seifenwasser anzusehen. Für gewöhnlich genügt bei kleinen Kindern $\frac{1}{4}$—$\frac{1}{2}$ l, bei größeren 1 l, bei Erwachsenen 1—2 l; zu hohen Einläufen braucht man mindetens 2 l. Dazu bringt man die Kranken am besten in Knie-Ellenbogenlage. Bei Säuglingen bedient man sich nur eines Ballons, mit dem man vorsichtig einige Kubikzentimeter Wasser einbläst.

Glyzerinspritzen. Sehr beliebt sind auch Einspritzungen von Glyzerin in den Mastdarm (10—30 ccm). Nur muß man sich dabei darüber klar sein, daß die Wirkung keine sehr weitgehende ist, sondern sich meist auf die untersten Darmabschnitte beschränkt. Ich konnte sowohl im Tierversuch wie am Menschen zeigen, daß die peristaltikanregende Wirkung nur eben das periphere Ende der Sigmaschlinge erreicht, daß man also nur Kotmassen aus den tiefsten Darmabschnitten entleeren kann. Eine Fernwirkung besteht nicht oder jedenfalls nur insofern mittelbar, als nach Entleerung der Ampulle der weiter oben befindliche Darminhalt nach unten befördert werden kann.

Manchmal muß man auch die Ampulle mit dem behandschuhten Finger ausräumen. In den Fällen, wo die Kotsäule unmittelbar vor der Aftermündung sitzt und der Kranke nur die Kraft zum Austreiben nicht aufbringen kann, hilft oft eine leichte, ziemlich oberflächliche Massage oder ein Bestreichen der Haut zwischen Steißbein und After. Vielleicht werden dadurch Nervenplexus erregt.

Literatur.
DUPUY DE FRENELLE: Pour diminuer le risque opératoire. S. 35. Paris: A. Maloine et fils 1924.
HEWER: The preparation of patients for general anaesthesia. St. Barthol. hosp. journ. Bd. 27, Nr. 10, S. 150. 1920; Zo. **10**, 320.
KARGANOWA: Die Bedeutung des Hungerns und der Abführmittel bei der Vorbereitung des Kranken zur Operation. Vestnik sowremennoi med. Jg. 1, Nr. 2/3, S. 11. 1924; Zo. **33**, 770.
TAYLOR, TERRY and ALVAREZ: Improvements on preoperative and postoperative care. Journ. of the Americ. med. assoc. Bd. 79, Nr. 19; Zo. **21**, 281.
VOLKMANN, JOH.: Zur peristaltikanregenden Wirkung des Glyzerins. Zentralbl. f. Chirurg. Jg. 50, Nr. 48/49, S. 1769. 1923 (3. Tagung d. mitteldtsch. Chirurg.-Ver. 10. VI. 1923).

4. Baden, feuchte Verbände und Umschläge.

Baden. Das Baden vor einer Operation gehört zu den selbstverständlichen Vorbereitungen; es soll aber nicht erst am Tage des Eingriffes stattfinden, sondern spätestens am Abend vorher, um erstens einmal nicht die Haut unnötig zu erweichen und damit für Eitererreger zugänglicher zu machen und um zweitens nicht die Abkühlung, die mit jedem Bad verbunden ist, noch durch den durch Operation und Narkose bedingten Wärmeverlust zu erhöhen. Alte Leute haben häufig bei warmem Bad Blutandrang nach dem Kopf, was man durch einen kalten Umschlag auf die Stirn verhüten kann. ECKSTEIN weist darauf hin, daß man sich nicht nur in fließendem Wasser waschen, sondern auch baden soll, weil sonst der Schmutz wieder in den Körper eingerieben wird.

Dauerbad. Seine besonderen Anzeigen hat das Dauerbad, das nach PFAB bei ausgedehnten Druckstellen, Zellgewebsentzündungen, eitrigen, einen fast ständigen Verbandwechsel erfordernden Prozessen der Weichteile und Gelenke und zur Euthanasie ausgezeichnete Dienste leistet. Als Gegenanzeigen nennt er: Lungen- und Herzkrankheiten, insbesondere auch Blutdrucksenkung. Mit dem Dauerbad kann man selbst sehr ausgedehnte Druckstellen z. B. am Rücken zur Heilung bringen, die es sonst unmöglich gemacht hätten, etwa eine Laminektomie auszuführen.

Zur Einrichtung eines Dauerbades beschafft man sich eine künstliche Anlage, die den Zu- und Abfluß selbsttätig regelt und immer auf der gewünschten Höhe hält. Der Kranke liegt dabei auf einer Trage, die mit Leinen bespannt ist und an einem Galgen oder mit einem Flaschenzug hochgehoben wird. Will man sich mit eigenen bescheidenen Mitteln, wie wir das im Felde getan haben, ein Dauerbad herstellen, so genügt zur Not eine nicht eingemauerte freistehende große Wanne, in die man ein Tuch einsenkt, das an seinen Rändern mit kräftigen Stricken oder Bändern versehen ist. Diese werden unter der Wanne hindurch oder unter dem überragenden Rand befestigt. Unmittelbare Zuleitung von warmem und kaltem Wasser ist natürlich erwünscht, sonst muß man sich mit abwechselndem Ablassen und Zugießen begnügen, was eine sehr sorgfältige Wartung und Pflege erfordert.

Feuchte Verbände. Wie ich schon oben erwähnte, ist die Erweichung der Haut durch das Baden manchmal von Nachteil. In noch größerem Maße ist das bei feuchten Verbänden der Fall, die oft tagelang liegen. Sie werden deshalb von vielen Chirurgen verabscheut oder wenigstens nur in Gestalt der Alkoholverbände zugelassen. Während Karbolumschläge mit der Gefahr der Nekrosenbildung ja jetzt keine wesentliche Rolle mehr spielen, hat GELINSKY auf die Gefahren der so harmlos erscheinenden essigsauren Tonerde hingewiesen, die bei Wunden einmal dadurch nicht befriedigen kann, daß sie, statt anzusaugen, sehr rasch nach außen einen luftdichten Abschluß bildet, was man sich bekanntlich bei der Imprägnierung von Mänteln usw. zunutze macht. Andererseits greift die in ihr enthaltene Säure besonders in der weinsteinsauren Verbindung des Alsols die Haut an und stört auch die Wundheilung. GELINSKY empfiehlt stattdessen mehr das Bleiwasser. Weiter hat SCHAUKE darauf aufmerksam gemacht, daß in der Verwendung von Zellstoff zu feuchten Verbänden gewisse Schädigungen liegen, wenn die darin enthaltenen unterschwefligen Säuren nicht genügend ausgelaugt sind. Von leichten Hautrötungen und flammenden, wundroseartigen Entzündungen bis zu pemphygusähnlichen Blasenbildungen mit Fieber von 40° können die verschiedensten Bilder beobachtet werden.

Andererseits hat LEWINSON über Gangrän der Bauchdecken bei Auflegen des Eisbeutels berichtet. Wenn das natürlich auch seltene Vorkommnisse sind, so muß doch auf diese Möglichkeiten hingewiesen werden, um gegebenenfalls unklare klinische Erscheinungen deuten und durch entsprechendes Eingreifen beseitigen zu können.

Literatur.

ECKSTEIN: Über das Waschen unserer Hände und das Baden der Kranken vor Operationen. Zentralbl. f. Gynäkol. Jg. 47, Nr. 13, S. 519. 1923.

GELINSKY: Die Schädlichkeit der essigsauren Tonerde und die Wirkung andrer Verbandwässer, besonders des Bleiwassers, bei der feuchten Wundbehandlung. Bruns' Beitr. z. klin. Chir. Bd. 106, S. 508. 1917.

Lewinson: Über einen seltenen Fall einer durch Eisbeutel verursachten Gangrän der Bauchwunde. Moskowski med. journ. Jg. 4, Nr. 6, S. 121. 1924; Zo. 31, 92.
Pfab: Das Wasserbett in der Chirurgie. Arch. f. klin. Chirurg. Bd. 132, S. 764. 1924.
Schauke: Hautschädigungen nach Umschlägen mit feuchtem Zellstoff. Dermatol. Wochenschr. Jg. 23, Nr. 6; Zo. 22, 289.

5. Haarschneiden, Rasieren, Enthaaren.

Die Entfernung der Haare kann auf verschiedene Weise vorgenommen werden: erstens rein mechanisch durch Abschneiden mit der Maschine oder durch Rasieren, zweitens mit chemischen Mitteln, drittens operativ, viertens elektrolytisch und fünftens durch Röntgenbestrahlung.

a) Mechanische Entfernung der Haare mit der Maschine. An den stark behaarten Teilen des Körpers wie am Kopf und am Schamhügel ist es empfehlenswert, vor dem Rasieren erst die Haare mit der Maschine kurz zu schneiden. Dies hat häufig schon aus diagnostischen Gründen z. B. am Schädel zu geschehen, da man oft erst dann kleine Verletzungen oder Narben sieht, die vielleicht wichtige Hinweise auf die Entstehung oder überhaupt die Art der Erkrankung geben können. Die Haarschneidemaschine muß stets gebrauchsfertig bereit liegen und darf vor allem in der Ambulanz nicht fehlen. Nach der Benutzung wird sie, zumal wenn es sich um infektiöse Kranke gehandelt hat, auseinandergenommen, mit Alkohol abgewischt und nach dem Trocknen wieder zusammengesetzt.

Das Rasieren geschieht vor dem Reinigungsbad. Man kann dabei im allgemeinen ruhig mit Wasser und Seife die Haare ordentlich einschäumen. Handelt es sich um offene Wunden, so rasiert man nur trocken und hält die Schneide so, daß sie schräg vom Wundrand absteht und die Haare von der Wunde weg und nicht in sie hineinfallen. Manchmal ist es bei großer Schmerzhaftigkeit besser, zu warten, bis der Patient in Narkose ist, oder man rasiert so, daß man an dem empfindlichsten eigentlichen Wundrand einen schmalen Saum stehen läßt, an dem die Haare nur mit der Schere gekürzt werden, wenn sie bei der Ausschneidung der vielleicht verschmutzten Wunde nicht sowieso wegfallen.

Beim Rasieren sei man nicht zu sparsam mit dem Gebiet, das für die Operation vorbereitet wird, erstens um die Infektionsgefahr überhaupt nach Möglichkeit auszuschalten, dann aber auch deshalb, weil man nie wissen kann, wie weit sich der Eingriff ausdehnen wird. Für Laparotomien soll dementsprechend die ganze Fläche von der Verbindungslinie der beiden Brustwarzen an bis einschließlich des Schamhügels rasiert werden. Für Hirnoperationen dagegen braucht die Ausdehnung nicht wesentlich über die Grenzen des Schnittes, der ja meist vorher nach dem vermutlichen Sitz der Erkrankung genau bestimmt ist, hinauszugehen, da hier beträchtliche Erweiterungen des Eingriffs selten und meist sogar unausführbar sind. Dagegen fordert Tilmann auch die Entfernung von Bart und Augenbrauen, was mir wenigstens für den Bart etwas zu weit gegangen und für die Augenbrauen nur bei

Operationen im Bereich des Stirnhirns nötig zu sein scheint. Wir sind jedenfalls immer ohne dies ausgekommen und haben nie Störungen des Wundverlaufes gesehen, die darauf zurückzuführen gewesen wären. Man vergesse auch nicht, bei beabsichtigten Transplantationen, z. B. von Fascie aus dem Oberschenkel, die betreffende Stelle vorher zu rasieren.

Bei den Schamhaaren genügt es bisweilen, wenn nur die am meisten bauchwärts gelegenen Teile abgeschnitten werden und die Haare um das Glied selbst oder neben und auf den Labien stehen bleiben. Es ist bekanntlich ein für die Betroffenen sehr störendes Gefühl, wenn die Schamhaare fehlen, und bis sie wieder gewachsen sind, wird von den Kranken über lästiges, oft unerträgliches Jucken geklagt. Umgekehrt reicht es manchmal aus, wenn bei Operationen am peripheren Teil des männlichen Gliedes nur um die Peniswurzel zur Ausführung der Anästhesie ein Ring ausrasiert wird. Der Eingriff selbst kann ja an sich nicht ganz aseptisch ausgeführt werden. Man denke nur an die Phimosen mit dem in dem Vorhautsack angesammelten Smegma. Ich möchte aber dieses Notbehelfsverfahren nicht als Regel hinstellen und empfehlen.

b) Chemische Entfernung. Eine zweite Möglichkeit zur Entfernung der Haare besteht im Depilieren mittels chemischer Substanzen. Das gebräuchlichste ist Barium sulfuratum, das als wäßrige Aufschwemmung in dünner Schicht auf die Haare aufgetragen und nach etwa 5 Minuten mit einem kräftigen Tuch abgerieben wird. Einen etwaigen Rest des Breies beseitigt man durch einfaches Nachwischen mit feuchten Lappen. Ebenso wirkt Calcium hydrosulfuratum. Dieses Verfahren ist besonders für die Achselhöhle und die Umgebung des Afters empfehlenswert.

Eine Reihe weiterer Mittel, die zum Teil verbesserte Bariumsulfuratmischungen darstellen, sind von Arzt und Fuchs, Joseph, Kuznitzky und Unna angegeben worden.

Nobl erwähnt die Unnaschen Harzstifte (Stili resinosi), die wie Siegellackstangen erhitzt, dann auf die behaarten Stellen gedrückt und nach dem Erkalten mit einem Ruck in der Haarrichtung abgezogen werden. Einen Ersatz dafür bilden dickflüssige Kollodium-Terpentinlösungen aus

Tinct. Jodi	3.0
Ol. Terebinth.	6.0
Ol. Ricin.	8.0
Spirit. Collodii ad	80.0.

Die zu enthaarenden Stellen werden dick damit bestrichen und dies 2—3mal wiederholt, bis man schließlich die ganze Schicht an einem Ende fassen und mit einem Ruck abziehen kann. Schließlich haben Arzt und Fuhs eine Mischung von einem Teil Wachs und 27 Teilen Kollophonium empfohlen, die auf ein Leinwandtuch, mäßig erwärmt, in starker Lage aufgetragen, dann auf die Haut gelegt und nach der Erkaltung abgenommen wird, wobei die Haarstümpfe daran kleben bleiben. Viel Anwendung finden diese Verfahren in der Chirurgie nicht.

c) Operative Verfahren kommen fast nur bei der Ausführung von Plastiken in Betracht. Nach Esser kann man die Haarsäckchen ausschneiden und zwar nicht nur bei einzelnen Haaren, sondern auch bei ausgedehnteren haartragenden Flächen (RETHI). Die Haarfollikel liegen im unteren Drittel der Coriumschicht oder in der oberen Subcutis. Man kann nun etwa 2 Wochen vor der beabsichtigten plastischen Operation einen ganzen Lappen lospräparieren, wobei die Follikel in der Subcutis zurückbleiben und sich einzeln, da man die durchtrennten Haare und den Haarbalg sieht, mit der COOPERschen Schere abschneiden lassen. Auch kann man mit einem breiten scharfen Messer die Haut gewissermaßen von innen rasieren. Die in dem Lappen sitzenden Haare fallen aus und wachsen nicht wieder.

d) **Elektrolyse.** Das gebräuchlichste Verfahren zur Enthaarung plastischer Lappen ist aber die Elektrolyse, die teils vor, teils aber auch erst nach der Operation ausgeführt wird, wenn z. B. Haare in der Nase stören oder die Augenbindehaut reizen. Die feine spitze Kathodennadel wird dabei in den Haarbalg eingeführt, während die Anode an einer beliebigen anderen Stelle des Körpers aufgesetzt wird. Die Dermatologen benutzen dazu Ströme von 0,5—1,0 (—2,0) M.A. bei 15 Sekunden bis 2 Minuten Dauer. Kleinste Narben bleiben auch hier zurück. Zur einzeitigen Massenbehandlung hat ST. WEIDENFELD eine Becherelektrode angegeben; eine ähnliche benutzt NOBL, wobei ein Strom von 4—5 M.A. 10 Minuten einwirkt und etwa 100 Haare entfernt.

e) **Röntgenbestrahlung.** Schließlich wäre noch die Röntgenbestrahlung zu nennen, die nur leider hin und wieder zu Hautschädigungen und Narbenbildung führt. Die wirksame Dosis liegt bei einer vollen H.E.D. Da aber nach RIEDER und HAMMER eine einmalige Bestrahlung nicht zur gänzlichen Vernichtung, sondern meist nur zur vorübergehenden Schädigung führt, so machen sich drei Bestrahlungen für jedes Feld bei 0,5 mm Zink- und 0,4—1,0 mm Aluminiumfilter nötig. Als Begleiterscheinung ist öfters eine Atrophie der Haut zu beobachten.

Literatur.
KÜHL: Handbuch der Narkose und der Vorbereitung von Operationen. S. 229. Hamburg: Gente 1920.
ESSER, J. F. S.: Zur Enthaarung plastischer Lappen durch Fortschneiden der Haarwurzel. Zentralbl. f. Chirurg. Jg. 51, Nr. 5, S. 191. 1924.
KUZNITZKY: Ersatz des Rasierens beim Verbinden von Verwundeten. Münch. med. Wochenschr. Jg. 62, Nr. 5. 1915 (Feldärztl. Beil. S. 175).
NOBL: Erfahrungen über kosmetische Enthaarungsmethoden. Med. Klinik Jg. 20, Nr. 12, S. 309. 1924.
RETHI: Von der Operation der auf traumatischer und luetischer Grundlage bestehenden Sattelnase. Zentralbl. f. Chir. Jg. 50, Nr. 36, S. 1395. 1923 (Enthaarung). — Ders.: Über mein Enthaarungsverfahren bei der Gesichtsplastik. Zeitschr. f. Laryngol., Rhinol. u. ihre Grenzgeb. Bd. 12; Zentralbl. f. Chirurg. Jg. 51, Nr. 50, S. 2768. 1924.
RIEDER und HAMMER: Die Röntgentherapie in der Dermatologie. In: RIEDER und ROSENTHAL: Röntgenkunde Bd. 3. Leipzig: J. A. Barth 1922.

6. Harnverhaltung und Blasenentleerung.

Bei allen dringlichen Operationen ist es nötig, daß der Patient, soweit das nicht schon aus diagnostischen Gründen geschehen ist, die Blase vor dem Eingriff entleert oder ihm, wenn er dazu nicht selbst

imstande ist, das Wasser genommen wird. Man soll sich nie auf die
Angaben der Kranken verlassen, daß sie „eben erst" uriniert haben.
Bei einem Unfall oder einer plötzlichen Erkrankung verliert der Patient
häufig die Orientierung über die Zeit und die Vorgänge der letzten
Stunden. Auch ist es auf jeden Fall erwünscht, noch rasch eine Untersuchung auf Eiweiß und Zucker vorzunehmen oder zu zentrifugieren
und das Sediment zu mikroskopieren.

Aber auch bei regelrechter Vorbereitung kann sich die Blase
wieder bis zur Operation so gefüllt haben, daß man bei einem Schnitt
zwischen Symphyse und Nabel plötzlich Harn sich entleeren sieht, den
man womöglich noch zuerst für Ascites oder Cysteninhalt hält. Oft
kommen ja in großen Kliniken die Kranken erst spät zur Operation,
weil sie vorher im Kolleg gezeigt oder dem Chef vorgestellt werden
sollen oder weil dringendere andere Eingriffe hindernd dazwischen treten,
beziehungsweise der Chirurg sich seine Zeit nicht richtig eingeteilt hat.
Dies Warten ist, wie mir viele Patienten immer wieder versichert haben,
eine große Qual. Andererseits treten aber auch bei der den Kranken
meist ungewohnten Wärme des Vorbereitungs- oder Warteraumes eine
gewisse Abstumpfung und Schläfrigkeit ein, die wiederum, zumal unter
der Einwirkung irgendwelcher verabreichter Betäubungsmittel, das
Völlegefühl der Blase nicht wahrnehmen lassen. Der Operateur oder
der Narkotiseur müssen deshalb daran denken, daß sie sich von dem
Stand der Blase gegebenenfalls nochmals überzeugen sollten.

Hindernisse der Harnentleerung. Es muß weiterhin überlegt
werden, daß Hindernisse in der Harnröhre oder Blase (Verengerungen, Vergrößerung der Vorsteherdrüse, Steine, Geschwülste) vorliegen
können, die dem Patienten überhaupt die Entleerung oder wenigstens
die völlige Entleerung erschweren. Auch ist es wenig bekannt, daß
Lues und Diabetes die Ursache von Urinverhaltung bei schon
vorhandener Harnröhrenverengerung sein können. Nach GOLD-
BERG ist dann das Verhältnis von Kraft, Weg und Last gestört. Die
Blase wird in diesen Fällen durch dünne, nicht dehnende Katheter entleert, während die instrumentelle Erweiterung nicht nur meist erfolglos,
sondern geradezu gefährlich ist (GOLDBERG). Daß vor allem eine spezifische Behandlung eingeleitet werden muß, ist selbstverständlich.

Was die Verhütung der postoperativen Harnverhaltung
betrifft, so können auch dagegen unsere Maßnahmen schon vor dem
Eingriff einsetzen, indem man die Kranken daran gewöhnt, im Bett
und in Rückenlage Wasser zu lassen (POLYA). Es ist auch wichtig,
sich zu erkundigen, ob der Patient schon nach früheren Eingriffen
an Harnverhaltung gelitten hat, um die nötigen Maßnahmen unmittelbar
nach der Operation ergreifen zu können. Die zu diesem Zweck neben
Heizbogen, Wärmekissen, Borglyzerin usw. empfohlenen Arzneimittel
wie Kalium aceticum (REIMER), Urotropin (GOETZ, VON TAKÁTS,
VOGT u. a.), Zylotropin (VOGT) schon vor dem Eingriff zu geben, ist
wohl im allgemeinen unnötig und wird für das Zylotropin sogar von
VOGT widerraten. Mit dem auf Grund pharmakologischer Untersuchungen eingeführten Kalium aceticum, das nach den Feststellungen

IKOMAS besonders den durch Morphium hervorgerufenen Blasenschließmuskelkrampf lösen soll, habe ich in einer größeren Reihe von Fällen postoperativ nicht ganz 50 vH. Erfolge gehabt; REIMER gibt in seiner neuesten Mitteilung 64 vH. an, wobei aber insofern ein Unterschied zwischen dem männlichen und dem weiblichen Geschlecht besteht, als ersteres in 70 vH., letzteres nur in 50 vH. anspricht.

Katheterismus. So bleibt das sicherste Mittel zur Blasenentleerung vor der Operation immer noch der Katheter, wenn man von der Möglichkeit der einfachen Entleerung durch Druck oberhalb der Schambeinfuge absieht, einer Möglichkeit, die meist nur bei Nervenkranken gegeben ist. Es sind aber beim Katheterismus wegen der Infektionsgefahr stets eine Reihe von Punkten sorgfältig zu beachten.

Instrumente zum Katheterismus:

Weiche Nelatonkatheter verschiedener Größe aus Gummi;

etwas starre TIEMANN-Katheter aus Gummi, mit MERCIER-Krümmung und knopfförmiger Verdickung der Spitze (besonders für Prostatiker geeignet);

Metallkatheter mit kleiner MERCIERscher oder großer GUYONscher Krümmung (ebenfalls für Prostatiker);

1 anatomische Pinzette;

Katheterpurin, steriles Fett oder Öl;

Sublimat zum Reinigen der äußeren Geschlechtsteile;

Tupfer, 2 flache Nierenschalen aus Glas oder Metall.

Man macht die Katheter durch Auskochen keimfrei und kann sie dann in flachen, zugedeckten Schalen oder in besonderen Gefäßen, an deren Boden sich Formalintabletten befinden, aufbewahren. Werden die Katheter ausnahmsweise einmal in Sublimat eingelegt, so müssen sie vor dem Gebrauch mit physiologischer Kochsalzlösung abgespült und durchgespritzt werden, um der Gefahr der Schleimhautreizung vorzubeugen.

Technik des Katheterismus: Reinigen der äußeren Geschlechtsteile mit Sublimat- oder Oxyzyanattupfern, Einfetten des Katheters so, daß er gleichmäßig, vor allem an der Spitze, von der Gleitmasse überzogen ist, aber unter Freilassung des Auges. Der Arzt steht links vom Kranken. Nun faßt man einen weichen Katheter mit der Pinzette (in der rechten Hand) einige Zentimeter unterhalb der Spitze an, während das Ende zwischen zwei Fingern der rechten Hand eingeklemmt ist, damit der Katheter nirgends anstreift. Mit der linken Hand wird das Glied bei zurückgezogener Vorhaut so gehalten, daß die äußere Harnröhrenöffnung etwas klafft, oder man spreizt die Labien auseinander. Wir benutzen bei Frauen wegen der Gefahr des Abbrechens nie Glas-, sondern stets Gummikatheter. Sind keine Verengerungen da, so gelingt das weitere Vorschieben beim Manne meist leicht bis zu der Vorsteherdrüse und dem Blasenschließmuskel, wo manchmal durch Krampfzustände Hindernisse entstehen. Sie werden bei tiefem Atmen des Patienten meist überwunden, nur selten ist eine örtliche Betäubung mit 1proz. Kokainlösung oder ein Rausch nötig. Bei Prostatikern ist der beste Katheter der von TIEMANN. Kommt man mit ihm nicht zustande, so hilft gewöhnlich auch ein Metallkatheter mit großer GUYONscher Krümmung nicht mehr. Leider ist der TIEMANNsche Katheter viel zu wenig vor allem bei dem Praktiker bekannt, es würden durch seine Benutzung manche falsche Wege vermieden werden.

Blasenpunktion. Ist es gar nicht möglich, in die Blase zu gelangen, so bleibt als letzte Rettung noch die suprapubische Blasenpunktion, die unmittelbar oberhalb der Schambeinfuge mit einer etwa 10 cm langen feinen Kanüle ausgeführt wird. Man sticht beim liegenden Kranken fast senkrecht nach dem Rücken zu, um nicht in eine vergrößerte Vorsteherdrüse zu kommen oder gar außerhalb der Blase im prävesikalen Gewebe zu bleiben. In der Mehrzahl der Fälle hält man sich dabei mit dem Einstich, da die Blase ja meist stark gefüllt und das Bauchfell mit seiner Umschlagfalte hochgedrängt ist, im präperitonealen Gewebe. Es sind aber doch Verletzungen und Infektionen der Bauchhöhle und der Därme im Schrifttum mitgeteilt. Wie wechselnd der Stand der Umschlagsfalte bei manchen Menschen ist, konnte ich in einzelnen Fällen durch seitliche Röntgenaufnahmen nach Kontrastfüllung der Blase und Anlegung eines Pneumoperitoneums (RAUTENBERG und GOETZE) bestätigen.

Ist man mit dem Katheter oder der Punktionsnadel in der Blase, so soll, wenn die Füllung sehr stark ist und schon lange angehalten hat, die Entleerung nicht zu rasch erfolgen, um Blutungen aus den plötzlich unter veränderten Druckverhältnissen stehenden Venen zu vermeiden.

Blasenfistel. Die Anlegung einer Blasenfistel wird S. 224 besprochen werden.

Literatur.

GOETZ: Postoperative Harnverhaltung. Zentralbl. f. Gynäkol. Jg. 47, Nr· 8, S. 323. 1923.
POLYA: Verhütung der postoperativen Harnverhaltung durch Urinlassen im Liegen vor der Operation. Zentralbl. f. Chirurg. Jg. 48, Nr. 21, S. 732. 1921.
REIMER: Behandlung der postoperativen (Morphin-) Harnverhaltung durch Kalium. Ebenda Jg. 51, Nr. 21, S. 1121. 1924. — Ders.: Zur Frage der Behandlung der postoperativen Harnverhaltung durch Kalium. Münch. med. Wochenschr. Jg. 72, Nr. 44, S. 1876. 1924.
VON TAKÁTS: Die intravenöse Urotropintherapie der Harnverhaltung. Arch. f. klin. Chir. Bd. 125, S. 544. 1923.
VOGT: Die intravenöse Urotropintherapie bei der Harnverhaltung. Münch. med. Wochenschr. Jg. 71, Nr. 23, S. 737. 1924 (mit Lit.) und Zentralbl. f. Gynäkol. Jg. 45, Nr. 49, S. 1781. 1921. — Ders.: Cylotropin bei Harnverhaltung. Klin. Wochenschr. Jg. 4, Nr. 1, S. 18 und Nr. 35, S. 1711. 1925.

7. Punktionen, Injektionen, Infusionen, Einläufe.

Ihren Aufschwung nahm die parenterale Flüssigkeits- und Arzneimittelzufuhr erst, als die Injektionsspritze Allgemeingut der Ärzte geworden war. PRAVAZ hat sie (nach SCHELENZ) zuerst im Jahre 1831 zur Einbringung von Eisenchlorid in einen Aneurysmasack benutzt, ist aber nach Schmiz nicht als der eigentliche Erfinder anzusehen, da schon vor jenem 1827 die Stilettspritze nach NEUNER bekannt war. Allerdings traten die Injektionen ihren Siegeslauf erst an, als sie von ALEXANDER WOOD 1853 oder 1855 zur Einführung von Opiaten gebraucht wurden. Die PRAVAZsche Spritze ist jetzt wegen ihrer ungenügenden Sterilisierbarkeit kaum mehr zu empfehlen und durch die Rekordspritze oder die LUERsche Spritze bzw. eine ihrer vielen Nachbildungen zu ersetzen.

Wir unterscheiden nun als die gebräuchlichsten Arten von Einspritzungen solche in Haut, Unterhautzellgewebe, Muskeln, Gefäße, präperitoneales Gewebe, Bauchhöhle, epi- und subduralen Raum. Wird eine größere Flüssigkeitsmenge zugeführt, so spricht man nicht mehr von Injektionen, sondern von Infusionen, ohne daß man meines Wissens eine bestimmte Grenze zieht, wo die eine aufhört und die andere anfängt. Nicht alle diese Verfahren kommen für die Vorbereitung zu chirurgischen Eingriffen in Betracht und nur die für uns wichtigsten werden im folgenden erwähnt.

Das Instrumentarium ist für alle Verfahren in der Hauptsache das gleiche:

Rekordspritze (Glaszylinder, aber Metallkolben und -fassung) oder LUERsche Spritze (ganz aus Glas bestehend); die PRAVAzschen Spritzen genügen nicht mehr den Anforderungen der Asepsis;

Nadeln verschiedener Länge und Stärke mit nicht zu langer Spitze und gut passendem Führungsstab;

Porzellantöpfchen mit Gradeinteilung zur Aufnahme der einzuspritzenden Arzneimittel, soweit nicht schon fertige Flaschen oder Ampullen zur Verfügung stehen;

große Nierenschalen zum Auffangen etwa vorher abgesaugter Flüssigkeiten;

Tupfer, Jodtinktur, Alkohol, Pinzetten;

ein dicker Schlauch oder ein Gummikatheter mit Zwischenstück und längerem Zuführungsschlauch bei rektalen Einläufen;

ein 1—2 l fassendes Gefäß (Irrigator) mit Abfluß am Boden und Ableitungsschlauch für Infusionen oder rektale Einläufe.

Die Spritzen werden, in ihre einzelnen Teile zerlegt, in sodafreiem Wasser ausgekocht; wenn dies nicht möglich ist, müssen sie nachträglich mit physiologischer Kochsalzlösung durchgespült werden, da viele Arzneimittel gegen Soda sehr empfindlich sind. Liegen die Spritzen in Alkohol, so können sie meist gleich benutzt werden, doch sollte man bei Einspritzungen in die Blutbahn auf eine sachgemäße Keimfreimachung nur im Notfall verzichten. Denn HART hat in wichtigen Untersuchungen über die Sterilisierung der Spritzen gefunden, daß es schon bei der gewöhnlichen Rekordspritze kaum gelingt, sie nach vorheriger Beschickung mit Eitererregern (Milzbrand usw.) völlig aseptisch zu machen. Vor allem in den Zwischenräumen zwischen Glas und Metallfassung bleiben durch das verschiedene Zusammenziehungsvermögen bzw. durch die verschiedene Ausdehnung Buchten übrig, in denen sich Eitererreger trotz Sterilisierung halten können. Da nun meist zwischen Injektions- und Punktionsspritzen kein Unterschied gemacht wird, so ist es natürlich, daß Keime übertragen werden können, und auch wahrscheinlich, daß auf diese Weise eine große Anzahl von Infektionen weiterverbreitet wird, die man bisher mangels anderer Erklärungen häufig unreinen Arzneimitteln zuzuschreiben geneigt war. In einem gut geleiteten klinischen Betrieb sollte deshalb stets eine Trennung zwischen Injektions- und Punktionsspritzen stattfinden. Als einwandfrei sieht HART nur die Exakta-Rekordspritze (der Firma MONTIGEL in Berlin) an, die nach FISCHER infolge ihres Baues und ihrer leichten Zerlegbarkeit gut sterilisiert und auch vom Arzt selbst durch Auswechseln der zerbrochenen Teile wieder gebrauchsfertig gemacht werden kann, wenn z. B. ein Zylinder zerbricht. Hier werden nämlich Glas und Metall durch ein sorgfältig gearbeitetes Gewinde ineinander verschraubt. Die Spritze ist auch mit einem Quergriff versehen. Ähnliche Vorteile hat die Astraspritze (W. ELGES, Berlin N. 24, Linienstr. 155).

Die Nadeln sollen im allgemeinen dünn sein, um auch den geringen Einstichschmerz noch herabzusetzen und alle Nebenverletzungen möglichst zu vermeiden. Gegen das lästige, meist an dem Lötungspunkt stattfindende Abbrechen ist eine Reihe von Vorschlägen gemacht worden, von denen ich hier als besonders beachtenswert den nennen möchte, den BRAUN schon immer für die Ausführung der örtlichen Betäubung in der Mundhöhle gegeben hat, daß man nie die Nadel ganz in die Haut einsticht, sondern stets noch ein Stück herausragen läßt, an dem man bei einem Bruch an der Lötstelle die Nadel herausziehen kann. DREUW hat empfohlen, eine Perle an dieser Stelle anzubringen, so daß die Nadel nicht durch unvorsichtige Bewegungen in der Haut selbst verschwinden, vielmehr sofort herausgezogen werden kann.

Nun zu den einzelnen Injektionsverfahren.

a) Einspritzungen in die Haut. Über die Einspritzung in die Haut ist nicht viel zu sagen. Sie ist nur verhältnismäßig selten nötig, in der Hauptsache bei der Impfung auf Tuberkulose, Echinokokken (CASONI) usw. Sie spielt für die Vorbereitung keine Rolle.

b) Einspritzungen unter die Haut. Die häufigste Injektion ist sicher die unter die Haut. Man führt sie so aus, daß mit Daumen und Zeigefinger der linken Hand eine Hautfalte hochgehoben und nun die Nadel in einem Winkel von etwa 90° zu der erhobenen Haut eingestochen wird. Dabei hält man, um ein Abbrechen zu vermeiden, besser mit der rechten Hand nicht nur die Spritze, sondern das Ansatzstück der Nadel, während die Spritze selbst in der Hohlhand ruht. Dann greift man entweder mit der rechten Hand zurück und injiziert, oder man faßt erst mit der linken, vorher die Hautfalte anhebenden Hand nun die Nadel am Ansatzstück und injiziert mit der jetzt freien rechten Hand.

Wesentliche Gefahren sind mit der subkutanen Injektion im allgemeinen nicht verbunden. Doch vermeidet man natürlich Gefäße und sucht sich am besten die Außenseite des Oberschenkels aus, um Nervenverletzungen zu vermeiden und bei etwaiger Abszeßbildung keine sichtbaren unangenehmen Narben zu bekommen wie etwa am Arm.

Wie schon gesagt, nahm man früher an, daß eine Reihe von Arzneimitteln durch ihre Einspritzung unter die Haut zu Entzündungen führen könnte. Durch verschiedene Untersuchungen, zuletzt noch von HARTWICH, ist nachgewiesen worden, daß Morphium, Coffein, Diphtherieserum und Aolan — aseptisches Vorgehen vorausgesetzt — keine solchen Folgen haben. NICOD nimmt dasselbe vom Chinin an. Digipuratum macht subkutan zum mindesten starke Schmerzen, während es intravenös vertragen wird. Am unangenehmsten war in HARTWICHS Versuchen Kampferöl, das unter 38 Fällen 30mal (75 vH.) hämorrhagische Entzündungen, entzündliche Ödeme, Gefäßwandschädigungen in Form von Wandnekrosen, Thrombosierungen usw. verursacht. Klinisch kommen Temperaturerhöhungen vor (CANTIERI). DEMMER sah im Anschluß an Grippe schwere Kampferphlegmonen, wobei er die Hauptschuld der Giftwirkung des Kampfers zuschreibt. Es ist aber auch möglich, daß zum mindesten für die Ausbreitung des Prozesses eine mangelnde Widerstandsfähigkeit der Kranken eine Rolle spielt. Die wenigen früher mitgeteilten Beobachtungen von geschwulstartigen Bildungen des Unterhautzellgewebes im Gefolge von Kampferinjektionen wurden während des Krieges und nachher durch eine große Zahl von Einzelfällen vermehrt, bei denen man vielleicht den schlechteren Ersatzfetten gegenüber dem sonst benutzten Olivenöl die Schuld beimessen muß. Der Öl- oder Vaselinanteil ruft eine Bindegewebswucherung in der Umgebung des im Unterhautzellgewebe niedergelegten Mittels hervor und führt zu regelrechter Geschwulstbildung. In der Tiefe dieser Tumoren findet man dann noch häufig einzelne Öltropfen und größere Hohlräume. Klinisch beobachtete HEINRICHSEN dabei eigentümlicherweise starken Juckreiz, wie er ja auch bei anderen Granulationsgeschwülsten (Mycosis fungoides) besteht. In einem eigenen Fall wurde ich bei einem Jungen, der schon lange wegen einer in Ausheilung begriffenen linksseitigen Unterschenkelosteomyelitis bei uns lag, dadurch auf das Bestehen der Kampfergranulome aufmerksam gemacht, daß das Kind sich am gesunden anderen rechten Oberschenkel kratzte, wo seinerzeit eingespritzt worden war. Hier waren auch die Lymphdrüsen der Leistenbeuge befallen.

CIGNOZZI unterscheidet nun bei der Bildung dieser Tumoren zwei Phasen; in der ersten erfolgt durch das Öl eine Anregung der Bindegewebsproliferation an einer Stelle, wo das Gewebe schwach resorbiert, hier bleibt das Öl als Fremdkörper liegen. In der zweiten Phase findet eine Weiterverbreitung auf dem Lymphwege bis zu den regionären Drüsen statt, was durch Entfernung des Ausgangsknotens beseitigt werden kann. Dieser Ansicht kann ich nicht voll beistimmen, da es nicht wahrscheinlich ist, daß es nach völliger, bindegewebiger Abkapselung des ersten Herdes noch zu wesentlicher Weiterverbreitung kommen kann; diese hat sicher schon frühzeitig stattgefunden. Das Öl ist in den Lymphdrüsen zurückgehalten worden und hat wegen des verhältnismäßig zarten Bindegewebsbaues erst langsam zur Wucherung geführt. In einem meiner Fälle entstanden bestimmt alle Knoten ungefähr gleichzeitig, sowohl die an der Einspritzungsstelle wie die an den Drüsen. Im ganzen verfüge ich über 9 einschlägige Beobachtungen, in denen auch zum Teil Exstirpationen und mikroskopische Untersuchungen stattfanden. Dabei interessierte es mich besonders, ob bei oberflächlicher oder bei tiefer Einspritzung die Geschwülste öfter auftreten. Doch scheint mir diese Frage noch nicht geklärt zu sein. Auffallenderweise sind unter unseren Beobachtungen aus der ganzen Klinik 75 vH. Kinder. Sollte die Reaktionsfähigkeit im jugendlichen Alter eine lebhaftere sein? WEIDMANN gelang es, in 60 vH. der Fälle experimentell solche Granulome zu erzeugen.

Man vermeidet nach meinen bisherigen Erfahrungen die Geschwulstbildung durch Benutzung des gleichwertigen Hexetons, das ein in 20proz. wäßrigem Natriumsalizylat löslicher künstlicher Kampfer ist, oder des Cardiazols (KNOLL, HILDEBRANDT, KREHL, RUEF, SCHMIDT u. a.), das überhaupt nicht zur Terpengruppe gehört, sondern ein Pentamethylentetrazol darstellt.

In ähnlicher Weise entstehen Granulome nach den aus kosmetischen Gründen zur Besserung der Sprache bei Gaumenspalten oder zur Befreiung vom Heeresdienst ausgeführten Paraffininjektionen, die besonders in Rußland beliebt zu sein scheinen.

Von anderen injizierbaren Mitteln wäre noch ein Wort über das Kokain zu sagen. KÖHLER hat angeregt, daß zur Verhütung des Mißbrauchs dem Kokain ein Farbstoff Wasserblau 2 R (MERCK) in einer Stärke von 0,5 : 100,0 zugesetzt wird. Dadurch werden beim Kokainschnupfen die Nasenlöcher blau gefärbt und der Betroffene ist äußerlich gekennzeichnet. Zugleich ist eine gewisse Sicherheit gegen Verwechslungen vorhanden, ähnlich wie wir ja beim Sublimat schon gewohnt sind, es infolge seines Eosingehaltes als rötlich gefärbt anzusehen.

Andererseits verwenden wir schon für Karbolinjektionen, bei denen z. B. in Hämangiome oder Hämorrhoiden nur kleinste Mengen, Bruchteile eines Kubikzentimeters, eingespritzt werden sollen, einen blauen Glasstempel, der deutlich die geringste Verschiebung erkennen läßt.

Hautschädigungen sind nicht nur bei subkutanen Einspritzungen differenter Mittel, sondern auch bei der für gewöhnlich als harmlos geltenden physiologischen Kochsalzlösung von EICK u. a. beobachtet worden. Als Ursachen werden zu starke Spannung der Haut, Drosselung der Gefäße durch den Druck der Flüssigkeit, Zusammenziehung durch Suprareningehalt usw. angesehen. EICK widerrät deshalb zum mindesten die Zugabe von Nebennierenextrakt.

c) **Einspritzungen in die Muskulatur.** In manchen Fällen wird die Einspritzung in die Muskulatur statt der in das Unterhautzellgewebe bevorzugt. Dabei sind die Reizerscheinungen geringer, und die Aufsaugung geht schneller vonstatten.

d) **Einspritzungen in die Blutbahn.** Für die intravenöse Injektion benutzt man am besten eine Vene der Ellenbeuge, auf deren topographische Verhältnisse in letzter Zeit OEHLECKER anläßlich seiner Blutübertragungen hingewiesen hat. Er macht darauf aufmerksam, daß die Vena mediana cubiti nicht eine einfache Verbindung zwischen der Vena basilica und cephalica ist, sondern einen Hauptabfluß in die Tiefe darstellt und daß sie auch dann, wenn sie äußerlich vielleicht wenig sichtbar ist, doch kräftig entwickelt und zur Einspritzung geeignet sein kann.

Man bringt sie sich durch Anlegen einer Staubinde am Oberarm deutlicher zu Gesicht. Dann wird die Haut mit Äther, Alkohol oder Benzin, nicht mit Jodtinktur, das die Umrisse verwischt, desinfiziert und nun die Nadel so eingestochen, daß man durch den linken Daumen und Zeigefinger seitlich und oberhalb der Injektionsstelle die Haut ein wenig anspannt, das Gefäß festhält und jetzt die Nadel sofort mit einem Ruck einsticht. Dabei soll die Öffnung der Kanüle körperwärts blicken, damit die Nadelspitze die Gefäßwand anhebt, die Kanüle besser in der Gefäßlichtung liegt und nicht ein Teil der Flüssigkeit in das Unterhautzellgewebe eindringt. Erst dann darf man einspritzen, wenn Blut austritt oder man es angesaugt hat. Für die Fälle, wo man in der Spritze schon eine undurchsichtige Flüssigkeit wie Indigkarmin, Kollargol oder ähnliches hat, ist von M. und H. ROTHSCHILD ein Vorsatzzwischenstück angegeben worden, in das erst das Blut angezogen wird. Man sieht dann, ob man richtig in dem Gefäß ist.

Zur weiteren Erleichterung der intravenösen Injektionen oder der technisch gleichen Blutentnahme sind zahlreiche Hilfsmittel veröffentlicht worden, von denen hier nur ein Brett zum Aufschnallen des Armes (GÄNSSBAUER), eine neue Staubinde (LEEGE und SCHMIDT), eine knieförmige Kanüle (STRAUSS), eine Pinzette mit feststellbaren Schenkeln zum Halten der Nadel (MIETENS) und ein warmhaltender regulierbarer Infusionsapparat (PUST) erwähnt seien.

Blutentnahme. Gewissen Schwierigkeiten begegnet die Blutentnahme bei kleinen Kindern. Wenn es ROHR in allen Fällen gelang, in die Ellbogenvene zu kommen, so kann man doch diese bewundernswerte technische Fertigkeit nicht als Allgemeingut aller Ärzte annehmen. Jedenfalls gestehe ich selbst offen zu, daß ich während meiner Tätigkeit auf der Kinderabteilung manchmal dabei gescheitert bin. Für diese Fälle kommt die Blutentnahme aus einer Halsvene bei hängendem Kopf in Betracht (STEINHARDT) oder aus dem Sinus bei offener Fontanelle. Auch ein tiefer Schnitt in das Ohrläppchen oder eine Skarifikation der Fersengegend ist zu erwägen.

Gelingt es so in den meisten Fällen noch, Blut zu entnehmen, so bleibt andererseits trotz aller Kunstgriffe und Hilfsmittel die Einspritzung in die Blutbahn schwierig, vor allem bei Mitteln, die für das Unterhautzellgewebe nicht reizlos sind. Wenn etwas neben die Vene geht, bricht man am besten die Einspritzung sofort ab, versucht sie an einer anderen Stelle oder verzichtet überhaupt auf sie zugunsten eines anderen Verfahrens.

Gegen Salvarsanschäden, soweit sie in der körperlichen Anlage des Kranken und nicht in falscher Zusammensetzung der Lösung usw. begründet sind, also auch bei regelrechter Einspritzung, kann man sich nach STÜMPKE dadurch schützen, daß man Afenil gibt oder es als Lösungsmittel benutzt. Es ist eine 10proz. Chlorcalcium-Harnstofflösung, die theoretisch durch die hemmende Wirkung des Kalks Erregungszuständen vorbeugt. Es soll nicht nur die subjektiven Beschwerden mildern oder verhindern, sondern auch das Salvarsanfieber und die Salvarsandermatitis vermeiden helfen. Man nimmt 10 ccm, bei älteren Leuten 5 ccm, bei Kindern 1—2 ccm als Lösungsmittel. Unter den Gegenanzeigen nennt STÜMPKE Myokarditis, Atherosklerose und alte Klappenfehler. — Zur Erhöhung der Salvarsanwirkung empfiehlt SACK, 10 Minuten vor der Einspritzung 0.2 Coffein zu geben.

Für die intravenöse Infusion verwendet man im allgemeinen physiologische Kochsalz- oder Ringerlösung, doch kann man damit natürlich nur die Flüssigkeitsmenge ersetzen, nicht aber die wertvollen Bestandteile des Blutes, die viel besser, wie später auseinandergesetzt werden wird, durch Blutübertragung aufgefrischt werden. Die Menge der intravenös verabfolgten Lösung soll gewöhnlich

1 l nicht übersteigen und die Infusion dabei nur langsam stattfinden, um nicht den Kreislauf plötzlich zu überlasten. Sonst kann ein akutes Versagen des Herzens eintreten. Statt dessen ist manchmal die intra-venöse Dauerinfusion angezeigt, wie sie von EICK, FRIEDEMANN, HEUSS, SAUER, UNGER sowie anderen empfohlen worden ist. Nach SAUER ist die Gefahr der Thrombosenbildung gering, wohl aber können bei zu langer Ausdehnung der Infusion Kollapse vorkommen. EICK benutzt eine 5proz. Kaloroselösung (Chemische Werke in Güstrow), die mit einer bajonettförmigen, sehr gut in der Vene liegenden Kanüle eingeführt wird. Der Lösung werden Digitoxin (GEHE), Camphogen Ingelheim, Suprarenin (1 : 1000), Hypophen GEHE oder Hormonal zu-gesetzt, letzteres mit besonders gutem Erfolg. Man läßt in 10—12 Stunden durchschnittlich 3 l einlaufen, wobei der Blutdruck ansteigt, der Puls langsamer wird und die Temperatur um 1—2° hoch geht. Als Gegen-anzeigen werden Erkrankungen des Herzens, der Lungen und der Nieren genannt. Schlechte Erfahrungen wurden bei Bronchitis und Prostatavergrößerung gemacht, was wahrscheinlich mit der Neigung zu Hypostasen, mindestens im letzteren Fall, zusammenhängt.

In ähnlicher Weise berichtet G. MEYER über seine Erfahrungen mit Kalorose-(Invert-)zuckerinfusionen in 20- und 40proz. Lösungen. Die Vorschrift lautet: erst destilliertes Wasser aufkochen, dann die im Wasserbad angewärmte Kaloroseflasche hinein entleeren, abkühlen auf Körpertemperatur und Injektion: 5 vH. subkutan, 10—20—40 vH. intravenös. Kalorose stellt eine wichtige parenterale Ernährungsmög-lichkeit dar (KAUSCH).

Eine andere hypertonische Traubenzuckerlösung (Osmin, Phiag in Klosterneuburg) empfiehlt KUTSCHA-LISSBERG zur Prophylaxe, da bei ihrer Anwendung zugleich in 60 vH. der Fälle der Ätherverbrauch um $^1/_3$ herabgesetzt wurde. Das vielgerühmte Normosal hält E. DÜTTMANN nicht für besser als gewöhnliche physiologische Kochsalz- oder Trauben-zuckerlösung. Ich selbst habe in einigen Fällen Gutes gesehen, wir benutzen es aber nicht regelmäßig.

Neuerdings hat auf Grund von eigenen Untersuchungen B. FISCHER der intravenösen Zuführung von Kampferöl in Mengen von 1—2 ccm das Wort geredet, da nach des Verfassers Ansicht die Gefahr der Embolie nur gering ist. Auch dem Kampfer in wäßriger Lösung hat man sich nach dem Vorschlag von LEO zugewendet. Das Lösungsverhältnis ist etwa 1 : 500. FECHT empfiehlt auf 100 ccm 0,1proz. Kampferwassers 1,0 Nor-mosal zuzusetzen, während HANDOWSKY eine gut dosierbare Kampfer-Alkohol-Gelatinelösung benutzt.

Diese zuletzt genannten Mittel eignen sich zur Vorbereitung bei Eingriffen, wo es sich um stark heruntergekommene und durch schwere Verletzungen mitgenommene Kranke handelt. Von der wäßrigen Kampferlösung nach LEO habe ich selbst im Felde Gutes gesehen. Über die neuen Verfahren nach FECHT und HANDOWSKY besitze ich keine persönlichen Erfahrungen.

Alle diese starken Flüssigkeitszufuhren haben nun den Nachteil, daß sie die Blutmenge vermehren und damit die Operation oft blutiger gestalten. Ich möchte deshalb empfehlen, sich lieber, wenn es nicht unbedingt anders notwendig ist, die Infusionen auf die Zeit nach der Operation aufzusparen und zur Vorbereitung, soweit angängig, nur konzentrierte Arzneimittel in kleinen Mengen zu verwenden. Auch kann man schon am Schluß des Eingriffes sich der Eingießungen in die Bauchhöhle bedienen, um von dort aus eine rasche Aufsaugung zu erzielen. Ob damit nicht gewisse Schädigungen verbunden sind, lasse ich vorläufig dahingestellt.

e) **Einspritzungen in das Herz.** Hat man nun den Eindruck, daß die zugeführte Flüssigkeit wegen der mangelhaften Tätigkeit des Kreislaufs überhaupt nicht mehr dem Körper zugute kommt, dann greift man besser am Herzen selbst durch eine intrakardiale Injektion oder Infusion an, dem gleichen Verfahren, das später bei den Narkosezufällen noch besprochen werden wird. Will man mit der Einspritzung gleich eine Arzneimittelwirkung und Herzanregung verbinden, so fügt man 15 Tropfen Digipuratum oder 0,00025 Strophantin zu. Auch Suprarenin, 0,5—1,0 ccm der Lösung 1 : 1000 hebt den Kreislauf und wirkt im Gegensatz zu seinem sonstigen Verhalten auf das Splanchnicusgebiet ausgesprochen erweiternd auf die Kranzgefäße, wodurch eine bessere Durchströmung des Herzmuskels erzielt wird. Bei noch unversorgten blutenden Wunden ist jedoch eine gewisse Vorsicht gegenüber dem Suprarenin geboten, wenn man hier nicht überhaupt besser darauf verzichtet und lieber Digipuratum oder Strophantin gebraucht.

f) **Präperitoneale, epi- und subdurale Injektion.** Die anderen Verfahren der präperitonealen Infusion (Fr. J. Kaiser), der epi- und subduralen Injektion fallen nicht in das Bereich unserer Betrachtungen.

g) **Darmeinläufe.** Schließlich noch ein Wort zu der letzten Möglichkeit, einem heruntergekommenen Körper Nährstoffe zuzuführen; das ist der rektale Tröpfcheneinlauf. Die dafür angegebenen Vorschläge sind so zahlreich, daß nur einige wichtige Punkte herausgehoben werden können. Unbedingt notwendig ist es, daß der Kranke zuerst einen Reinigungseinlauf, wie es in dem Abschnitt über das Abführen geschildert wurde, erhält und zwar 1—2 Stunden vorher, wozu man einfach Seifenwasser oder Kamillentee benutzen kann, nicht aber Glyzerin, Oliven- oder Sesamöl, wie es bei Kindern vielfach üblich ist. Die letzteren überziehen, wie mich Beobachtungen am Tier und rektoskopische Untersuchungen lehrten, die Darmschleimhaut mit einer dünnen Schicht und verzögern die Resorption des nachfolgenden Nähreinlaufes ganz beträchtlich (Hecht). Die Reinigungseinläufe muß man, da sich im Darm Fäulnisstoffe ansammeln, auch wiederholen, wenn über mehrere Tage hin eine rektale Ernährung stattfindet. Nach Boas besteht noch bei allzu häufigen Mastdarmeinläufen die Gefahr der blutigen Stühle und der eitrigen Ohrspeicheldrüsenentzündung.

Gibt man zum Beispiel bei unruhigen Kranken den Nähreinlauf auf einmal, so darf die Menge höchstens 150 ccm betragen, weil die Flüssigkeit sonst als Reiz wirkt und wieder ausgestoßen wird. Allerdings kann man diese Einläufe aller zwei Stunden wiederholen. Besser ist auf jeden Fall die tröpfchenweise Zufuhr so, daß in 4 Stunden etwa 1 Liter einläuft.

In linker Seitenlage wird der Schlauch 10—12 cm hoch hinaufgeführt, bis er sich mit seiner Spitze oberhalb der KOHLRAUSCHschen Falte befindet. Das Glasgefäß mit der Flüssigkeit hängt an einem Gestell $1/2$—1 m über dem Kranken. Es ist in Tücher eingewickelt, um das Wasser möglichst lange warm zu halten. Der Zuführungsschlauch wird mit einer Klemmschraube versehen, so daß sich immer nur ein Tropfen auf einmal entleeren kann. Auch eine von der Firma BRAUN-Melsungen hergestellte Tropfeinrichtung mit einem eingeschliffenen Glashahn wird von STURSBERG empfohlen.

Eine Gegenanzeige bieten unruhige und geistesgestörte Kranke, bei denen die Einführung des Schlauches überhaupt unmöglich ist oder die ihn sich immer wieder herausreißen und das Bett beschmutzen.

Die Grundform jeden rektalen Einlaufs stellt die physiologische Kochsalzlösung dar. Ihr kann man Arzneimittel verschiedenster Art wie Digipuratum oder Koffein zur Belebung des Kreislaufes zufügen. Statt dessen tut auch einfacher Bohnenkaffee gute Dienste. Ich benutze ihn regelmäßig nach großen Bauchoperationen. Bei Blutverlusten gibt man $1/2$—1proz. Calcium lacticum- oder Calcium chloratum-Lösung zur Förderung der Gerinnungsfähigkeit. Traubenzucker halte ich nicht immer für empfehlenswert, weil er manchmal nicht so rasch und gut von der Schleimhaut aufgenommen wird. Einige Verfasser sind darüber anderer Meinung. Bei Diabetes ist 5proz. Natriumbikarbonatlösung, vor allem von amerikanischer und französischer Seite, angewendet worden.

Die klassischen Vorschriften zur rektalen Ernährung stammen von v. NOORDEN und SALOMON:

Dextrin 150,0, Alkohol 30,0, Kochsalz 7,0, Wasser 1000,0.

Andere Rezepte sind z. B.:

Physiologische Kochsalzlösung 200,0, Nährmehl 30,0, 1 Löffel Rotwein, gegebenenfalls Eidotter oder 75,0 Erepton auf 1000 Wasser.

30,0 Erepton, 230,0 Wasser, 40,0 Nährmehl, 2,0 Salz, 20,0 Wein.

25,0 Erepton, 200,0 Wasser, 10,0 Zucker, 10,0 Kognak.

Ein Zusatz von Opiumtinktur (15—20 Tropfen) zu allen Einläufen verlangsamt etwas die Aufsaugung, nimmt den Reiz auf die Darmschleimhaut und hindert eine zu frühe Ausstoßung. Ich selbst gebrauche gern eine Zusammensetzung folgender Art: 250,0 Milch, 1 Gläschen Kognak oder Rotwein, 1 gestrichener Kaffeelöffel Kochsalz, 10 Tropfen Opiumtinktur, gegebenenfalls noch mit 1—2 Eigelben oder 15 Tropfen Digipuratum.

Nur kurz zu nennen sind die BOAS-EWALDschen Rezepte, HEIDENsche Nährpräparate und BOASschen Nährzäpfchen.

Bei der Verwendung aller Arzneimittel denke man daran, daß sie vom Mastdarm aus unter Ausschaltung der entgiftenden Wirkung der Leber unmittelbar in den Kreislauf gelangen und dadurch manchmal stärker wirken als zum Beispiel bei oraler Einverleibung.

Literatur.

BACHLECHNER: Die intrakardiale Injektion. Ergebn. d. Chirurg. u. Orthop. Bd. 17, S. 1. 1923.

BURIANEK: Rektale Ernährung in der Chirurgie. Časopis lékařův českých Bd. 61, Nr. 37; Zo. 21, 217.

Cignozzi: Glio oleo connettivorni. Rif. med. Bd. 39, Nr. 29. 1921; Zo. 24, 162.

Demmer: Kampferphlegmonen bei Grippe. Berlin. klin. Wochenschr. Jg. 58, Nr. 26, S. 704. 1921.

Dreuw: Schutz vor dem Verkriechen etwa abgebrochener Pravaznadeln in das Unterhautzellgewebe. Fortschr. d. Med. Jg. 40, Nr. 31—32; Zo. 19, 406 (Perlo).

Düttmann, E.: Über subkutane Normosalinfusion. Bruns' Beitr. z. klin. Chirurg. Bd. 130, S. 536. 1924.

Eichel: Über intraperitoneale Kochsalzinfusionen. Arch. f. klin. Chirurg. Bd. 58, S. 105. 1899.

Eick: Schädigungen der Haut nach subcutaner Infusion von Salzlösungen. Dtsch. Zeitschr. f. Chir. Bd. 185, S. 410. 1924. — Ders.: Über Dauertropfinfusion. Zentralbl. f. Chir. Jg. 51, Nr. 44, S. 2444. 1924. — Ders.: Intravenöse Dauertropfinfusion. Ebenda Jg. 51, Nr. 47, S. 2575. 1924. — Ders.: Weitere Erfahrungen mit intravenöser Dauertropfinfusion. Ebenda Jg. 52, Nr. 44, S. 2466. 1925.

Einhorn: Die Methoden der künstlichen Ernährung, insbesondere die Indikation und Technik der Duodenal- und Rektalernährung. Samml. v. Abh. d. Verd.- u. Stoffwechselkrankh. Bd. 7, H. 5.

Fecht: Wäßrige Normosalkampferlösung zur intravenösen Injektion. Dtsch. med. Wochenschr. Jg. 49, Nr. 16, S. 521. 1923.

Fischer: Eine verbesserte Rekordspritze. Münch. med. Wochenschr. Jg. 68, Nr. 18, S. 567. 1921.

Fischer, Bernh.: Über intravenöse Injektion von Kampferöl. Berlin. klin. Wochenschr. Jg. 58, Nr. 31, S. 869. 1921.

Friedemann: Intravenöse Dauertropfinfusion. Zentralbl. f. Chir. Jg. 48, S. 114, 144 und 575. 1924.

Handovsky: Eine einfache Methode, große Kampfermengen intravenös zu injizieren. Klin. Wochenschr. Jg. 2, Nr. 23, S. 1099. 1923.

Hart: Über die Sterilisierbarkeit der Injektionsspritzen. Med. Klin. Jg. 17, Nr. 22, S. 652. 1921.

Hartwich: Über histologische Befunde bei subkutanen medikamentösen Injektionen. Virchows Arch. f. pathol. Anat. u. Physiol. Bd. 240, S. 249.

Hecht und Langer: Über die Resorption von medikamentösen Klysmen bei Kindern. Zeitschr. f. d. ges. exp. Med. Bd. 30, S. 168. 1922.

Heinrichsen: Einspritzungen von Kampferöl unter die Haut. Münch. med. Wochenschr. Jg. 68, Nr. 19, S. 585. 1921.

Kaiser, Fr. J.: Die properitoneale Infusion. Ebenda Jg. 70, Nr. 22, S. 761. 1923.

Köhler: Eine Schutzfärbung giftiger Alkaloide, insbesondere des Kokains zur Verhinderung des Abusus und von Verwechslungen. Zentralbl. f. Chirurg. Jg. 49, Nr. 46, S. 1717. 1922.

Kutscha-Lissberg: Über den Einfluß hypertonischer Traubenzuckerlösungen auf die Ätherbetäubung. Münch. med. Wochenschr. Jg. 71, Nr. 2, S. 44. 1294.

Leege und Schmidt: Eine neue Staubinde. Dtsch. med. Wochenschr. Jg. 48, Nr. 48, S. 1615. 1922.

Nicod: Pseudo-tumeurs sous-coutanées consécutives à des injections médicamenteuses de quinine et d'huile camphrée. Rev. méd. de la Suisse romande. Bd. 44, H. 1. 1924; Zo. 27, 324.

Oehlecker: Technische Einzelheiten meiner Methode der direkten Bluttransfusion von Vene zu Vene. (Zugleich ein Beitrag über das Verhalten der Vene in der Ellenbeuge.) Dtsch. Zeitschr. f. Chirurg. Bd. 165, S. 397. 1924.

Pust: Ein warmhaltender regulierbarer Infusionsapparat. Münch. med. Wochenschr. Jg. 69, Nr. 17, S. 633. 1922.

Rohr: Zur Technik der Blutentnahme für Wassermannsche Reaktion bei Säuglingen. Dtsch. med. Wochenschr. Jg. 48, Nr. 47, S. 1579. 1922.

Rothschild, M. und H.: Eine neue Glasspritze für intravenöse Injektionen. Münch. med. Wochenschr. Jg. 71, Nr. 28, S. 945. 1924.

Ruef: Über klinische Erfahrungen mit Cardiazol. Klin. Wochenschr. Jg. 4, Nr. 35, S. 1680. 1925.

Sack, W. Th.: Vorbehandlung mit Coffein bei der Salvarsanbehandlung der zentralen Nervenlues. Münch. med. Wochenschr. Jg. 60, Nr. 24, S. 889. 1922.

Schelenz: Zur Geschichte der subcutanen Injektion. Med. Klinik Jg. 17, Nr. 51, S. 1570. 1921.
Schmidt, K. F., Hildebrandt, F. und Krehl, L.: Über Cardiazol. Klin. Wochenschr. Jg. 4, Nr. 35, S. 1678. 1925.
Schmiz: Die Erfindung der subcutanen Injektion. Dtsch. med. Wochenschr. Jg. 49, Nr. 22, S. 733. 1923. (Niederrhein. Ges. f. Naturw. u. Heilk., Bonn, 12. III. 1923.)
Steinhardt: Blutentnahme bei Säuglingen. Dtsch. med. Wochenschr. Jg. 48, Nr. 31, S. 1046. 1922.
Strauss, H.: Zur Technik der Pleurapunktion und intravenösen Injektion. Zeitschr. f. ärztl. Fortbild. Bd. 20, Nr. 1. 1923.
Stümpke: Über Afenil als Prophylaktikum gegen gewisse Salvarsanschäden. Münch. med. Wochenschr. Jg. 71, Nr. 3, S. 69. 1924.
Stursberg: Technik der wichtigen Eingriffe in der Behandlung innerer Krankheiten. Bonn: A. Marcus und E. Weber 1923.
Unger und Heuss: Über intravenöse Dauerinfusion. Therapie d. Gegenw. Jg. 64, Nr. 1. 1923.
Volkmann, Joh.: Zur peristaltikanregenden Wirkung des Glyzerins. Zentralbl. f. Chirurg. Jg. 50, Nr. 48/49, S. 1769. 1923.
Weidmann: The danger of liquid petroleum in parenteral injections. Journ. of the Americ. med. assoc. Bd. 80, Nr. 24. 1923; Zo. 24, 193.
Zimmermann: Hexeton zur Prophylaxe postoperativer Pneumonien. Zentralbl. f. Chirurg. Jg. 51, Nr. 48, S. 2644. 1924.

8. Operationssaal.

Auf den Bau und die Einrichtung eines Operationssaales brauche ich hier wohl nicht einzugehen. Man findet ihn in jeder Klinik vor und muß sich meist mit den vorhandenen, vielleicht manchmal nicht ganz den persönlichen Bedürfnissen zusagenden Verhältnissen zufrieden geben. Es sei nur betont, daß der Operationssaal wirklich nur zum Operieren da sein und nicht auch als Auditorium, Aufenthalts- und Unterhaltungsraum oder zur Einleitung der Narkose dienen soll. Vorbildlich in dieser Beziehung ist der Operationsbau des Krankenstiftes in Zwickau, wo jeder Eingriff in einem besonders abgeteilten Raum stattfindet, der hinten nach dem gemeinsamen verbindenden Mittelsaal offen ist. Nach meinen Beobachtungen scheint auch die Befürchtung Kirschners, daß der Luftraum der Kabinen zu klein sein könnte, nicht begründet, da ja bei der Vielzahl an Operationsräumen der einzelne täglich nur zu verhältnismäßig wenigen Eingriffen — und von diesen wird nur etwa die Hälfte in Narkose gemacht — gebraucht wird.

Am besten ist es, wenn die Narkose in einem Vorzimmer eingeleitet wird. Jede unnötige Schwängerung der Luft mit Chloräthyl-, Äther- oder Chloroformdämpfen ist zu vermeiden. Zu deren Beseitigung haben Kelling, Perthes u. a. Apparate angegeben, mit deren Hilfe die Narkosedämpfe vom Patienten abgesaugt und nach außen geführt werden. Zur Kühlung für den Operateur hat Kirschner einen Ventilator in der Nähe stehen. Weiter wird durch Einleitung der Betäubung in einem besonderen Raum zugleich die Belästigung und Störung durch einen im Erregungszustand befindlichen Patienten beseitigt, die auch auf die anderen Kranken einen abschreckenden Eindruck macht. Vielmehr muß im Operationssaal völlige Ruhe herrschen. Es ist bedauerlich, wie immer noch mit den Nerven und Kräften der Chirurgen und Gynäkologen Raubbau getrieben wird. Ich weise nur auf das ganz unnötige

Stehen beim Waschen und bei vielen Eingriffen hin, die ebensogut im Sitzen ausgeführt werden könnten. LAQUA hat Untersuchungen an den im Operationssaal beschäftigten Personen nach fünfstündiger Dauer angestellt und dabei gefunden, daß in 86 vH. ein Sinken des maximalen Blutdruckes um durchschnittlich 11 mm Hg und des minimalen Druckes in 72 vH. um durchschnittlich 8 mm Hg im Vergleich zu operationsfreien Tagen zu beobachten war. Äther wurde aus Blut und Ausatmungsluft in spätestens sechs Stunden ausgeschieden, wonach allerdings zum mindesten mit einer Hämolyse oder Leberschädigung nicht zu rechnen wäre. GRAMÉN hatte dagegen eine merkliche Abnahme der roten Blutkörperchen festgestellt.

Daß der Operationssaal nicht zu heiß ist, scheint mir von Bedeutung zu sein. Zwar verhütet eine hohe Außentemperatur eine stärkere Abkühlung des Patienten, sie vermehrt aber auch die Gefahr, daß sich der Kranke beim Zu- und Abtransport durch einen großen Temperaturunterschied erkältet, und sie wirkt nach ALLEN blutdruckerhöhend. Als mittlere Wärme wird im allgemeinen etwa 22—25° angegeben. ROWLANDS hält 24° für das Beste. Trotzdem muß aber für eine genügende Lüftung gesorgt sein. Wenn wir auch der Luftinfektion nicht mehr den Wert beimessen, wie das früher geschah, so sollen sich doch nur möglichst wenig Personen im Operationssaal aufhalten, und vor allem ist ein ständiges Kommen und Gehen zu vermeiden. Von Belang sind hier Versuche von SCHWAB, der in einem gereinigten und gut gelüfteten Operationssaal eine Agarplatte offen $^1/_2$ Stunde aufstellte und nur 6—8 Luftkeime wachsen sah. Nach längerem Aufenthalt mehrerer Personen und erneutem Aufstellen einer Agarplatte neben einer Laparotomie stieg die Zahl der Keime, unter denen sich auch Streptokokken fanden, beträchtlich an.

Beleuchtung. Wichtig ist weiterhin die Frage der Beleuchtung, für die möglichst gleichmäßige, gelblichweiße, wenig Hitze ausstrahlende Lichtquellen das wünschenswerteste darstellen. DRÜNER, GONTERMANN, NEVERMANN, v. SCHUBERT u. a. haben noch in letzter Zeit darüber Mitteilungen gemacht und die Forderung aufgestellt, daß bei künstlicher Beleuchtung der Einfall des Tageslichts nicht behindert sein darf, daß keine Verstaubungsgefahr bestehen soll und die Lampen ohne Verschiebung in Betrieb gesetzt werden können. Neue Ansichten vertritt HELLER auf Grund eigener Untersuchungen. Er hält für Bauchoperationen ein volles Oberlicht nicht für nötig; eine Abschrägung des Daches genügt meist völlig, während für Eingriffe in Steinschnittlage überhaupt nur Seitenlicht wünschenswert ist. Als Wandanstrich und als Farbe für die Operationstücher ist ein nicht zu dunkles Blau am angenehmsten, während von CARREL und OPPEL sogar schwarz als Komplementärfarbe zu weiß benutzt wird. Auf alle Einzelheiten der beachtenswerten Mitteilung kann ich hier nicht näher eingehen. Zu ähnlichen Ansichten kommt auch FLAGG. KÖNIG hat bereits 1903 in Altona ein dunkles Grau und 1920 in Marburg eine taubengraue Farbe für seine Operationssäle gewählt.

Wenn ich noch erwähne, daß man eigentlich für jeden Operations- und Hörsaal, zum mindesten aber für aseptische und septische Räume, gesonderte Untersuchungsinstrumente wie Höhrrohr, Perkussionshammer, Plessimeter, Maßband, Tasterzirkel, Winkelmesser, Taschenlampe, Abbindungsschlauch usw. haben und sie regelmäßig desinfizieren sollte, so wäre das Wichtigste hierzu gesagt. Gerade auf die Keimübertragungsmöglichkeiten durch diese und ähnliche Instrumente hat PAYR neuerdings wieder aufmerksam gemacht.

Etwas ganz anderes ist es, wenn man für einen dringlichen Eingriff ein Zimmer im Privathaus zu einem Operationsraum umwandeln und einrichten will, wie wir das so oft im Felde zu tun gezwungen waren und wie es in der Landpraxis öfters nötig ist. Da sind natürlich andere Gesichtspunkte maßgebend als in der Klinik. Man suche sich ein helles, aber auch der unmittelbaren Sonnenbestrahlung nicht allzu stark ausgesetztes Zimmer und wähle im allgemeinen nicht das Schlafzimmer, das vielmehr zur Aufnahme des operierten Kranken bereit gehalten wird. Alle unnötigen Möbelstücke und Staubfänger wie Teppiche, Vorhänge usw. werden entfernt. Nahe den Fenstern wird ein länglicher Tisch, der auch aus zwei kleineren Tischen zusammengesetzt werden kann, aufgestellt. Sind die Tische nicht ganz gleich hoch, so schadet das nichts; im Gegenteil kann man dadurch manchmal ganz gut eine geringe Abknickung des Körpers und eine besondere, den Eingriff erleichternde Lagerung herstellen. Sonst muß man Rollen, Kissen usw. bereit halten. Auf den Tisch kommen eine oder zwei zusammengelegte Kamelhaardecken, damit der Kranke nicht zu hart liegt, und darüber ein wasserdichter Stoff oder ein Wachstuch, wie es in vielen Familien in Gebrauch ist. Ein weiterer Tisch wird zum Auflegen der Instrumente frei gelassen, während auf Stühlen oder einer Kommode zwei Waschgefäße Platz finden. In großen Krügen steht heißes und kaltes Wasser bereit, daneben mindestens zwei genügend große Eimer zum Ausgießen des schmutzigen Wassers und zur Aufnahme der gebrauchten Tupfer sowie anderer Abfälle.

Literatur.

BERTHOLD: Der chirurgische Operationssaal. Berlin: Julius Springer 1921.

DRÜNER: Über Operationssaalbeleuchtung. Zentralbl. f. Chirurg. Jg. 50, Nr. 13, S. 516. 1923.

FLAGG: A scientific basis for the use of color in the operating room. Med. hosp. Bd. 22, S. 558. 1924; Zo. 30, 354.

GONTERMANN: Über die Operationssaalbeleuchtung nach v. SCHUBERT. Zentralbl. f. Chirurg. Jg. 53, Nr. 13, S. 727. 1926.

HELLER: Über Licht und Sehen im Operationssaal. Bruns' Beitr. z. klin. Chirurg. Bd. 134, S. 483. 1925 und Zentralbl. f. Chirurg. Jg. 52, Nr. 41, S. 2328. 1925.

KELLING: Zur Beseitigung der Narkosedämpfe aus dem Operationssaal. Zentralbl. f. Chirurg. Jg. 52, Nr. 29, S. 1586. 1925.

KIRSCHNER: Zur Hygiene des Operationssaales. Ebenda Jg. 52, Nr. 39, S. 2162. 1925.

KÖNIG, FRITZ: Beleuchtungsverbesserungen im Operationssaal. Ebenda Jg. 53, Nr. 13, S. 770. 1926.

LAQUA: Physiologische Untersuchungen an Operateuren nach lange dauernden Operationstagen. Arch. f. klin. Chir. Bd. 126, S. 217. 1922.

LEDDERHOSE: Chirurgische Ratschläge für den Praktiker: Operationssaal im Privathause. Dtsch. med. Wochenschr. Jg. 47, Nr. 41, S. 1233. 1921.

NEVERMANN: Zur Beleuchtung gynäkologischer Operationssäle. Zentralbl. f. Gynäkol. Jg. 46, Nr. 45. S. 1818. 1922.

PAYR: Über einige wenig beachtete Fehler in der Asepsis. Zentralbl. f. Chirurg.
    Jg. 50, Nr. 43, S. 1601. 1923.
PERTHES: Schutz der am Operationstisch Beschäftigten vor Schädigung durch
    die Narkosengase. Ebenda Jg. 52, Nr. 16, S. 852. 1925.
ROWLANDS: The hot operation theatre. Lancet Bd. 203, Nr. 6; Zo. 19, 401.
VON SCHUBERT: Über Operationssaalbeleuchtung. Zentralbl. f. Gynäkol. Jg. 46,
    Nr. 36, S. 1437. 1922.

9. Instrumente, Wäsche, Verbandmaterial.

Die Instrumenta soltu han,
Ee dich dess schnidts solt vnderstan.
Caspar Stromayr.

Die Instrumente sind nach dem letzten Gebrauch in eine flache Schale gelegt und mit einer kräftigen Bürste gründlich von allen anhaftenden Bestandteilen gereinigt worden. Dann wurden sie ausgekocht, geputzt, geölt, wenn nötig, und in den Schrank gelegt. Vor einer Operation werden sie einfach 10 Minuten lang in Wasser gekocht, dem auf 1 l etwa 1 Eßlöffel Soda zugesetzt ist. Nur die Spritzen, die für Injektionen benutzt werden, sterilisiert man am besten in sodafreiem Wasser oder spült sie jedenfalls nachher noch mit physiologischer Kochsalzlösung durch. Wir haben deshalb neben dem großen Instrumentenkocher einen kleinen für die Spritzen stehen. Auch DREESMANNsche Glasrohre können ausgekocht werden; ebenso weicher Gummi, der es aber bei häufiger Wiederholung nicht gut verträgt; er weitet sich, so daß dann z. B. Glaszwischenstücke auf einen Infusionsschlauch nicht mehr passen. Man legt deshalb Gummirohre besser in 3proz. Karbolsäure ein oder macht sie durch eine rasche Desinfektion in Sublimat keimfrei. Doch sollen sie dann vor der Benutzung stets erst mit steriler physiologischer Kochsalzlösung abgespült werden, was besonders auch für die Katheter gilt, weil Sublimat durch die Harnröhrenschleimhaut aufgenommen werden und zu Reiz- oder Vergiftungserscheinungen führen kann.

In dem Kocher liegen die Instrumente auf einem durchlöcherten Korb oder Sieb und werden mit diesem vermittelst Haken herausgehoben. (Die Haken stecken bei Nichtgebrauch in einem mit 3proz. Karbolwasser gefüllten Glas.) Man läßt das heiße Wasser abtropfen, kann auch zur schnelleren Abkühlung kalte physiologische Kochsalzlösung darübergießen und legt nun die Instrumente auf den bereits keimfrei abgedeckten Tisch. Will man auswärts operieren, so werden sie in sterile Tücher doppelt eingewickelt, auch in einzelne Pakete so verpackt, daß die jeweils zusammengehörigen Dinge beieinander liegen. Eine sehr praktische Anordnung dazu, die auch als Merkblatt zu beziehen ist, gibt ZANDER. Vor Beginn des Eingriffs werden die Instrumente in einer möglichst immer gleichbleibenden Anordnung so aufgelegt, daß die häufig gebrauchten Sachen bequem zur Hand liegen. Genaue Vorschriften lassen sich darüber nicht machen, da sich jeder instrumentierende Arzt und jede Operationsschwester auf ein persönliches Schema eingestellt haben.

Welche Instrumente zu den einzelnen Eingriffen nötig sind, ist genau vorher zu bestimmen. Jeder Operateur hat seine eigenen Wünsche.

Die Mehrzahl der Eingriffe ist aber mit verhältnismäßig wenig Instrumenten ausführbar. Nicht im großen, meist unnötigen Aufwand, sondern in der Beschränkung zeigt sich der Meister! Am Ende der einzelnen Abschnitte dieses Buches sind die jeweils wünschenswerten Instrumente aufgezählt. Hier sollen nur noch die zwei großen Hauptgruppen' der Weichteil- und der Knochenoperationen besprochen werden.

a) Weichteilinstrumente.

Messer von verschiedener Größe und Bauchung der Schneide;

Scheren, gerade und gebogene (COOPERsche Schere), mit spitzen und mit stumpfen Enden;

chirurgische und anatomische Pinzetten, erstere mit einer verschiedenen Anzahl von Zähnen (um feinere oder gröbere Gewebe zu fassen);

Haken: scharf, ein- oder mehrzinkig (um die Haut zurückzuhalten), halb oder ganz stumpf (für die tieferen Schichten und die Muskulatur);

biegbare Sonde, geknöpfte Sonde, Myrtenblattsonde; ähnlich sind die KOCHERsche Hohlsonde und ihre Nachbildungen gebaut;

DESCHAMPSsche Unterbindungsnadel;

Gefäßschieber nach v. BERGMANN (zum Fassen der Gefäße);

Gefäßklemmen nach KÖBERLE, KOCHER, PEAN u. a.;

scharfe Löffel nach RICH. v. VOLKMANN zum Auskratzen von Fistelgängen, Knochenhöhlen usw.;

Nadelhalter nach der Gewohnheit des jeweiligen Operateurs; gebogene scharfe oder runde Nadeln verschiedener Größe und mit verschiedenem Krümmungsdurchmesser (für die tieferen Schichten fast halbkreisförmig, für die Haut ungefähr vom Durchmesser eines Drittelkreises); gerade oder vorn schlittenförmig aufgebogene Nadeln (zur fortlaufenden Naht);

Hautklammern nach v. HERFF, MICHEL oder GLASS (als Ersatz für die Hautnaht);

Seide, Zwirn und Catgut verschiedener Stärke.

b) Knocheninstrumente.

Breite und feste Messer;

Raspatorium (zum Abschieben der Beinhaut);

Elevatorium (zum Zurückhalten der Beinhaut);

Meißel mit gerader und gebogener Schneide, ein- oder zweiseitig geschliffen; messerscharf nach PAYR; beiderseits mit abgerundeten Ecken nach HAGELUND (um Splitterungen und Verletzungen der Weichteile zu vermeiden);

Hammer aus Metall oder Holz; letzterer ist schwerer ganz sicher zu sterilisieren;

Sägen: Blattsäge mit verstellbarem Blatt, Stichsäge, GIGLIsche Drahtsäge (mit zugehörigem deschampsartigen Führungsinstrument, um den Draht unter dem Knochen durchzuziehen);

Weichteilschützer; er besteht aus einer in der Mitte geteilten und dort je eine halbrunde Öffnung zeigenden Metallplatte, die in einem Gelenk auseinandergeklappt, um den Knochen gelegt und dann wieder geschlossen wird, um die Weichteile beim Sägen zurückzuhalten;

Listonsche Knochenschere;

Knochenfaßzange;

Spannzange nach Borchardt, Demel oder Kirschner;

Draht aus Aluminiumbronze, rostfreiem Stahl, Klaviersaitendraht;

Lötgerät nach Kirchner;

scharfe Kneifzange.

Die gesamte Wäsche wird, in Trommeln verpackt, mit dem Dampfsterilisator keimfrei gemacht, ebenso das Verbandmaterial.

Die Sterilisierung der Gummihandschuhe erfolgt in trockener Hitze nach vorhergehender gründlicher Abwaschung, Trocknung und Einpuderung. Die Zwirnhandschuhe werden mit der Wäsche sterilisiert und können innen mit Speckstein zur Erleichterung des Anziehens bestreut werden.

Literatur.

Berthold: Der chirurgische Operationssaal. Berlin: Julius Springer 1921.

Demel: Zur Technik der Knochennaht. Zentralbl. f. Chirurg. Jg. 52, Nr. 2, S. 71. 1925.

Glass: Mehrzähnige Hautwundklammern. Ebenda Jg. 51, Nr. 7, S. 276. 1924.

Kirschner: Zur Technik der Knochennaht. Arch. f. klin. Chir. Bd. 121, S. 635. 1922. (Verhandl. d. 46. Tagung d. dtsch. Ges. f. Chir.) — Ders.: Zur Technik der Knochennaht. Zentralbl. f. Chirurg. Jg. 52, Nr. 16, S. 849. 1925.

10. Nahtmaterial.

Als Nahtmaterial kommen in erster Linie Seide, Zwirn, Catgut, seltener Draht, Silkworm oder Pferdehaare in Betracht.

Die Sterilisierung der Seide geschieht nach je zweistündigem Entfetten in Äther und in Alkohol durch einfaches 10 Minuten langes Auskochen in 1 promill. Sublimatlösung (Kocher), dann wird die auf Rollen gespannte Seide in 96proz. Alkohol aufbewahrt.

Auf die gleiche Weise wird Zwirn behandelt, nur daß hier die Entfettung wegfällt. Dafür empfiehlt sich eine Imprägnierung mit Zelloidin (H. Braun), um einen nicht quellenden, gleichmäßigen Faden zu erhalten.

Catgut kann man sehr wohl nach Braun oder Kuhn völlig keimfrei beziehen. Wir sterilisieren es nach Claudius so, wie es präpariert aus der Fabrik kommt, in 1proz. wäßriger Jodjodkaliumlösung (1 : 1 : 100) und zwar die Stärken 000—0 24 Stunden, I 36, II 48 und III 72 Stunden lang, dann wird das Catgut in 80proz. Alkohol eingelegt.

Draht kocht man mit den übrigen Instrumenten aus.

Andere Verfahren finden sich bei Braun und Lexer angegeben. Kurz sei nur noch der Vorschlag Issachanoffs erwähnt, der mit einer einzigen Lösung alles sterilisieren will und dieses Verfahren deshalb besonders für den Landarzt empfiehlt. Er nimmt statt der Jodtinktur eine 1proz. alkoholische Jodlösung, in die das Nahtmaterial 10 Minuten vor der Operation kommt, und legt es anschließend noch in eine 0,25proz. Jodglyzerin-Alkohollösung.

Literatur.

BRAUN: Allgemeine Operationslehre. In: BIER, BRAUN, KÜMMELL: Chirurgische
  Operationslehre. Bd. 1. 4. Aufl. Leipzig: J. A. Barth 1922.
ISSACHANOFF: Zur Frage der Sterilisation der Hände, Instrumente, des Opera-
  tionsfeldes und Verbandmaterials in der Landpraxis mittels schwacher
  alkoholischer Jodlösungen. Wratschebnoje djelo Jg. 7, Nr. 4; Zo. 28, 449.
LEXER: Allgemeine Chirurgie. Bd. 1. 9. Aufl. Stuttgart: F. Enke 1924.

11. Lagerung.

Als die normale Lagerung muß die horizontale Rückenlage angesehen werden. Der Kranke liegt auf dem nicht allzustark gepolsterten
Operationstisch mit einer flachen Halbrolle unter dem Nacken. Ein
fester breiter Gurt zieht unter dem Gesäß des Patienten durch und
unten um die Platte des Tisches herum, wo er mit einer Schnalle fest
angezogen wird. Er trägt beiderseits zwei Schlaufen für die Hände.
Dicht oberhalb des Handgelenkes werden die Unterarme mit Zellstoff
knapp gepolstert und darüber die Schnalle der Schlaufen befestigt, so daß
die Hände nicht herausrutschen können, aber andererseits auch keine
Lähmung eintreten kann. Um beide Oberarme kommt ein flaches
rechteckiges Kissen von der Größe 25 : 25 cm, das in einer Hülle von
wasserdichtem Stoff einige Lagen Watte enthält. Diese müssen durch
diagonale Nähte vor Verschiebung geschützt sein. An zwei gegenüber-
liegenden Seiten sind je zwei Bänder angebracht, die über dem in dem
Kissen ruhenden Arm geknotet werden. So hat man einen guten Schutz
vor Nervenlähmungen. Natürlich darf der Arm trotzdem nicht
über die Kante des Operationstisches herunterhängen, weil es doch
noch zu Radialislähmung kommen kann. Auch sollen sich Operateur
und Assistenten vor zu starkem, oft unbewußtem Anlehnen an den
Patienten hüten.

Auch der Plexus brachialis kann durch Druck des Schlüsselbeins
und der ersten Rippe oder des Humeruskopfes geschädigt werden. Dies
tritt bei Beckenhochlagerung dann ein, wenn der Arm aus irgendeinem
Grunde nicht mehr seitlich liegen bleibt, sondern zum Fühlen des Pulses
oder dergleichen stark abduziert wird.

An den unteren Gliedmaßen kommt es seltener zu Lähmungen
und dann ist meistens der Nervus peroneus betroffen, der hier eine
ähnliche Rolle spielt wie am Arm der Speichennerv und nach allzufester
Einschnallung in den Beinhalter und bei gleichzeitiger Beckenhochlagerung gedrückt werden kann. Nach MADLENER werden in vier
Fünftel aller Fälle die Lähmungen bei Laparotomien beobachtet, weil
einmal hier die Narkose länger dauert und zweitens die Beckenhochlagerung besonders leicht schadet.

Von großer Wichtigkeit ist die Lagerung der Kranken bzw. der
betreffenden Gliedmaßen bei Knochenoperationen. Es muß ein
elastischer, nicht zu weicher, aber auch nicht zu fester Widerstand
vorhanden sein, der bisher meist durch Unterlegen eines Sandsackes
hergestellt wurde. Das entspricht natürlich in keiner Weise den Anforderungen der Asepsis, da es schon vorgekommen ist, daß der Meißel
abrutschte und unbewußt zur Infektion führte. Es ist deshalb zu be-

grüßen, daß FOHL ein Kork-Zinkleim-Lagerungskissen hergestellt hat, das staubfrei ist und mit nahtlos verklebtem Gummistoff überzogen wird, so daß eine gute Reinigungsmöglichkeit mit antiseptischen Lösungen gewährleistet ist (Werkstätten für Orthopädie, Leipzig, Albertstraße 13).

Die Beckenhochlagerung nach FRIEDRICH TRENDELENBURG (1890) soll, wenn nicht besondere Gründe vorliegen, nicht übertrieben werden; eine Neigung von 45° gegen die Horizontale dürfte im allgemeinen genügen. Es ist zu beachten, daß der Chirurg gewohnt ist, rechts vom Kranken zu stehen, der Gynäkologe meist links, seinem Tätigkeitsbereich entsprechend. Bei Eingriffen im kleinen Becken wie der abdominalen Radikaloperation des Mastdarmkrebses stellt sich demnach der Chirurg auch besser an die linke Seite.

Die Beckenhochlagerung hat, was leider meist nicht hinreichend bedacht wird, auch gewisse Nachteile und sogar Gefahren, die vor allem in der Belastung des Kreislaufes und der Atmung (KRASKE) liegen. Besonders Leute mit nicht voll leistungsfähigem Herzen sind manchmal der plötzlichen Blutfülle, zumal wenn der Lagerungswechsel zu rasch erfolgt, nicht gewachsen und werden blau, da die Lüftung der Lungen durch die Hochdrängung des Zwerchfells herabgesetzt ist (FRANZ). Man muß dann selbstverständlich wieder einen Ausgleich schaffen. Es sei in diesem Zusammenhang auch der seltene Fall von SCHAUTA erwähnt, der eine Achsendrehung des Darmes beobachtete, die sich nach Schluß des Bauches nicht wieder zurückverlegt haben soll. Deshalb wird vor der Naht der Bauchdecken ein Zurückbringen des Kranken aus der Beckenhochlagerung gefordert. Andererseits muß aber bemerkt werden, daß z. B. für die Schließung von Bruchpforten die Beckenhochlagerung gerade von großem Vorteil ist, weil dabei die Darmschlingen nicht so stark andrängen. Für den Lagewechsel ist eine Schulterstütze empfehlenswert, die noch durch ein Fußbrett vervollständigt wird, so daß man beliebig Fuß oder Kopf hochstellen kann, ohne eine Verschiebung des Kranken befürchten zu müssen.

Diesen beiden wichtigsten Lagerungen gegenüber treten alle anderen weit zurück. Die Knieellenbogenlage ist eigentlich nur für die Mastdarmspiegelung und Untersuchungen, in erster Linie gynäkologischer Art, von Bedeutung, weniger für operative Eingriffe (Hämorrhoiden u. dgl.).

Schwierig ist es manchmal, eine gute Bauchlage herzustellen, bei der die Atmung genügend frei bleibt. Besonderer Wert ist bei ihr darauf zu legen, daß der untere Teil des Brustkorbes mit dem Rippenbogenrand nicht zu stark zusammengepreßt wird, sondern ohne Polsterung bleibt. Unter den oberen Abschnitt des Brustbeines und unter das Schlüsselbein wird ein nicht zu hartes Kissen geschoben. Bei Frauen dürfen die Brüste nicht zu sehr gedrückt werden, man lagert sie nach unten von den eben erwähnten Polstern. Der Kopf wird am besten auf die Seite gedreht, was bei Narkose meist unbedingt nötig ist, wenn man nicht mit einem Apparat arbeitet, der auch eine Zuführung unmittelbar von unten gestattet. Die Einleitung der Narkose kann man

sich dadurch erleichtern, daß man in Rückenlage beginnt und erst nach
Erreichung des Toleranzstadiums den Kranken umdreht. Bei Eingriffen
in örtlicher Betäubung, bei der der Patient den Kopf (Hinterhaupts-
operationen!) gerade halten muß, empfiehlt es sich, unter den Brustkorb
breite Kissen, etwa 20 cm hoch und mit dem Schlüsselbein abschließend,
zu legen, dann den Kopf stark nach unten abzubiegen und unter die
Stirn noch ein flaches Kissen zu schieben, damit die Nase nicht gedrückt
wird und die Atmung frei bleibt. CUSHING hat für seine Kleinhirnfrei-
legungen eine Einrichtung getroffen, bei der der Kopf auf einem besonderen Gestell frei vom Oberteil des Operationstisches hinausragt und mit
Hilfe eines Apparates eine leichte Führung der Narkose ermöglicht wird.

Für Schädeloperationen und andere Eingriffe am sitzenden Patienten
habe ich, um ein Abgleiten des Kranken zu verhüten, einen Sattel angegeben. Er besteht im Modell aus einem schmalen Holzbrett, das seitlich am Operationstisch befestigt wird. In der Mitte erhebt sich, auf
der einen Seite etwas abgeschrägt, ein gepolsterter Zapfen. Dieser Sattel
wird unter die Oberschenkel so geschoben, daß der Zapfen zwischen
die Beine zu liegen kommt und einen Widerhalt gibt. Über Druck
auf die Harnröhre wurde nie geklagt.

Eine besondere Form der Bauchlage ist die VOELCKERsche, die
für Eingriffe an der Vorsteherdrüse, am After und Mastdarm vorgeschlagen wurde und manche Vorteile bietet. Das Verfahren wird im
zweiten Teil, Abschnitt F, 4 eingehender beschrieben werden.

Gewissermaßen das Gegenstück ist die Steinschnittlage, bei der
der Kranke auf dem Rücken liegt, während die Beine am unteren Rande
des Tisches stark im Hüftgelenk gebeugt sind und mit den ebenfalls
gebeugten Knien in Beinhaltern stecken. Als Ersatz für die Beinhalter
kann man sich in der Landpraxis dadurch helfen, daß man in die Kniebeugen einen kräftigen Stab legt, der beiderseits durch einen um den Hals
des Patienten geschlungenen Gurt nach oben gezogen wird. So gewinnt
man guten Zugang vor allem zur Prostata (bei dem perinealen Vorgehen
nach WILMS oder YOUNG), zum fixierten Teil der Harnröhre und zum After.

Die für die einzelnen Operationen am Brustkorb stark wech-
selnden Lagerungen werden später noch gesondert besprochen werden.

12. Keimfreimachung.

a) Operationsfeld.

Bei der Vorbereitung des Operationsfeldes muß man unterscheiden
zwischen der Versorgung von zufällig gesetzten und von operativ
zu setzenden Wunden; wir gehen in beiden Fällen verschieden vor
und besprechen die zuletzt genannte Möglichkeit zuerst.

α) **Regelrechte Vorbereitung vor Operationen. Hautpflege.** Oft
kann man gar nicht ohne weiteres an einen aseptischen Eingriff denken,
wenn das Operationsfeld z. B. mit irgendeinem Ausschlag behaftet
ist. Dieser muß vorher beseitigt werden. Dazu kann man grundsätzlich
sagen, daß nässende Ekzeme mit austrocknenden Mitteln wie Pudern,
Pasten usw. zu behandeln sind, trockene, schuppende dagegen mit
öligen Arzneien.

Im Einzelfall empfiehlt es sich, den Facharzt zu Rate zu ziehen.

Besondere Sorgfalt wendet man der Untersuchung der behaarten Stellen zu, dann aber auch dem Nabel, den man, wenn eine Bauchoperation beabsichtigt ist, unter völligem Hervorziehen genau auch in seinen tiefsten Schlupfwinkeln betrachtet, ob sich nicht eine nässende Stelle oder zum mindesten festsitzende Schmutzschorfe finden. Es ist ja bekannt, daß beim Baden und Waschen selbst die reinlichsten und saubersten Mädchen und Frauen oft dem Nabel nur wenig Aufmerksamkeit schenken. Seine Vorbehandlung muß schon frühzeitig beginnen, da er sonst bei zu scharfem, überstürztem Scheuern zu guter Letzt wund werden kann, wenn er es vorher vielleicht gar nicht war, und so die primäre Heilung erschwert. Kurz vor der Operation kann er mit Jodbenzin ausgewaschen werden. PAYR empfiehlt, ihn mit Mastisol auszugießen, die überschüssige Menge abzutupfen und sterile Bolus alba aufzustreuen.

Vorbereitung. Die eigentliche Keimfreimachung der Haut beginnt damit, daß am Tage vor dem Eingriff das Operationsfeld rasiert wird, wie das schon früher geschildert wurde; dann wird ein Bad verabreicht und der Patient mit frischer Wäsche bekleidet. Die von mancher Seite vorgeschlagenen Umschläge mit Sublimat und ähnlichen Desinfizientien während der folgenden Nacht halte ich nicht für nötig. Doch ist manchmal ein gelindes Einpudern der Haut mit sterilem Puder für die Kranken angenehm. Eine allzueifrige, wenn auch gut gemeinte Behandlung des Operationsfeldes ist eher von Schaden als von Nutzen. Ganz besonders ungünstig ist allzuviel Feuchtigkeit, wodurch die Haut stark erweicht wird. Dann wird sie so, wie es GROSSICH schon seinerzeit für den Jodanstrich fürchtete: zur Keimfreimachung untauglich. Es ist deshalb, wenn man es doch einmal mit feuchter Haut, vielleicht in der Achselhöhle, am Damm und Hodensack oder in der Afterspalte zu tun hat, von SALKINDSOHN vorgeschlagen worden, die Haut mit dem Föhn auszutrocknen. Die Luft kann man noch durch einen vor die Öffnung des Föhns gelegten Wattebausch keimfrei machen. Diese Austrocknung geschieht am besten erst, wenn die Haut schon mit Benzin oder Äther entfettet ist.

Dann ist sie zur Desinfektion vorbereitet, jedoch wartet man, wenn man nicht in örtlicher Betäubung operiert, bis zur Einleitung der Narkose, um den Patienten nicht unnötig aufzuregen und aus seinem Vorschlaf zu erwecken. Eine Verlängerung der Narkose in wesentlichem Umfang (NEUHÄUSER) wird dadurch nicht hervorgerufen.

Jodtinktur. Man überstreicht das Operationsgebiet gründlich und in genügendem Ausmaß mit einem in Jodtinktur getauchten Tupfer (GROSSICH). Obwohl die offizinelle Jodtinktur 10proz. ist, reicht gewöhnlich eine 5proz. Lösung völlig aus. Während des Krieges und in der Nachkriegszeit wurde zur Herstellung meist nur schlechter Spiritus statt des Alkohols verwendet, wodurch manchmal unangenehme Reizerscheinungen beim Kranken wie beim Arzt hervorgerufen wurden.

Nach 3—5 Minuten wird der Anstrich wiederholt, dann deckt man ab, macht alles fertig, und diese Zeit genügt, um das Jod wirken zu lassen. Es ist aber auch so weit verdunstet, daß es nicht mehr die Schleimhäute reizt. Nichts ist ja quälender, als wenn die Augen zu tränen anfangen, ein Klemmer zu rutschen beginnt und was dergleichen Unannehmlichkeiten mehr sind, durch die empfindliche Menschen bei schlechter oder behelfsmäßiger Herstellung der Jodtinktur belästigt werden können. Solche Übelstände lassen sich zum Teil vermeiden, wenn der mit Jodtinktur getränkte Tupfer sofort nach Gebrauch in einen mit Deckel versehenen Eimer geworfen wird. Der Tupfer soll auch deshalb nicht herumliegen, weil er Flecken macht.

Für den Gebrauch der Jodtinktur gibt es nun einige Gegenanzeigen, wie Idiosynkrasie und Basedowsche Krankheit. Auch kleine Kinder sind sehr empfindlich. Gegen die Idiosynkrasie kann man sich nur durch vorherige Erkundigung schützen. Mancher Soldat, der im Felde war, teilt gleich von selbst mit, daß er empfindlich sei; andere Leute wissen es nicht und überraschen uns dann mit unangenehmen Ausschlägen, die oft schwer zu behandeln sind und zu ihrer Ausheilung bisweilen längere Zeit brauchen als die ursprüngliche Erkrankung. Man beobachtet hierbei weniger die gewöhnlichen fleckigen Erytheme wie bei oralen Gaben als vielmehr die unangenehmen exsudativen Formen, die zur Blasenbildung führen und als Jodpemphigus bezeichnet werden. Die Behandlung besteht sehr einfach im Weglassen jedes weiteren Jodgebrauches (auch z. B. bei Bepinselungen von Gelenken oder anderen entzündlichen Herden) und in der Vermeidung jeglicher Feuchtigkeit. Örtlich habe ich sowohl von indifferenten Salben wie von Puder Gutes gesehen. Jodflecke auf der Haut beseitigt man leicht mit Benzin oder Ammoniakflüssigkeit.

In solchen Fällen benutzt man nur einfachen (70—96proz.) Alkohol, den man der rascheren Verdunstung und des Mangels eines desinfizierenden Zusatzes wegen unter sorgfältigem systematischen Abreiben der ganzen Fläche, um keinen Teil der Haut zu übergehen, etwas länger einwirken lassen muß. Auch hier wurde wie bei der Jodtinktur während und nach dem Kriege der gute Alkohol durch schlechten Spiritus ersetzt, der mit Phthalsäurediäthylester vergällt war. Das machte ebenfalls Reizerscheinungen von Seiten der Schleimhäute, so daß der an sich schon geringe Wert dieser symbolischen Spirituswaschungen noch weiter herabgesetzt wurde. PAYR und PERTHES haben sich mit diesen Fragen eingehend beschäftigt. Da andererseits der gute, im Operationssaal verwendete Alkohol bei dem allgemeinen Mangel an diesem edlen Stoff und bei seinem hohen Preis Liebhaber fand, die ihn zur Herstellung von Getränken benutzten, so machte sich oft ein Zusatz von Substanzen notwendig, die den Dieb bei unerlaubtem Genuß straften. Dazu wurden Ammonium, Kalomel u. a. empfohlen.

Damit wäre das klassische, wohl jetzt am meisten benutzte Desinfektionsverfahren geschildert. Daneben oder statt dessen ist noch eine Reihe anderer Methoden in Gebrauch, die teils aus praktischen, teils aus theoretischen Gründen Erwähnung verdienen, da sie verschiedentlichst geschätzt sind.

Zuerst ist zu erwähnen, daß ISSACHANOFF statt der Jodtinktur eine 1,0—0,58proz. alkoholische Jodlösung empfohlen hat, mit der 5 Minuten vorher das Operationsfeld bepinselt wird.

Auch Jodbenzin wird nach dem Vorschlag von HEUSSNER viel verwendet. v. BRUNN und H. BRAUN empfehlen, 5 Minuten lang die Haut damit abzuwischen. Die Erfolge sind nach eigener Erfahrung völlig befriedigend, die Reizwirkungen sehr gering.

KIRSCHNER gebraucht seit 1915 eine alkoholische Tanninlösung, die so hergestellt wird, daß 75 g Tannin in 1000 g 96proz. Alkohol oder denaturiertem Spiritus aufgelöst und die Lösung mit Fuchsin leicht rötlich gefärbt wird. Damit wird die Haut unmittelbar vor dem Eingriff ohne sonstige Vorbereitung zweimal bestrichen.

Providoform. Die Nachteile der Hautschädigung, der starken Färbung durch Jodtinktur und damit auch die Verschmutzung der Wäsche sollen beim Providoform vermieden werden. Es ist nach Bechhold Tribromphenol und hat, wie aus den Untersuchungen von PROPPING hervorgeht, bei niedrigem Preis die gleichen Wirkungen wie Jod ohne seine Nachteile. Vor allem führt es bei Laparotomien nicht zu Verwachsungen. Man benutzt eine 5proz. alkoholische Lösung, der etwas „Eosin extra wasserlöslich" zugesetzt werden kann, um den feinen, auf der Haut entstehenden Überzug besser erkennbar zu machen. v. MILTNER und SCHNEE berichten über gute Erfolge.

Pikrinsäure. Zum gleichen Zwecke ist von amerikanischer Seite (HEWITT) Pikrinsäure empfohlen worden. Das ist Trinitrobenzol und wird in der geeigneten 6proz. Lösung durch Sättigung von 70 vH. Äthylalkohol mit Pikrinsäure gewonnen. Diese ist in 95 Teilen Wasser und in 16 Teilen Alkohol löslich, ebenso wirksam wie Jodtinktur, aber ohne dessen Nachteile, z. B. auch in bezug auf die Bauchfellverwachsungen. Unbeschadet kann sie auch in der Scrotalgegend benutzt werden und führt nie zu Blasenbildung. Die Anwendung geschieht einfach durch Anstreichen der Haut und kommt billig zu stehen. Der einzige Nachteil liegt in der starken Färbekraft gegenüber der Haut. 1 Stunde nach Beginn der Operation ist die Farbe nicht mehr leicht zu entfernen und bleibt 12—18 Stunden unverändert bestehen. Man kann sie aber mit einer 5proz. Natriumcarbonatlösung oder mit einer 25proz. Lösung von Ammoniak in Äthylalkohol wegbringen. Die Ergebnisse von vergleichenden Versuchen sind folgende:

15 Minuten langes Bürsten mit Wasser und Seife: Alle Kulturen positiv.

Abreiben mit Alkohol und Äther: Kulturen nach 3 Minuten negativ
Abreiben mit 3proz. Jodtinktur: Kulturen nach 2 Minuten negativ
} nach ½ Stunde wieder positiv.

Haut mit 7proz. Jodtinktur nach 2 Minuten keimfrei
Haut mit Jodbenzin nach 1 Minute keimfrei
} und bleibt bei Aufbringung auf trockene Haut bis zu 2 Stunden so erhalten.

Haut 3 Minuten mit Äther, dann 3 Minuten mit Pikrinsäure: sämtliche Kulturen negativ.

Schließlich ist noch Seifenspiritus empfohlen worden, von ROSENSTEIN auch 1proz. Vuzinspiritus, dem etwas Methylenblau zugesetzt werden kann. Er hält sich nur 2—3 Tage.

Aceton. Wie schon oben erwähnt wurde, ist in vielen Fällen die Alkoholdesinfektion allein anzuwenden. Diese Alkoholwirkung ist nun durch v. HERFF unter Zugabe von Aceton zu gleichen Teilen verstärkt worden. Aceton härtet, entwässert, läßt die Haut schrumpfen und vermeidet die Verdünnung des Weingeistes. Es ist auch gerade für die behaarten Teile anzuraten. Mit Flanelläppchen, die mit Aceton-alkohol āā getränkt sind, wird das Operationsgebiet 5 Minuten lang abgerieben. Hinterher ist in manchen Fällen ein Wundschutz empfehlenswert, und zwar bedient sich v. HERFF folgenden Rezeptes: Benzol, Resina Damar āā 10,0, Aether ad Colaturam 100,0 + 25 vH. einer Mischung von Jod 7,0, Jodkali 5,0 ad Alkohol 100,0. v. HERFF errechnet nur 0,35 vH. Mißerfolge.

Nun sind noch einige kompliziertere Verfahren zu nennen, die die Haut durch einen Überzug schützen und die Bakterien festhalten wollen.

Mastisol. Es wäre da zuerst die W. v. OETTINGENsche Methode zu erwähnen, die darin besteht, daß die Haut mit Mastisol angestrichen und darauf ein Gazeschleier oder auch ein Stück dünnen durchscheinenden Papiers geklebt wird, welches das Messer beim ersten Schnitt durchtrennt. Bei H. BRAUN-Zwickau sah ich dieses Verfahren einige Zeit in Anwendung. Soll hierdurch vor allem eine Keimfixierung erreicht werden, so bezwecken andere Mittel, besonders einen Hautschutz zu erzielen, und zwar durch Bestreichen mit einer dünnen Gummilösung, die einen festhaftenden Überzug gibt. DÖDERLEIN hat Gaudanin, WEDERHAKE Dermagummit vorgeschlagen. Etwas Ähnliches ist der Chirosoter von DÖNITZ und KLAPP. Man geht hier so vor, daß man nach der üblichen Vorbereitung durch Bad, Abseifen, Rasieren, Reinigen mit Benzin und Jodpinselung auf die lufttrockene Haut das Gaudanin aufstreicht. Das Trocknen, das übrigens sehr rasch vor sich geht, kann noch durch den Föhn beschleunigt werden. Hat man dann noch etwas steriles Talcum aufgestreut, so ist die Oberfläche glatt, glänzend und völlig trocken. Nach 2—3 Stunden blättert der Überzug ab. Durch Abreiben mit Äther oder Benzin kann man etwas nachhelfen.

Keimfreimachung für einige besondere Fälle. Schließlich seien noch einige besondere Fälle von Desinfektion genannt. Bei der Mundschleimhaut ist entweder überhaupt nichts zu tun oder man benutzt Jodtinktur, die hier etwas verdünnt sein kann; bei der Darm-schleimhaut Tupfer mit 5proz. Thymol, während über Scheiden-spülungen noch später gesprochen werden soll. Unter Gipsver-bänden ist Providoform sehr geeignet, da es auch beim Schwitzen kein Ekzem macht.

Hat man in der Umgebung geschwüriger Stellen wie z. B. ulzerierter Brustkrebse zu operieren, so kann die Keimfreimachung auf verschiedene Weise erfolgen. Mit dem Brenner werden die offenen Stellen verschorft und bei Verwachsung des erkrankten Bezirkes mit der Unterlage fest durch ein steriles Guttaperchastück und Mastisol zugeklebt. Oder die Haut wird mit einigen Stichen darüber vernäht, wenn dies bei genügender Verschieblichkeit der Weichteile möglich ist.

Die dazu benutzten Instrumente liegen auf einem besonderen Tuch bereit und werden sofort nach Gebrauch weggelegt, ehe die eigentliche Operation beginnt.

β) **Vorbereitung bei Zufallswunden.** Anders liegen die Verhältnisse, wenn es sich um Zufallswunden handelt, die vorbereitet werden sollen. Sie sind meist, da sie mitten in der Arbeit entstehen, von Staub, Schmutz, Erde, Maschinenöl oder angetrocknetem Blut so bedeckt, daß man gar nicht sehen kann, was eigentlich verletzt ist und was nicht. Hierbei reinigt man erst die weitere Umgebung mit Seife und warmem Wasser, aber ohne die Wunde selbst zu überschwemmen. Dann geht man daran, durch Benzin oder Terpentinöl die fettigen Substanzen zu entfernen. Grober Maschinenschmutz aus rissigen Arbeiterhänden wird nach dem Vorschlag von A. Tietze am besten mit dünner Ätzkalilösung beseitigt. Zur Erweichung angetrockneter Blutkrusten empfiehlt Tietze außer der meist üblichen Benutzung von Wasserstoffsuperoxyd noch die Verwendung von Tupfern, die in Essig oder konzentrierte Sodalösung getaucht sind. Bei Verbandstoffen, die auf älteren Wunden angebacken sind, genügen im allgemeinen lauwarme Bäder, nötigenfalls mit Zusatz von Wasserstoffsuperoxyd, nach Tietze und Fränkel auch mit dünner Pepsinsalzsäurelösung.

Dann wird die Wundumgebung rasiert, wie es schon früher beschrieben wurde, und gejodet. Ist eine Verletzung sehr verschmutzt, vielleicht auch mit virulenten Anaerobiern, so gießen manche Chirurgen die Wunde selbst mit Jodtinktur aus.

Auf die übrigen Fragen der Wunddesinfektion, die nach jahrelanger, fast völliger Ächtung der alten Karbolsäurespülungen (Lister, Rich. v. Volkmann u. a.) durch Versuche mit neueren chemischen Mitteln (Vuzin, Rivanol usw., Brunner) wieder in Fluß gekommen sind, kann hier nur hingewiesen werden, da es schon unmittelbar therapeutische Maßnahmen sind, die meist mit dem Eingriff selbst verbunden werden.

Literatur.

Braun: Allgemeine Operationslehre. In: Bier, Braun, Kümmell: Chirurgische Operationslehre. 4. Aufl. Bd. 1. Leipzig: J. A. Barth 1924.

Brunner: Handbuch der Wundbehandlung. 2. Aufl. 1926. Stuttgart: Fr. Encke. Neue deutsche Chirurgie. Bd. 20.

Grossich: Eine neue Sterilisationsmethode der Haut bei Operationen. Zentralbl. f. Chirurg. Jg. 35, Nr. 44, S. 1289. 1908.

v. Herff: Der Azetonalkohol in der Desinfektion des Operationsfeldes. Ebenda Jg. 36, Nr. 52, S. 1777. 1909.

Hewitt: The preparation of the skin for operation with special reference to the use of picric acid. Americ. journ. of obstetr. a. gynecol. Bd. 1, Nr. 7, S. 672. 1921; Zo. 13, 223.

Issachanoff: Zur Frage der Sterilisation der Hände, Instrumente, des Operationsfeldes und Verbandmaterials in der Landpraxis mittels schwacher alkoholischer Jodlösungen. Wratschebnoje Djelo Jg. 7, Nr. 4; Zo. 28, 449.

Kirschner: Desinfektion mit alkoholischer Tanninlösung. Arch. f. klin. Chirurg. Bd. 121, S. 111. 1922. (Verhandl. d. 46. Tag. d. dtsch. Ges. f. Chirurg. 1922.)

v. Miltner und Schlee: Zur Desinfektion des Operationsfeldes. Dtsch. med. Wochenschr. Jg. 49, Nr. 23, S. 750. 1923. (Proxidoform.)

v. Oettingen, W.: Leitfaden der praktischen Kriegschirurgie. Dresden u. Leipzig: Th. Steinkopf 1918. 5. Aufl. (Mastx.)

Propping: Ist die Hautjodierung bei Bauchschnitten erlaubt? Münch. med.
 Wochenschr. Jg. 68, Nr. 1, S. 11. 1921. — Ders.: Über die Desinfektion des
 Operationsfeldes mit Providoformtinktur. Ebenda Jg. 71, Nr. 6, S. 174. 1924.
Rosenstein: Die Vorbereitung des Operationsfeldes und Infektionsprophylaxe.
 Zentralbl. f. Chir. Jg. 50, Nr. 5, S. 170. 1923. (Vuzinspiritus.)
Salkindsohn: Zur Frage der Operationsfelddesinfektion. Ebenda Jg. 51, Nr. 6,
 S. 231. 1924. (Föhn.)
Tietze, A.: Dringliche Operationen. Neue deutsche Chirurgie Bd. 32, S. 28.

b) Hände.

Verhütung von Beschmutzungen. Ein wichtiger Teil der Händedesinfektion liegt schon in der Prophylaxe. Man hüte sich, eitrige Sachen mit ungeschützten Fingern zu berühren. Auch die Wundumgebung ist nach den neuerlichen Untersuchungen Payrs und seiner Schüler bis in weitem Umkreis als infiziert zu betrachten. Konnten doch noch 30 cm von einem Herd entfernt die gleichen keimkräftigen Erreger nachgewiesen werden wie in der Wunde selbst. Ist es bei einem Verbandwechsel z. B. aus irgendeinem Grunde unmöglich, eine Pinzette zu benutzen oder Handschuhe anzuziehen, so versuche man, die als infiziert anzusehenden Verbandstoffe wenigstens an einer makroskopisch sauberen Stelle anzufassen und wasche sich hinterher die Hände. So selbstverständlich eine solche Forderung klingt, so oft beobachtet man doch Verstöße dagegen. Auch kann man die Finger dadurch schützen, daß man selbst etwas Zellstoff oder Gaze in die Hand nimmt und damit erst die Wundumgebung berührt. Zur Untersuchung einer nicht ganz einwandfreien Körpergegend läßt sich auch ein über die Haut gelegtes Tuch verwenden, das noch genug Tastgefühl zuläßt. Diese Noninfektion im Sinne P. Zweifels ist oft ebenso wichtig wie die ganze Händedesinfektion selbst. Hat man zum Verbandwechsel nur einen Handschuh zur Verfügung, so schütze ich damit die linke Hand, da man in der rechten ja meist schon ein keimfreies Instrument (Pinzette usw.) hat. Payr geht gerade umgekehrt vor.

Für die Händedesinfektion vor Operationen gibt es eine große Reihe von Vorschriften, von denen sich aber nur einige wenige in der Praxis eingebürgert haben. Dabei muß man sich dessen bewußt sein, daß sich der Erfahrene — es ist wohl gestattet, diese ketzerische Ansicht zu äußern — bei genügender Selbstkritik hier und da einmal in geeigneten Fällen eine kleine Abweichung von den üblichen Regeln erlauben darf, daß aber doch die Frage der Desinfektion aus theoretischen, praktischen und didaktischen Gründen nicht unterschätzt werden sollte. Ich empfehle folgendes Vorgehen:

Händewaschung. Man zieht den weißen Mantel aus, knöpft die abnehmbaren Ärmel los und bindet eine bis fast zum Spann des Fußes gehende wasserdichte Schürze vor, die oben bis an den Hals reichen muß. Dann setzt man, wenn es üblich ist, eine Kopfkappe auf und bindet zugleich damit oder auch allein ein Mundtuch vor, das nebenbei den Kragen, falls er nicht abgelegt wird, vor Blutspritzern schützt. Nun stellt man sich, wenn wie in den meisten Krankenhäusern fließendes kaltes und warmes Wasser da ist, die Hähne, die am besten einen Brauseansatz haben, so ein, daß Wasser von 40—45° in gleichmäßigem, nicht zu starkem Strahl herausläuft, und überzeuge sich, daß auch der Abfluß in dem Becken offen ist. Jetzt bearbeitet man die Hände und unteren Teile der Unterarme 5 Minuten lang ordentlich mit Seife und Bürste, während die oberen meist auch saubereren Bezirke ohne Bürste nur mit Wasser und Seife behandelt werden können, wenn bei der hier oft empfindlichen Haut eine Schädigung vermieden werden soll. Zum Waschen verwendet man alkalihaltige weiße Mandelkernseife, die am besten die obersten Epidermisschichten lockert und entfettet.

Die Bürsten liegen in 1promill. Sublimatlösung und werden nach der Benutzung in einen Korb geworfen, um später erst gesäubert und wieder sterilisiert zu werden. Sollen sie bald wieder gebraucht werden, so müssen sie erst gründlich unter fließendem Wasser abgespült werden, da sich durch die anhaftende Seife sonst die Sublimatwirkung aufhebt, wenn die Bürsten unmittelbar in das Sublimat zurückgelegt würden.

Man achtet vor allem auch auf die Unternagelräume und auf die Kleinfingerseite, die, da sie dem Operationsfeld am meisten und längsten direkt anliegt, besondere Sorgfalt erfordert. Die Unternagelräume werden so behandelt, daß mit der scharfen Kante des Nagelreinigers zuerst die Unterseite des überstehenden Saumes und dann die entsprechende gegenüberliegende Hautfläche vorgenommen wird, wobei man sich oft überzeugen kann, wieviel sich an Schmutz und abgestoßenen Epithelien bei der zweiten Art der Reinigung noch entfernen läßt. Die Nägel schneidet man nur so kurz, daß nicht die sichere Benutzung der Finger und das Tastgefühl gestört wird. Nagelreiniger und Schere liegen in einer Schale mit 3proz. Karbolsäurelösung.

Ist dies alles ausgeführt, so wäscht man sich nochmals 5 Minuten lang gründlich mit Seife und Bürste, wobei gegen das Ende der Zeit hin in der Temperatur des Wassers eine Abkühlung erfolgen kann. Um die Asepsis zu wahren, darf das natürlich nur durch Umstellen der Hähne oder des Hebels mit einem Oberarm oder durch eine Hifskraft geschehen. Dadurch werden die vorher weit geöffneten Hautporen schon wieder etwas geschlossen, was ja gleich noch durch den Alkohol verstärkt wird, der sowieso kaum wesentlich in die Tiefe der Poren hinein wirkt, sondern sehr rasch zu einer Zusammenziehung führt.

Man nimmt jetzt aus einer Trommel ein Handtuch und trocknet sich, um eine Verdünnung des Alkohols durch das Waschwasser zu vermeiden, ab, und zwar zuerst die Hände und dann die Unterarme, wobei wiederum die Ellenbogengegend zuletzt daran kommt, weil man hier zu leicht unvorbereitetes, septisches Gebiet trifft, von dem Keime nicht mehr zu den Händen übertragen werden sollen. Mit dem gleichen Handtuch dreht man, soweit dies nicht schon mit dem Oberarm oder durch eine Hilfskraft geschehen ist, die Hähne ab, wirft den gemeinsamen Stellhebel zur Vermeidung eines unnötigen Wasserverbrauches herum oder tritt den entsprechenden Fußhebel. Jetzt wird noch eine Sanduhr in Gang gesetzt und das Tuch mit den Fingern wie ein Regenschirm von außen zusammengeklappt und weggeworfen, ohne daß die innere, eben zuletzt benutzte Fläche mit der abgetrockneten Hand irgendwie in Berührung kommt. Man hat bisher nichts Unsteriles berührt.

Nun wäscht man sich zur weiteren **Entfettung, Entwässerung, Schließung der Poren und Keimabtötung** noch 5 Minuten in 70proz. Alkohol mit einer größeren Gazelage oder einem viereckigen Lappen, wobei besonderer Wert auf die Falten über den Gelenken und auf die Zwischenfingerräume gelegt wird. Auch die Hohlhand mit ihren Furchen muß genau erfaßt werden. Nach Beendigung der Waschung bleibt der Lappen in der Schüssel liegen zum Zeichen, daß der Alkohol gebraucht ist. Dann trocknet man sich, da das Verdunsten des Alkohols in der Luft die Haut spröde machen würde, mit einem sterilen Tuch in derselben Weise ab, wie das schon oben beschrieben wurde, und entnimmt einer Trommel einen Mantel, der so vom Körper abgehalten, entfaltet und angezogen werden muß, daß die Außenseite ganz unberührt bleibt. Im einzelnen lassen sich dafür keine Vorschriften geben, da die Zusammenlegung der Mäntel und das Anziehen in den einzelnen Anstalten verschieden gehandhabt wird. Die Mäntel sollen mindestens bis unter die Knie reichen, aber auch nicht zu lang sein, um nicht den freien Gang zu hindern. Lange Ärmel sind empfehlenswert, da sie einen Schutz für die Unterarme abgeben und besondere überziehbare Verbindungsstücke zwischen Handschuh und Mantel überflüssig machen. Sehr angenehm sind die am Mantel selbst fest angenähten Trikotärmel, die einen etwas elastischen Abschluß am Handgelenk ermöglichen und zwischen Handschuh und Mantel keinen unnötigen Zwischenraum lassen. Als Mantelersatz können Tücher dienen, die kimonoartig umgehängt werden.

Meist werden nun die **Handschuhe** angezogen. In manchen Krankenhäusern werden erst die **Gummihandschuhe** angezogen und mit ihnen die Mäntel entnommen, während zuletzt noch **Zwirnhandschuhe** übergestreift werden. Das Gefühl wird dadurch nicht allzusehr herabgesetzt, aber der Schutz der Hand und des Handschuhs wesentlich erhöht und die unangenehme Schlüpfrigkeit des Gummis ausgeglichen.

Dieses typische Verfahren der Händewaschung läßt sich dann abkürzen, wenn es sich um eine zweite oder dritte Waschung handelt, nachdem vorher nur aseptische Eingriffe ausgeführt worden sind. Dann braucht man sich vor der Nagelreinigung nur 3 Minuten, nachher nur 2 Minuten zu säubern. In einer ganzen Anzahl von Krankenhäusern ist die 10-Minuten-Waschung schon lange ohne Nachteil für den aseptischen Heilverlauf der Wunden auf 5 Minuten herabgesetzt worden, und in manchen Fällen von dringenden Operationen muß man sich schon wegen der Kürze der zur Verfügung stehenden Zeit damit oder mit noch weniger begnügen.

Rascher und doch sicher wirkt nach Schumburg 3 Minuten langes Waschen mit **Spiritus vini rectificalissimus** unter Zusatz von ½ vH. Salpetersäure oder 1 vH. Formalin zur Härtung der Haut.

v. Brunn und Perthes empfehlen nur die reine **Alkoholdesinfektion** (70—80proz.), 5 Minuten lang.

Außer diesem mehr oder weniger veränderten Ahlfeldschen Verfahren ist noch am meisten, vor allem bei Gynäkologen, die Fürbringersche Methode in Benutzung, bei der zu einer 10 Minuten dauernden Warmwasser-Seifen- und einer 3 Minuten dauernden Alkoholwaschung noch eine Schlußdesinfektion mit Sublimat 0,5 : 1000 von 3 Minuten kommt.

Sonst wäre höchstens das Seifenspiritusverfahren nach JOH. v. MIKULICZ zu nennen. Die Zusammensetzung lautet:

Kaliseife	10,2
unverseiftes Olivenöl	0,8
Glyzerin	1,0
Alkohol	43,0
Wasser	45,0

Damit wäscht man sich 5 Minuten (ALBRECHT).

Gummihandschuhe. Nicht eine Händedesinfektion im eigentlichen Sinne, sondern nur ein Schutz ist der Gebrauch von Gummihandschuhen, die aber schon bei kleinen Verletzungen undicht werden und Keime durchlassen können, wenn nicht vorher eine regelrechte Waschung erfolgt ist. Viele Operateure benutzen sie deshalb nur als Prophylaxe zum Verbandwechsel bei eitrigen Wunden oder bei voraussichtlich septischen Eingriffen und arbeiten im übrigen handschuhlos.

Der Gebrauch von Zwirnhandschuhen allein ist nur als Notbehelf anzusehen, da diese sich besonders stark mit Blut und Keimen vollsaugen. Sie sind aber wegen ihrer Rauhigkeit als Schutz, auch über Gummihandschuhe, von Vorteil.

Für die Praxis außerhalb des Krankenhauses empfiehlt sich entweder eins der abgekürzten Alkoholdesinfektionsverfahren, oder man improvisiert sich die Waschung. Dazu wird in einer Kanne abgekochtes, etwas abgekühltes Wasser bereit gestellt und von einer Hilfsperson in eine Schüssel gegossen. Es ist wichtiger, daß das Wasser öfters gewechselt wird, als daß jedesmal besonders viel Wasser in der Schale ist. Zum Schluß läßt man sich reines Wasser zum Abspülen über Arme und Hände schütten. Die Gefahr der Benutzung ungekochten Wassers kann man im allgemeinen zumal bei Vorhandensein von Leitungswasser vernachlässigen. Will man sehr vorsichtig sein, so brennt man die Waschgefäße, falls sie aus Metall sind, vorher noch mit Spiritus aus. Zum Abtrocknen genügen zur Not frisch aus dem Schrank entnommene, vielleicht sogar vorher noch aufgebügelte Handtücher. Nur den Alkohol wischt man mit sterilen Gazestückchen ab, da dann die Desinfektion abgeschlossen ist.

ISSACHANOFF empfiehlt gerade für die Landpraxis nach vorheriger Reinigung mit Wasser und Seife ein gründliches 3—5 Minuten langes Abreiben der Hände mit Wattebäuschen, die in folgende Lösung getaucht werden:

Jod. pur.   0,25,
Alkohol 70 vH. + Glyzerin pur. aa 50,0.

Darauf folgt noch Kollodiumbestreichung. Über eigene Erfahrung verfüge ich nicht.

Literatur.

BRAUN: Allgemeine Operationslehre. In: BIER, BRAUN, KÜMMELL: Chirurgische Operationslehre Bd. 1. 4. Aufl. Leipzig: J. A. Barth 1922.

ECKSTEIN: Über das Waschen unserer Hände und das Baden des Kranken vor Operationen. Zentralbl. f. Gynäkol. Jg. 47, Nr. 13, S. 519. 1923.

Issachanoff: Zur Frage der Sterilisation der Hände, Instrumente, des Operationsfeldes und Verbandmaterials in der Landpraxis mittels schwacher alkoholischer Jodlösungen. Wratschnebnoje Djelo Jg. 7, Nr. 4; Zo. 28, 449.
Lexer: Allgemeine Chirurgie Bd. 1. 9. Aufl. Stuttgart: F. Enke 1924.
Payr: Über einige wenig beachtete Fehler in der Asepsis. Zentralbl. f. Chirurg. Jg. 50, Nr. 43, S. 1601. 1923.

13. Abdeckung.

Zur Abdeckung des Operationsfeldes, die erst erfolgt, wenn im übrigen alles für den Beginn des Eingriffes vorbereitet ist und Operateur und Assistenten fertig gewaschen sind, benutzt man im allgemeinen leinene Tücher, die entweder in der Mitte einen Schlitz haben, der sich im Notfall durch einen Schnitt verlängern läßt, oder die so aneinander gelegt werden, daß nur das Operationsfeld frei bleibt. Da hierzu mindestens 3—4 Tücher nötig sind, so ist es praktischer, Winkeltücher nach v. Oettingen zu gebrauchen, von denen 2 genügen, um jede beliebig große Hautstelle offen zu lassen, und mit denen auch während des Eingriffs gegebenenfalls das Operationsfeld je nach Wunsch erweitert werden kann. Der abgedeckte Bezirk sei für den Beginn der Operation eher etwas zu groß, damit man einen hinreichenden Überblick zur Anlegung des Schnittes hat. Am besten ist es, wenn Markierungspunkte wie Nabel, Schwertfortsatz, Schambeinfuge, Brustwarzen, Kopfnicker noch eben sichtbar sind; sie dürfen nach Anlegung des Hautschnittes unter den Tüchern verschwinden, die nun mit Tuchklammern befestigt werden. Auch können die Stoffränder mit einigen Stichen an die Haut selbst angenäht werden, wenn die Gefahr besteht, daß sie sich stark verschieben.

E. König hat empfohlen, daß man sich den Hautschnitt mit einem dunkel-violetten Farbstoff (Anthrachinonderivat) von der Zusammensetzung Benzol 10,0, Farbstoff 0,1, Harz 1,0 kennzeichnet, vorausgesetzt, daß man zur Keimfreimachung des Operationsfeldes Tanninlösung benutzt wird. Gebraucht man Jodtinktur, so verwendet man einen gelben Farbstoff (Dimethylamidoazobenzol), der sich dunkelgrün von dem Braun des Jods abhebt. Am meisten wird wohl z. Z. noch das Verfahren geübt, die gewünschte Stelle mit dem Argentumstift zu bezeichnen und mit Jodtinktur zu überstreichen, wodurch die Streifen infolge Bildung von Jodsilber weiß hervortreten.

Für gewöhnlich sind die Tücher weiß. Neuerdings werden aber entsprechend den Anregungen Hellers und seinen Untersuchungen über die Anwendung der Gesetze der Farbenlehre auf den Operationssaal auch blaue Stoffe benutzt. Flagg schlägt blaugrün vor, während die theoretisch richtigste Kontrastfarbe schwarz wäre (Carell, Oppel). Fritz König empfiehlt ein ins Grüne gehendes Feldgrau. Der Schwierigkeit, die alten weißen, noch brauchbaren Tücher farbecht blau zu machen, begegnet man dadurch, daß man das neuerdings in den Handel gebrachte, licht- und hitzebeständige Indanthren zum Umfärben nimmt.

Wenn Gliedmaßen oder der Kopf abgedeckt werden sollen, so genügen oft einfache Tücher nicht. Man bedient sich dann besser der sich leicht anschmiegenden Mullbinden, die steril sind oder vorher für einige Minuten in Sublimat gelegt werden. Auf diese Einzelheiten gehen wir später bei den Kopf-, Brust- und Gliedmaßenoperationen näher ein.

Zum Schutze des Operationsfeldes gegenüber dem Narkotiseur und gegenüber der Gefahr, daß vom Kranken die Wunde durch Spucken oder Brechen verunreinigt wird, hat KOCHER einen Bügel angegeben, der von der Tischplatte aus schräg nach hinten und oben geht und über den die Tücher gespannt werden. Dadurch entsteht ein Raum, der genügend Luftzufuhr ermöglicht und Bewegungsfreiheit gestattet.

Literatur.

FLAGG: A scientific basis for the use of color in the operating room. Med. hosp. Bd. 22, S. 558. 1924; Zo. Bd. 80, S. 354.

HELLER: Über Licht und Sehen im Operationssaal. Bruns' Beiträge z. klin. Chirurg. Bd. 134, S. 483. 1925; Zentralbl. f. Chirurg. Bd. 52. Nr. 41, S. 2328. 1925.

KÖNIG, E.: Über Markierung des Hautschnittes bei Operationen. Zentralbl. f. Chirurg. Jg. 47, Nr. 9, S. 197. 1920.

KÖNIG, FRITZ: Beleuchtungsverbesserungen im Operationssaal. Zentralbl. f. Chirurg. Bd. 53, Nr. 13, S. 770. 1926.

14. Betäubung.

Wenn von der Vorbereitung zu chirurgischen Eingriffen die Rede ist, so gehört hierzu von Rechts wegen auch der Teil der Betäubung, der vor dem Beginn der eigentlichen Operation liegt, bei der örtlichen Anästhesie also die gesamte Einspritzung, bei der Allgemeinnarkose der bis zur Erreichung des Analgesiestadiums rechnende Zeitraum. Dies alles zu schildern, kann aber nicht meine Aufgabe sein, da es in den Lehrbüchern der Betäubung, der allgemeinen und speziellen Chirurgie eingehend geschieht. Es muß hier vielmehr von der besonderen Technik der einzelnen Betäubungsverfahren abgesehen werden. Nur ein allgemeiner Überblick über die verschiedenen Methoden und die Auswahl des für den vorliegenden Fall geeigneten Verfahrens sind für unsere Zwecke von Bedeutung, weil sich die ganze Vorbereitung danach richten muß.

Geschichtliches findet sich für die Allgemeinnarkose bei v. BRUNN, für die örtliche Betäubung bei BRAUN und HÄRTEL, für die Lumbalanästhesie bei BIER.

Die verschiedenen Betäubungsverfahren kann man in Allgemeinnarkose und örtliche Anästhesie einteilen oder besser in

1. Betäubung durch Einatmung,
2. Betäubung durch Einspritzung und
3. Betäubung durch Gefrierung.

Dabei faßt man in der ersten Gruppe von den bei uns üblichen Verfahren die Betäubung mit Chloräthyl, Äther und Chloroform, in der zweiten die Lokal-, Lumbal-, Sakral- und Rectalanästhesie mit der intraarteriellen und intravenösen Narkose sowie dem Dämmerschlaf und in der dritten schließlich die Gefrierung mit Chloräthyl und Kohlensäure zusammen.

a) Allgemeine Betrachtungen über die Wahl des Betäubungsverfahrens.

Vor jedem chirurgischen Eingriff muß sich der Operateur genau überlegen, auf welche Weise er dem Kranken die Schmerzen am besten

ersparen oder wenigstens lindern und auf ein Mindestmaß herabsetzen
kann. Er wird also zuerst zwischen einer der drei oben genannten Hauptgruppen zu wählen haben, wobei neben einigen
allgemeinen und überall anerkannten Grundsätzen und Anzeigen natürlich immer die jeweilige Ausbildung und Erfahrung des Operateurs sowie
seine Hinneigung zu der einen oder anderen Methode mitbestimmend
sein wird. Auch dürfen in gewissen Fällen die besonders geäußerten
Wünsche des Patienten eine Rolle spielen, wobei es häufiger vorkommt,
daß schon früher einmal operierte Kranke schlechte Erinnerungen an
die Lokalanästhesie haben und deshalb jetzt Allgemeinnarkose fordern
als umgekehrt. Bei dieser Frage scheint nach meinen Beobachtungen an
Mittel- wie an Süddeutschen die Wirkung psychischer Momente wie
die Angst vor dem ganzen Operationsbetrieb, dem Klappern der Instrumente usw. ziemlich unwesentlich zu sein.

Zu zweit wird sich dann der Operateur zu überlegen haben, welches
besondere Betäubungsverfahren aus der gewählten Hauptgruppe
in Betracht kommt.

Weiterhin muß ungefähr feststehen, ob es sich um einen einfachen,
typischen, voraussichtlich ohne Komplikationen verlaufenden Eingriff
handelt oder ob mit Erschwerungen und Zufällen zu rechnen ist. Dementsprechend sind gegeneinander abzuwägen: der geplante Eingriff, die
voraussichtliche Dauer und die etwaige Notwendigkeit zur Erweiterung
des Operationsplanes und -feldes. Von diesen Gesichtspunkten aus ent-
schließt sich der Operateur zuerst einmal, ob allgemeine oder örtliche
Betäubung in Frage kommt.

Ehe aber diese Entscheidung gefällt werden kann, hat eine gründliche
Untersuchung des ganzen Kranken stattgefunden, die sich nicht nur auf die
Krankheit selbst beziehen darf, sondern auch im besonderen die persönliche Geeignetheit zu den einzelnen Betäubungsverfahren berücksichtigen
muß. Dann erst kann das jeweils passende Anästheticum ausgewählt
werden.

b) Allgemeinuntersuchung.

Wir wenden uns also der Frage zu, welche Punkte bei der Allgemeinuntersuchung im Hinblick darauf beachtet werden müssen, daß erstens eine
sorgfältige Auswahl der Patienten für die Narkose oder die
örtliche Betäubung und zweitens eine genaue Vorbereitung stattfinden soll, um sowohl die im Patienten wie die im Narkoticum
liegenden Gefahren auszuschalten. Dabei werden die bei der allgemeinen Untersuchung des Kranken erhobenen Befunde entsprechend berücksichtigt, aber die Beobachtung wird für den besonderen Zweck erweitert.

Bereits die Vorgeschichte gibt häufig wichtige Anhaltspunkte.
Man forscht nach Anlagen in der Familie, die möglicherweise vererbt
worden sind: Abstammung aus einer Kropffamilie und -gegend, Neigung
zu Arthritiden, Fettleibigkeit, Asthma, Diabetes, Tuberkulose usw.
Aus der persönlichen Anamnese sind beachtenswert einmal die
gleichen oben genannten Erkrankungen, dann besonders Herz- und
Nierenleiden. Schließlich gibt oft der bisherige Verlauf der Krankheit
bedeutsame Hinweise für die Wahl des Betäubungsverfahrens.

Bei der eigentlichen Untersuchung ist Geschlecht, Alter und angeborene Konstitution zu beachten. Abgesehen von den schon früher geschilderten angeborenen Anlagen und Dispositionen, die gleich ins Auge fallen und selten zu übersehen sind, wird häufig zu wenig Wert auf den Status thymico-lymphaticus gelegt, der eine zunehmende und den Arzt oft unangenehm überraschende Bedeutung gerade bei der Narkose gewonnen hat. Es handelt sich meist nach den Angaben von SCHRIDDE um besonders dazu disponierte Rassen oder Volksstämme. Bevorzugt sind blonde Menschen, die blaß und fettreich sind, mit schlaffen Körperbedeckungen, Kinder gewöhnlich von pastösem Habitus. Als charakteristisch schildert SCHRIDDE eine Hyperplasie der hinter den Papillae circumvallatae gelegenen Zungenbalgdrüsen, die sehr konstant und auch am Lebenden leicht feststellbar sind. Außerdem finden sich geschwollene Lymphknoten am Hals und gern auch in den Gelenkbeugen. Die Vergrößerung der Thymusdrüse läßt sich durch die Perkussion oft als Dämpfung über dem Brustbein darstellen, die Verbreiterung des linken Ventrikels dagegen meist nicht; auch das Röntgenbild versagt hierbei. Untersucht man das Blut im Ausstrich, so läßt sich gewöhnlich eine Lymphocytose nachweisen. Man hüte sich bei solchen Menschen vor dem Chloroform; auch gegen Suprarenin sind sie sehr empfindlich.

Dem Status thymico-lymphaticus nahe stehen die Dysthyreosen, von denen der Hyperthyreoidismus dem Untersucher gleich durch die Aufgeregtheit des Patienten in die Augen sticht. Wir kommen darauf bei der Besprechung der BASEDOWschen Krankheit zurück. Auch hier besteht eine große Empfindlichkeit gegen Suprarenin.

Am Hals beachte man etwaige Narben von einem früher vorgenommenen Kehlkopfschnitt, da SCHOENING einen Patienten verloren hat, bei dem er den Tod in der Narkose auf die komprimierende Wirkung solcher Narben glaubt zurückführen zu müssen.

Wenden wir uns nun der Besprechung der einzelnen Organe zu, so wäre an erster Stelle das Herz zu nennen. An der Spitze aller nachfolgenden Erörterungen muß dabei der Satz stehen, daß Herzfehler an sich keine Gegenanzeige gegen Narkose sind, wohl aber Dekompensationen, die ja meist mit Cyanose, Atemnot, Ödemen sofort auffallen, und Herzmuskelerkrankungen (fettige und schwielige Degeneration). Leute mit solchen Leiden sollen von der Narkose nach Möglichkeit ausgeschlossen werden. Wenn aber doch eine Allgemeinbetäubung vorgenommen werden muß, so bedürfen sie — übrigens ebenso wie bei Lokalanästhesie — einer gründlichen Vorbereitung mit Herzmitteln nach allen Regeln der inneren Medizin. Immerhin rate ich, auch hier des Guten nicht zuviel zu tun, um nicht jede Reservekraft im voraus zu verbrauchen. Auf die Anpeitschung könnte auch leicht ein zu frühes Versagen im unerwünschten Augenblick folgen.

c) Allgemeine Anzeigen und Gegenanzeigen.

Auf Grund der früher erwähnten besonderen Prüfungen der Herzkraft und nach vorhergehender genauer Allgemeinuntersuchung, wie sie schon geschildert worden ist und auf deren Wichtigkeit bezüglich der einzelnen Organe bei der Besprechung der verschiedenen Narkotica noch eingegangen werden wird, kann man nun der Frage nähertreten, welche Art der Betäubung in dem vorliegenden Falle angezeigt ist. Ich hatte schon oben angedeutet, daß für die Entscheidung der geplante Eingriff, die voraussichtliche Dauer und die etwaige Notwendigkeit zur Erweiterung des Operationsplanes und Operationsfeldes von Wichtigkeit sind. Dazu kommen psychische Momente, und ich möchte noch Alter und Geschlecht sowie gewisse Allgemeinzustände (Diabetes, Sepsis irgendwelcher Art) anfügen.

Vorweg sei bemerkt, daß man, so verwunderlich dies manchem klingen mag, auch heute noch bei einem leidlich gesunden Menschen fast jeden Eingriff in irgendeiner Form der Einatmungsnarkose ausführen darf. Daß ich damit nicht als rückständig erscheinen will, davor bewahren mich wohl die Tatsachen, daß ich bei Heinrich Braun selbst die örtliche Betäubung kennen gelernt habe und in Halle mit Härtel zusammen tätig war, daß ich die Lokalanästhesie fast täglich anwende und auch ihre verschiedenen Formen zu beherrschen glaube, während nach meiner Erfahrung bei vielen älteren Operateuren die Abneigung gegen die Lokalanästhesie oft in einer mangelhaften Beherrschung der Technik und den darin begründeten unvermeidlichen Mißerfolgen beruht. Denn auch oder gerade die örtliche Betäubung will erlernt sein und erfordert sogar bei der Benutzung an manchen Stellen des Körpers mehr anatomische Kenntnisse, als sie bei der Narkose nötig sind, die schließlich jeder halbwegs begabte Wärter und jede ordentliche Schwester hinreichend erlernen können. Daß Fachleute auf dem Gebiet der Narkose, wie sie besonders Amerika kennt, von großem Vorteil nicht nur für die Kranken und für den Operateur, sondern auch für die Klinik sind, da sie den Patienten schonen und Material sparen, ist einleuchtend. Eine Notwendigkeit sind sie aber nicht. Ich möchte vielmehr wünschen, daß auch weiterhin jeder Student und junge Arzt hinreichend Gelegenheit hat, eine gute Narkose gründlich in ihren verschiedenen Anwendungsformen während seiner Ausbildungszeit zu erlernen.

Das Verhältnis von Inhalationsnarkose zu Lokalanästhesie im weitesten Sinne stellt sich in der Voelckerschen Klinik für den Durchschnitt der letzten Jahre so dar:

Jahr	Gesamtzahl der Eingriffe in den Monaten Juli und November als Durchschnitt	Narkose in vH.	Örtliche Betäubung einschließlich einiger weniger Fälle von Lumbal- und Sakralanästhesie in vH.
1918	427	60	40
1919	369	62	38
1920	324	65,6	34,4
1921	294	66,3	33,7
1922	295	70	30
1923	242	72,4	27,6
1924	338	66	34
1925	393	80,5	19,5

Daraus geht hervor, daß die Benutzung der Lokalanästhesie langsam, aber stetig zurückgegangen ist, was zum Teil mit der Vorliebe einzelner Operateure für die Narkose zusammenhängt. Es besteht aber nicht nur ein verhältnismäßiger, sondern auch ein absoluter Rückgang bis zum Jahre 1923, dem Jahre der Festigung unserer Währung, da infolge der Nachkriegsverhältnisse, der Einrichtung von kleinen Krankenhäusern und der Niederlassung von Chirurgen die Gesamtzahl der Eingriffe bei uns abgenommen hat. Dadurch fallen besonders viele kleinere Operationen weg, während andererseits die trostlosen Fälle ansteigen und die Betten deshalb infolge langen Krankenlagers des einzelnen doch dauernd belegt sind. Seit 1924 ist die Zahl der Eingriffe wieder im Steigen.

Nun also ein Wort zu den allgemeinen Anzeigen und Gegenanzeigen der örtlichen Betäubung und der Narkose.

Es lassen sich gut ausführen:

1. in Lokalanästhesie alle Eingriffe bei nicht entzündlichen Erkrankungen an den äußeren Bedeckungen, oberflächlichen Knochen und kleinen Gliedmaßen; in Plexusanästhesie auch große Operationen an den Armen; Lumbalanästhesie ist bei Erkrankungen der unteren Gliedmaßen für Leute von über 30 Jahren gestattet. Paravertebral- und Splanchnicusanästhesie sind in geeigneten Fällen bei Bauchoperationen anwendbar. Sakral- und Präsakralanästhesie bei Eingriffen am Damm und seiner Umgebung.

2. In Chloräthylrausch alle kleinen Eingriffe der Sprechstunde und Poliklinik, vor allem in entzündlichem Gebiet.

3. In Narkose alle Operationen, die sich nicht leichter durch eines der vorher genannten Verfahren ausführen lassen, und solche, bei denen es der Patient ausdrücklich wünscht oder es die Psyche des Kranken erforderlich macht. Insbesondere gibt es für den Äther nach v. BRUNN eigentlich keine Gegenanzeige außer der, daß der Patient überhaupt nicht oder wenigstens kaum mit Äther in das Toleranzstadium zu bringen ist.

Auf die Anzeigen und Gegenanzeigen für die einzelnen Narkotica und auf die geeignete Auswahl bei einigen Leiden wird am Schluß nochmals im Zusammenhang eingegangen werden.

d) Eigentliche Vorbereitung.
1. Betäubung durch Einatmung.
α) Schlaf- und Beruhigungsmittel. Instrumentarium.

Die eigentliche Vorbereitung zur Betäubung beginnt am Abend vor der Operation damit, daß dem Patienten ein Schlafmittel gegeben wird, um ihm die innerliche Unruhe und die Aufregungen der der Operation vorhergehenden Nacht nach Möglichkeit zu ersparen und ihn durch einen tiefen Schlaf zu stärken. Das harmloseste Mittel ist in dieser Beziehung das Bromural, von dem FÖRSTER zweimal 0,3 g je um 6 und um 8 Uhr gibt. Ich verordne gern Veronal 0,75 um $^1/_2$9 Uhr abends. KÜHL empfiehlt, bei Männern 0,75—1,0 g, bei Frauen 0,5 g in sehr heißem Wasser oder dünnem Tee aufzulösen und dann erkaltet trinken zu lassen. Auch Adalin wird gelobt, aber nicht von allen Patienten vertragen, da es manchmal Erregungszustände verursacht. In vielen Fällen wird sich natürlich ein kräftigeres Mittel wie Morphium, Skopolamin oder dergleichen nicht vermeiden lassen, zumal wenn schon durch das Leiden selbst größere Schmerzen bestehen.

Was die Frage des Verbotes der Nahrungsaufnahme betrifft, so stehe ich grundsätzlich auf dem Standpunkt, daß der Kranke möglichst gekräftigt zur Operation erscheinen soll und deshalb auch am Abend vorher essen, zum mindesten flüssige Kost zu sich nehmen darf. Am Operationstag bleibt er, falls der Eingriff im Laufe des Vormittags stattfindet, nüchtern, während er dann, wenn erst nachmittags operiert werden soll, Flüssigkeiten bekommt. Es ist aber besser, den Patienten etwas zu knapp zu halten, als sich unangenehmen Komplikationen auszusetzen, zumal wenn der Eingriff doch aus irgendwelchen Gründen wider Erwarten ausgedehnter wird. Kinder sollen möglichst wenig hungern. Es ist bekannt, daß starkes Fasten das Auftreten von Aceton begünstigt, zumal Kinder an sich schon zu Acidose neigen. Ich fand bei 16 vH. der eingelieferten Kinder am ersten Tage Aceton.

Bei Notoperationen, Unfällen und dergleichen, die eine längere oder selbst kürzere Vorbereitung nicht gestatten, ist es empfehlenswert, wenigstens den Magen auszuhebern, vielleicht auch noch zu spülen. Das erleichtert die Narkose wesentlich und verhütet die Entstehung von Schluckpneumonien. JOH. V. MIKULICZ schlägt dann die Magenspülung vor, wenn in den letzten 6 Stunden gegessen worden ist. Wie weit dies Verfahren auch für Magenperforationen berechtigt ist, wird später im besonderen Teil (S. 191) erörtert werden, wo auch die Ausführung der Ausheberung geschildert ist.

Vermeidung von Wärmeverlust. Auf dem Transport zum Operationssaal muß der Kranke gut zugedeckt sein, insbesondere unter dem Rücken genügend Unterlagen haben.

Zur Vermeidung von Wärmeverlusten werden jetzt dem Kranken die unteren Gliedmaßen, wenn nötig auch die oberen, mit Watte und Flanellbinden eingewickelt. Durch vorheriges Erheben der Arme und Beine, durch Ausstreichen des Blutes und festeres Anziehen der Kreisgänge läßt sich bei blutarmen oder ausgebluteten Patienten auch eine bessere Durchströmung des Herzens und damit eine vermehrte Widerstandskraft erzielen. Als ein einfaches Behelfsmittel gegen Wärmeverlust kann es dienen, wenn der Kranke die Strümpfe anbehält.

STARLINGER hat festgestellt, daß im allgemeinen bei Operationen ein Wärmeverlust von 71 vH. eintritt, daß dieser aber unabhängig vom Äther ist.

Auf die besondere Bedeutung der Wickelung für die Verkleinerung des Kreislaufes und die damit erzielbare Verminderung der Narkosemenge wird an anderer Stelle (s. S. 86, 120) eingegangen werden.

Beruhigungsmittel. Nachdem alle anderen Vorbereitungen soweit getroffen sind, daß die Operation bald beginnen kann, bekommt der Patient — und zwar, wenn möglich, schon auf der Abteilung —

noch ein Beruhigungsmittel, das seine Empfindlichkeit gegen äußere Eindrücke herabsetzt und dadurch das Narkoticum sparen hilft. Auch liegt in der weiteren Vermeidung aller psychischen Insulte sicher ein nicht zu vernachlässigender Faktor, der die Betäubung erleichtert und die Zahl der so besonders verhängnisvoll wirkenden Frühtodesfälle herabmindert, die sowohl bei Beginn der Narkose, wenn eine Reizung der Trigeminusfasern nicht in Betracht kommt, wie auch schon vorher durch Schock (Hypertonien?) eintreten können. Andrerseits möchte ich auf Grund zweier Beobachtungen annehmen, daß mancher tödliche Ausgang kurz vor der Narkose oder ganz im Beginn derselben nicht bloß als psychischer Schock aufzufassen ist, sondern vielmehr als unmittelbare Wirkung des vorher eingespritzten Beruhigungsmittels, das versehentlich einmal in eine Vene gelangt sein kann. Besonders zu erwähnen ist in dieser Hinsicht das Skopolamin in seinen verschiedenen Anwendungsformen, auf dessen Konto manche Kollapse zu schreiben sind, die wir bei gewöhnlichen Strumen sowie bei Basedowkröpfen vor der Narkose und vor der Lokalanästhesie (auch ohne Suprarenin!) beobachtet haben.

Wir geben nun in der Voelckerschen Klinik $\frac{1}{2}$ Stunde vor Beginn oder lieber noch etwas früher bei Narkose, die meist mit Chloräthyl eingeleitet und mit Äther fortgesetzt wird, durchschnittlich 0,02 g Pantopon-Atrinal, bei männlichen Kranken manchmal etwas mehr, bei weiblichen etwas weniger.

Pantopon-Atrinal ist nach den Angaben der herstellenden Fabrik ein Schwefelsäureester des Atropins und hat vor Morphium den Vorzug, das Atemzentrum weniger zu beeinflussen sowie Darmlähmung und postoperatives Erbrechen fast nie zu verursachen. Ob es in dem letzteren Punkt wesentliche Vorteile vor anderen Mitteln hat, möchte ich nach unseren Erfahrungen dahingestellt sein lassen. Es verhindert oder verkürzt aber das Erregungsstadium auch nach den Beobachtungen der Klinik wesentlich, vermindert die sonst notwendige Äthermenge und setzt die Speichelabsonderung herab. Dabei ist es $1\frac{1}{2}$mal weniger giftig als Atropin. In einer Ampulle sind 0,02 Pantopon und 0,001 Atrinal enthalten.

Andere ziehen 1,0 ccm einer 2proz. Pantoponlösung vor, was 1,1 ccm der Ampullen entspricht. Auf eine Reihe anderer wenig eingeführter Präparate brauche ich wohl nicht einzugehen, da sie eine allgemeine praktische Bedeutung bisher nicht erlangt haben.

Was die Verwendung des Morphiums anlangt, so wäre zu sagen, daß es im Tierversuch (Kaninchen) eine Verlangsamung der Atmung auf etwa $\frac{1}{5}$ während mehrerer Stunden macht, wozu noch kommt, daß die Allgemeinnarkose an sich schon ein Sinken der Atemfrequenz um $\frac{1}{50}$ hervorruft. Infolge dieser Lähmungswirkung des Morphiums spricht das Atemzentrum nicht mehr genügend auf den normalen Kohlendioxydreiz an und wird zu gleicher Zeit durch zentrale Vaguskernreizung der Puls verlangsamt. (Als Antidotum kommen Atropin 0,001 subkutan, Magenspülungen, Aderlaß, Kochsalzinfusionen und Sauerstoffatmung in Betracht.) Deshalb ist nach der Ansicht vieler (BALK-HAUSEN, KÜHL u. a.) Morphium und Chloroform, das ebenfalls das Atemzentrum lähmt, zu vermeiden. Wohl aber kann man Äther mit Morphium zusammengeben, da Äther für sich das Atemzentrum reizt.

Die übliche Menge beträgt für Männer 0,01—0,02 Morphium, d. h. 1 ccm der 1- oder 2proz. Lösung; für Frauen im allgemeinen nicht mehr als 0,01, für jugendliche Kranke etwa zwischen 14 und 17 Jahren 0,005 (—0,01), und bei Kindern wird am besten überhaupt darauf verzichtet. Auch bei schwächlichen Patienten kann man entsprechend weniger verordnen.

Bei der Äthernarkose sollen die vorher zu gebenden Beruhigungs-mittel noch einen besonderen Zweck erfüllen, nämlich die Absonderung der Drüsen und Schleimhäute herabsetzen, also die Tätigkeit der Tränen-, Speichel- und Schweißdrüsen und der Bronchialschleimhaut. In dieser Beziehung wirkt noch stärker als Morphium das Skopolamin oder eine Verbindung beider. Man gibt $1\frac{1}{2}$ und $3/4$ Stunde vor Beginn der Narkose je $1/3$—$1/2$ Ampulle Skopomorphin (zu 0,0006 Skopolamin und 0,015 Morphium). Auch eine Verbindung von Pantopon mit Skopolamin ist zu empfehlen (je 0,04 Pantopon und 0,0004—0,0007 Skopolamin $1\frac{1}{2}$ und $3/4$ Stunde vorher; bei Frauen die niedrigere, bei Männern die höhere Gabe). Die Verbindung von Skopolamin mit Chloroform ist wegen der starken Lähmung auf das Atemzentrum zu vermeiden. Ähnlich wie Skopolamin wirkt Atropin, wenn man es zu gleichen Teilen zu Morphium gibt: Morphium 0,005—0,01 ($1/2$—1 ccm einer 1proz. Lö-sung) und Atropin 0,0005 (= $1/2$ ccm einer 1prom. Lösung).

HARMON empfiehlt, Morphium, Atropin und Skopolamin in Ma-gnesiumsulfat aufzulösen. Dabei hat er festgestellt, daß die Narkosen-zeit am meisten bei Anwendung von Morphium-Atropin in Magnesium-sulfatlösung abgekürzt wird, geringer (30 vH.) bei Morphium-Skopo-lamin in wäßriger Lösung und noch weniger (20 vH.) bei Morphium-Atropin in sterilem Wasser. $1/2$ mg Morphium wird zum Beispiel in 1,5 ccm 25proz. chemisch reiner steriler Magnesiumsulfatlösung auf-gelöst (CLASS und WALLACE). Ähnlich GWATHMEY und HOOPER: 5—10 mg Morphium in 2 ccm. —

Nun wird der Kranke, wenn möglich, in ein ruhiges Zimmer gefahren, wo die Wirkung des verabfolgten Beruhigungsmittels abgewartet wer-den kann und die Narkose oder Lokalanästhesie vorgenommen werden soll. Wenn dies wegen örtlicher Beschränkung in vielen Kranken-häusern nicht durchführbar ist, so sollte doch der Patient wenigstens so lange, wie angängig, auf der Abteilung bleiben, vielleicht dort mit seinem Bett in den Verbandraum gestellt werden, wenn keine Einzel-zimmer zur Verfügung stehen. Man muß sich nur einmal in die Seele des Kranken versetzen, um zu verstehen, daß nichts, wie mir zahlreiche Kassen- und Privatpatienten versichert haben, unangenehmer ist, als erst stundenlang zur Vorstellung in der ungewohnten Wärme der über-hitzten Operationssaalvorräume bereit stehen zu müssen. Mit Natur-notwendigkeit steigert sich dann die Unruhe des Kranken, wenn er sieht, wie ein Patient nach dem anderen um ihn herum zur Operation vorbereitet, wie die Narkose eingeleitet wird, das Erregungsstadium sich auswirkt oder die Operierten besinnungslos und in meist recht unschönem Aufzug nach dem Eingriff wieder fortgebracht werden. Leider sind nicht alle Krankenhäuser mit hinreichenden Nebenräumen ausgestattet. Die Verdunkelung des Zimmers läßt sich aber durch eine schwarze Brille oder eine Augenbinde ersetzen. Zur Fernhaltung von Geräuschen bedient man sich kleiner Wattetupfer, die mit Öl oder leicht schmelzendem Paraffin getränkt sind und in den äußeren Gehörgang gestopft werden.

Alles, was zur Ausführung der Narkose und für etwaige Zufälle gebraucht werden könnte, muß in greifbarer Nähe bereit liegen. Dazu sind am meisten kleine Tische zu empfehlen, wie sie von einer Reihe von Instrumentengeschäften (LAUTENSCHLÄGER-Berlin, STIEFELHOFER-München u. a.) hergestellt werden. Man hat dann alles praktisch zur Hand. Auch sind die Narkosegestelle von BRAUN und der ROTH-DRÄGERsche Apparat zugleich dafür eingerichtet. Es genügt aber auch ein einfacher, dreifüßiger, eiserner Waschtisch, der mit Rollen versehen ist. In die Waschschale kommen die nötigen Masken, Flaschen und Instrumente, während über den Ring, der zur Aufnahme der Seifenschale bestimmt ist, Gazestücke, Handtuch usw. gehängt werden können.

Instrumentarium. Was braucht man nun im einzelnen?

Vor allem muß man sich mit den nötigen Masken versehen, entweder mit der großen JULLIARDschen für den Ätherrausch oder mit der kleinen SCHIMMELBUSCHschen für die Tropfnarkose. Die große Maske ist mit einer inneren dicken Lage Gaze und einem äußeren wasserdichten Stoff fertig überzogen; bei der kleinen wird zwischen das dem Gesicht anliegende Gestell und den darüber klappbaren Rahmen eine 3—4fache Lage Verbandmull (auswechselbar, nicht festgenäht!) derart gelegt, daß die Randteile etwas überhängen und beim Auflegen der Maske auf dem Gesicht noch einen gewissen dichtenden Abschluß geben. Jede Maske muß mindestens in doppelter Zahl verwendungsbereit sein, damit man im Augenblick der Not nicht kostbare Zeit verliert. Zwischen Haut und Gestell kommt zum Schutze gegen Schädigungen durch Gefrierung noch eine vier- bis sechsfache Gazelage, die größer ist als der Rahmen und in der Mitte eine Aussparung für die Nase hat. Außerdem kann man vorsichtigerweise nicht nur das Gesicht, sondern auch die metallenen Maskenteile etwas einfetten. Leitet man die Narkose mit Chloräthyl ein, so muß noch eine 4—6fache große Mullschicht bereit liegen, die das ganze Gesicht von der Stirne bis zum Hals bedeckt und beim Auftropfen besonders die Augen schützt. Auch diese muß zum Wechseln in mehrfacher Anfertigung vorhanden sein.

β) Chloräthyl.

Chloräthyl hält man in den von den verschiedenen Firmen (HENNING, ROBISCH, THILO usw.) empfohlenen Originalflaschen vorrätig. Man überzeuge sich schon bei der Lieferung, spätestens aber kurz vor der Benutzung, ob auch der Öffnungsmechanismus gut arbeitet, vor allem, ob die Lichtung des Ausflusses weit genug gebohrt ist, um einen kräftigen Strahl oder eine rasche Tropfenfolge zu ermöglichen; sonst steht man plötzlich bei der Operation hilflos da. In letzter Zeit ist eine ganze Reihe verschiedener neuer Modelle von Tropfflaschen für Chloräthyl angegeben worden, auf die ich verweisen möchte.

γ) Äther.

Äther wird in den von der Pharmakopöe vorgeschriebenen bräunlichen Flaschen von höchstens 150 ccm Inhalt bezogen und nicht, wie das bisweilen geschieht, in weißen. Andernfalls treten, wenn die Korke auch erst kurze Zeit entfernt sind, schon Zersetzungsvorgänge auf. Angebrochene Flaschen vom Tage vorher gebraucht man am besten überhaupt nicht wieder, jedenfalls nie nach mehr als 24 Stunden, sondern benutzt den Rest zum Reinigen der Haut, Säubern von Blutentnahmepipetten, Putzen der Objektträger im Laboratorium usw. Obwohl im allgemeinen chemisch reiner Narkoseäther (Aether pro narcosi SCHERING, RIEDEL, E. H.) geliefert wird, kann man doch ein übriges tun und ihn wenigstens hin und wieder auf seine einwandfreie Beschaffenheit durch die in der Pharmakopöe vorgeschlagenen Verfahren prüfen. Ist doch nach E. BAUMANN ein Großteil der letalen Ausgänge bei oder nach Narkosen sowohl in Früh- als ganz besonders in Spättodesfällen einem verdorbenen Narkoticum zur Last zu legen. Leider lassen sich Zersetzungsprodukte noch immer nicht mit Sicherheit quantitativ nachweisen.

Als für klinische Zwecke genügend ist folgende Untersuchungs methode zu betrachten: Wird Äther auf ein Stück guten Fließpapiers getropft, so soll dieses nach dem Verdunsten nicht mehr riechen. Daß kein offenes Licht in der Nähe sein darf und nach Zerbrechen einer Flasche eine gute Lüftung des betreffenden Raumes erfolgen muß, ist wohl allgemein bekannt.

δ) Chloroform.

Chloroform wird ebenfalls in dunklen, etwa 60 ccm haltenden Flaschen (Chloroformium pro narcosi D.A.V., RIEDEL oder SCHERING; Chloroformium purissimum E.H.) geliefert. Hier ist noch am meisten eine vorherige Prüfung der tadellosen Zusammensetzung am Platze, wobei folgende Verfahren praktisch und leicht ausführbar sind.:

1. Bei Riechen an der Flasche fällt der vom normalen reinen Chloroform abweichende Geruch auf.

2. Aufgießen einiger Tropfen auf die Hand oder auf gutes Fließpapier: nach dem Verdunsten darf kein erstickender Phosgengeruch auftreten.

3. Mit Formaldehyd versetztes Chloroform darf innerhalb von $\frac{1}{2}$ Stunde keine Färbung geben.

4. Mit konzentrierter Schwefelsäure geschütteltes Chloroform für Narkose soll innerhalb von 48 Stunden keine Färbung der ersteren zeigen, während gewöhnliches Chloroform innerhalb einer Stunde nicht färben darf.

Chloroform ist bekanntlich nicht feuergefährlich, zersetzt sich aber bei offener Flamme unter Bildung von Phosgen. Will man die Flaschenhälse abdichten, so empfiehlt W. Hoffmann (nach Kühl) zu diesem Zweck das Eintauchen der Hälse in Zinkleim oder Auftragen von Zinkleim zwischen Stopfen und Hals.

Um jederzeit die Flaschen öffnen zu können, muß ein Pfropfenzieher immer auf dem Narkosetisch bereit liegen. Man öffnet aber aus den oben angegebenen Gründen stets erst kurz vor Gebrauch, setzt die Tropfvorrichtung auf und erprobt sie. Meist werden dazu doppelt durchbohrte Korke benutzt, bei denen das durch die eine Lichtung geführte Rohr der Luftzufuhr, das andere dem Abfluß des Narkoticums dient. Im Notfalle behilft man sich mit einem zwischen Glashals und Pfropfen eingelegten Gazestück oder mit Einschneiden zweier Kerben in den Rand des Korkes.

Um die durch das Verdunsten des Narkoticums und der Ausatmungsluft entstehenden Dämpfe abzuleiten, sind von verschiedenen Seiten (Kelling, Perthes u. a.) besondere Masken oder Absaugvorrichtungen empfohlen worden (s. S. 41). Ich glaube, daß man in der Mehrzahl der Fälle darauf verzichten kann.

Gegen üble Zufälle müssen in der Narkoseschale noch bereit liegen:

1. Ein Mundsperrer nach Heister oder Rose, dessen zwischen die Zähne einzuführenden Arme mit Heftpflaster umwickelt oder Gummi überzogen werden, damit das Instrument nicht abgleitet oder Zahnkronen ausbricht. Während damit ein geschlossener Mund geöffnet werden soll, genügt zum Offenhalten meist ein rundes Holzstück in der Gestalt eines Sektpfropfens oder ein Holzkeil, wie man ihn bei Tetanus oder epileptischen Anfällen zwischen die Kiefer schiebt.

2. Eine Zange zum Vorziehen der zurücksinkenden und die Atmung versperrenden Zunge, und zwar entweder eine Balkenzange, wie man sie auch zum Vorziehen der Hämorrhoidenknoten benutzt, oder besser eine spitze Tuchklemme oder Kugelzange, die weniger quetscht als die erstere. Bei Beginn einer Operation oder während derselben kann man sich oft dadurch helfen, daß man die Zunge mit einem kräftigen, durch die Spitze genähten Faden vorzieht.

3. Stieltupfer zum Reinigen des Rachens und Kehlkopfeinganges. Dazu benutzt man eine gut fassende Kornzange mit einfachen Haken oder eine v. Mikuliczsche Bauchfellklemme; auch besondere Tupferhalter sind in Gebrauch. An ihnen darf aber immer nur ein Tupfer befestigt werden, damit sich nicht der andere versehentlich löst und durch Steckenbleiben im Halse zur Erstickung führt. Um einen genügend raschen Wechsel beim Austupfen zu ermöglichen, sollen stets 2—3 Tupferhalter gebrauchsfertig da liegen, daneben noch reichlich lose Tupfer.

4. Brechschalen aus Metall. Glas sieht zwar sauberer aus, wird aber doch häufig in der Aufregung hinuntergeworfen und zerbrochen.

5. 1 oder 2 nicht zu große Handtücher zum Abwischen des Schweißes und zum Abdichten des Raumes zwischen Maskenrand und Gesicht.

6. In einem besonderen Fach oder auf einem eigenen Tisch finden sich die zur Einspritzung bei etwaigen Narkosezufällen nötigen Instrumente und Medikamente. Dazu gehören 2 Rekordspritzen zu 1 und

5 ccm, verschiedene BRAUNsche Nadeln von 3—6 cm Länge, in Alkohol liegend, von Arzneimitteln: Oleum camphoratum forte 30,0 (1—3—5 ccm subkutan), besser Hexeton oder Cardiazol; Strophantin in Ampullen von je 1,1 ccm zu 0,00025—0,0003—0,0005 (1 ccm intravenös); Suprareninum hydrochloricum (1 : 1000) in Flaschen oder Ampullen ($^{1}/_{2}$—1 ccm intravenös oder intracardial), am besten mit 5—10—20 ccm Kochsalzlösung langsam einzuspritzen.

Lagerung. Hat man alles soweit zur Narkose oder Lokalanästhesie vorbereitet, so ist noch auf etwas Wichtiges zu achten: die richtige Lagerung.

Daß als Normallagerung die Rückenlage anzusehen und wie sie auszuführen ist, wurde schon in einem früheren Abschnitt (Nr. 11) besprochen. Es sei nur noch betont, daß unter Kopf und Hals ein nicht zu dickes, halbrundes Kissen kommt.

Allzustarke Reklination nach WITZEL halte ich wegen Druckes auf Luftröhre und Kehlkopf nicht für empfehlenswert, zumal wenn eine Struma besteht; der Vorteil des leichteren Schleimabflusses ist nicht groß genug, um diesen Nachteil auszugleichen. Dagegen ist eine leichte Seitwärtsdrehung des Kopfes erlaubt.

Näheres über die verschiedenen Lagerungen bei einzelnen Operationen wird in den betreffenden Abschnitten des besonderen Teiles gebracht werden.

Vorbereitung des Narkotiseurs. Es ist vor der Narkose auch nötig, daß sich der Narkotiseur die Hände wäscht. KRECKE macht mit Recht darauf aufmerksam, daß es manchen Kranken, besonders weiblichen Geschlechts, unangenehm ist, wenn sie den Geruch der eben zum Frühstück gerauchten Zigarre oder Zigarette des Assistenten einatmen müssen. Es macht auch keinen guten Eindruck, wenn die Patienten gleichgültige Unterhaltungen der Ärzte oder die Witze des Personals untereinander anhören müssen. Man wechselt mit dem Patienten, wenn man ihn noch nicht persönlich kennt, einige kurze Worte, was zur Herstellung des Vertrauens besonders bei Privatpatienten wichtig ist, die stets den ausgesprochenen Wunsch haben, nur von dem Arzt ihrer Wahl behandelt zu werden und meist jedem anderen mit einer gewissen Ablehnung und mit Mißtrauen gegenüberstehen.

Entfernung von Fremdkörpern aus dem Mund. Man überzeugt sich dann nicht nur durch Fragen, sondern am besten durch den Augenschein, daß ein künstliches Gebiß (bei Frauen), Kautabak oder Gummi (bei Männern), Zucker oder Schokolade (bei Kindern) schon von der Abteilungsschwester entfernt worden sind, oder sorgt dafür, daß sie spätestens jetzt herausgenommen werden. Bei Gebissen achtet man darauf, daß sie nicht abhanden kommen, sondern unter Gegenwart von Zeugen in einem mit Wasser gefüllten Glas an einem sicheren Ort aufbewahrt werden. Ich weiß von selbst erlebten Fällen, wo sich nicht nur das Hilfspersonal für wertvolle Gebisse interessierte, sondern wo sich auch ein Kranker dadurch ein neues Ersatzstück verschaffte, daß er behauptete, sein Gebiß wäre ihm im Operationssaal abhanden gekommen, während es tatsächlich schon vorher von ihm selbst beiseite gebracht worden war, wie sich nachträglich herausstellte.

Für den Beginn der Narkose ist es von der größten Wichtigkeit, daß man sich, wie ich schon oben erwähnte, erst das Vertrauen des Kranken durch freundlichen und beruhigenden Zuspruch erwirbt, daß man es dann nicht durch allzuschroffes Aufsetzen der Maske und Aufschütten des Narkoticums wieder verliert und sich damit nicht von vornherein um eine ruhige Narkose bringt.

Einleitung der Narkose mit Chloräthyl. Als normales Einleitungsverfahren ist unstreitig der Chloräthylrausch anzusehen, wie er von KULENKAMPFF und anderen besonders empfohlen und ausgebaut worden ist. Er bringt binnen kurzem den Kranken über die ersten unangenehmen Minuten hinweg und erleichtert den weiteren Verlauf ganz wesentlich. Dabei ist es nach dem Vorschlag von K. HOFMANN, RITTER u. a. empfehlenswert, vor allem bei sehr muskelkräftigen Personen, dadurch eine gewisse Blutleere des Gehirns zu erzielen, daß man den Patienten auffordert, einige Male recht tief durchzuatmen. Auf diese Weise wird der Blutstrom vom Gehirn abgelenkt und wie auch sonst bei Anämie des Gehirns eine Art von künstlicher Ohnmacht hervorgerufen. Auch die Kompression der beiden Carotiden ist zum gleichen Zweck vorgeschlagen worden. Eine ähnliche Wirkung wird wohl durch das starke Schreien der Kinder erzielt, die dann ganz plötzlich in Narkose sind.

Während dieser ersten tiefen Atemzüge ist schon eine etwa 4—6fache Lage dünner Gaze über das Gesicht gebreitet worden, die mindestens von den Brauen bis zum Kinn reicht und die Augen vor Chloräthylspritzern schützen soll. Zwischen Nase und Kinn hebt man den Mull etwas zeltartig an, um einen kleinen Luftkessel zu bilden, und tropft nun, nachdem der Patient mehrere Male bei aufgelegter Gazemaske recht tief geatmet hat, Chloräthyl in gleichmäßiger Folge auf. KULENKAMPFF empfiehlt, 60—70 Tropfen in der Minute zu geben. Dabei muß man sich aber hüten, die Nasenspitze zu treffen und die Haut zu erfrieren. Man schiebt die Gaze immer in kleinem Ausmaße hin und her und tropft nie auf dieselbe Stelle. Am Rand soll der Mull gut anliegen, damit jeder unnötige Zustrom von Nebenluft und jeder Verlust an Narkoticum durch Verdunstung vermieden wird. Ob man die Kranken vorwärts oder von 100 an rückwärts zählen läßt oder nicht, ist Geschmacks- und Ansichtssache. Man erkennt wohl an dem Sichversprechen und der Verwirrtheit gut, wann das richtige Stadium erreicht ist, bringt aber häufig auch den Patienten nicht zum tiefen Atmen und ihn selbst um die erwünschte rasche Wirkung. Trotzdem ist das Zählen oder die einfache Unterhaltung als Ablenkung bei aufgeregten Leuten oft ganz angebracht und kaum zu entbehren. Man muß auch hier in jedem Fall individualisieren.

Um den manche Kranke abschreckenden, unangenehmen Geruch des Chloräthyls zu verdecken, hat DREESMANN empfohlen, die Narkose mit kölnischem Wasser einzuleiten, und GOHRBANDT, der ebenfalls über gute Erfahrungen berichtet, hat Glastuben herstellen lassen, die Eau de Cologne mit Chloräthyl gemischt enthalten.

Ist nach etwa 60 Tropfen das Rauschstadium erreicht, so kann man entweder dieses allein ausnutzen, um kleine Eingriffe vorzunehmen oder man wechselt die Gazeschicht und bedeckt das Gesicht von den Augenbrauen bis zum Kinn mit einer 4fachen Lage, die nur in der Mitte ein kleines Loch für die Nasenspitze hat. Darauf wird erst die eigentliche Maske gesetzt, die aus dem oben erwähnten doppelten Rahmen besteht, zwischen dessen beiden Hälften eine 3—4fache Mullschicht gespannt ist. Die letztere muß etwas über die Ränder des Rahmens hinausragen, um sich nicht bei irgendwelchen Bewegungen zu verschieben.

Fortsetzung mit Äther. Man tropft nun sofort den Äther in gleichmäßiger Folge und verteilt ihn dabei über die ganze Maske, damit Schnee- und Eiskrustenbildung an einzelnen Stellen vermieden wird. Tritt vorübergehend Pressen des Patienten auf oder atmet er nicht, so kann man ruhig einmal für einen Augenblick die Maske lüften, um sie aber sofort erneut aufzulegen, wenn die Atmung wieder in Gang kommt. Dadurch werden die ersten neu einsetzenden, tiefen Luftzüge reichlich mit Äther vermischt. Schlägt der Kranke um sich, falls eine Hand beispielsweise zum Zählen des Pulses nicht angebunden ist, so ist es besser, etwas nachzugeben, als mit Gewalt den Patienten festzuhalten, was ihn nur noch mehr zum Widerstand reizt. Auch bei einem leichten Aufbäumen des Kopfes gibt man ruhig ein bißchen nach, aber immer, während die Maske auf dem Gesicht bleibt und man weiter tropft. Nur muß man bei alledem den Kranken und sich vor Verletzungen schützen. Insbesondere ist für genügend Platz um den Operationstisch herum Sorge zu tragen, auch darf nie der Instrumententisch vor Eintritt der tiefen Narkose herangefahren werden. Bei allzu starken Anstrengungen zur Bändigung eines Patienten kann es leicht einmal bei Kindern oder sehr muskelkräftigen Leuten zu Unglücksfällen durch Ausrenkungen, Knochenbrüchen usw. kommen. Das sind für den Arzt recht unangenehme Folgen, wenn Schadenersatzansprüche gestellt werden.

Nach und nach wird nun die Narkose tiefer und die Atmung ruhiger. Jetzt ist der Zeitpunkt da, wo der Operateur beginnen kann. Der erfahrene Narkotiseur kennt diesen Augenblick sehr bald, ohne sich nach etwas anderem zu richten als nach der einfachen Beobachtung des Kranken, seinen Bewegungen und seinen Atemzügen. Im höchsten Falle darf ein Blick auf die Pupillen bei raschem Öffnen und Schließen eines Oberlides ihn unterstützen. Das Sehloch soll sich eben noch auf Belichtung zusammenziehen. Ist es zu eng, so ist das für gewöhnlich ein Zeichen, daß sich der Patient in sehr tiefer Narkose befindet, Schmerzen hat oder dergleichen. Wird es rasch maximal weit, so wacht der Kranke auf; ist es weit und zugleich starr, so ist es oft schon für jede Hilfe zu spät, der Patient stirbt. Das Berühren der Augenbindehaut mit einem Finger ist meist unnötig, kann zu kleinen Verletzungen führen und sollte, wenn überhaupt, nur vorsichtig mit der Beere des kleinen Fingers geschehen. Ein daraufhin erfolgender Lidschlag zeigt an, daß man noch Narkoticum zugeben muß. Fällt der vorsichtig gehaltene oder erhobene Arm wie gelähmt herab, so ist die tiefe Narkose erreicht. Das Fühlen des Pulses hat nur Wert, wenn es an der Speichelschlagader erfolgt. Am Hals ist der Puls wegen der Nähe des Herzens meist noch bis kurz vor dem Tode verhältnismäßig kräftig tastbar, so daß man sich täuschen würde, wenn man sich allein darauf verließe. Aber alle diese Hilfsmittel braucht, wie gesagt, der erfahrene Narkotiseur gar nicht. Ein Blick auf den Kranken, auf seine Atemzüge, auf kleine Abwehrbewegungen, die sich bei irgendwelchen Manipulationen einstellen oder von allein auftreten, sagen ihm genug. Auch hier ist Erfahrung alles. Man kann wohl nie zuviel Narkosen machen.

Zu einer guten Narkose gehört außerdem eine genaue Kenntnis des Operationsverlaufes selbst, um das eine Mal mit dem Betäubungsmittel zurückgehen, das andere Mal rechtzeitig vorher die Narkose vertiefen zu können. Das ist wieder nur möglich, wenn der Narkotiseur auch mit den besonderen Gewohnheiten des einzelnen Operateurs vertraut ist, was sich bei einem dauernden Wechsel ausschließt. Man muß aufeinander eingestellt sein. Damit soll aber nicht grundsätzlich dem Berufsnarkotiseur das Wort geredet werden, wie er sich in Amerika schon zu hoher Vollendung entwickelt hat. Ich stehe vielmehr heute noch auf dem Standpunkt, den ich schon früher angedeutet habe, daß die Ausbildung in den verschiedenen Betäubungsverfahren zu den wichtigsten Teilen der allgemeinen ärztlichen Schulung gehört.

Die Chloroformnarkose nimmt im allgemeinen den gleichen Verlauf, wie er eben für die Äthernarkose geschildert wurde. Nur ist dabei eine noch viel größere Vorsicht vonnöten, um nicht die richtige Grenze zu überschreiten, da Toleranz- und Vergiftungsstadium wesentlich näher beieinander liegen als beim Äther. Eine nicht unbeträchtliche Anzahl von Chirurgen will allerdings keinen grundsätzlichen Unterschied zwischen diesen beiden Narkoseformen machen. FORTACIN weist zum Beispiel darauf hin, daß sowohl Äther wie Chloroform blutdrucksteigernd, wenn auch nicht auf die Dauer, wirken. E. KÖNIG fand für den Äther keine Steigerung, TOLSTIKOW sogar eine Senkung und zwar um so mehr, je tiefer die Narkose ist. Diese Fragen sind wohl noch nicht völlig geklärt. — Trotzdem scheint es, als ob bei der Narkose mit Chloroform eher Zufälle vorkämen als bei Äther. Ihrer Vermeidung wende ich mich jetzt zu.

ε) Zufälle bei der Narkose.

Narkosestörungen meist außerhalb ärztlichen Schuldbereichs. Haben wir bisher den Verlauf einer sozusagen normalen Narkose verfolgt, so sollen jetzt noch einige Zufälle besprochen werden, wie sie selbst bei sorgfältiger vorheriger Untersuchung des Kranken, genügender Vorbereitung und entsprechender Auswahl des Betäubungsmittels auftreten können, mit zunehmender Erfahrung immer seltener werden, aber doch, da zum Teil außerhalb des Bereichs unserer Beherrschungsmöglichkeiten liegend, nie ganz zu vermeiden sind. Allem voran muß immer wieder betont werden, daß bei einiger Übung meistens keinerlei besondere Hand- und Kunstgriffe, Wendungen und Stellungen notwendig sind, um eine Betäubung gut durchzuführen. Auch hier sind und bleiben wie überall die einfachsten Verfahren stets die besten.

Bei einer an sich sachgemäß eingeleiteten Narkose können also eine Reihe von Zufällen auftreten, die wir zwar bis zu einem gewissen Grade vermeiden lernen, die aber trotzdem bei dem einen oder dem anderen Patienten uns immer wieder einmal unangenehm überraschen, weil sichere Mittel gegen sie nicht bestehen.

T r e m o r. Eine dieser kleinen, aber doch bisweilen recht lästigen Störungen ist der T r e m o r, wie er bei manchen Menschen nicht nur im Beginn der Narkose vorkommt, sondern auch noch im Toleranzstadium anhält. Eine ganz zuverlässige Erklärung für diese eigentümliche Erscheinung gibt es nicht. RIETZ faßt sie als eine cerebrale Reizung durch das Betäubungsmittel auf und empfiehlt zu ihrer Beseitigung eine kurze präliminare Carotiskompression. Unter 29 so behandelten Fällen hatte er 19mal einen vollen und 5mal einen teilweisen Erfolg, während 5mal keine Besserung zu erzielen war. Ich bin dieser Anregung entsprechend verschiedentlich mit einem meiner Meinung nach guten Ergebnis ebenso vorgegangen, glaube aber, daß man bei einer Verbindung des HOFMANNschen und des RIETZschen Vorschlags, das heißt bei Ausführung einiger tiefer Atemzüge vor Beginn der Narkose und gleichzeitiger Kompression der Carotiden noch besser fährt. Man erreicht dann nicht nur eine präliminare Anämie zur leichteren Einleitung der Narkose bei kräftigen Männern und zur Ersparung von Betäubungsmitteln, sondern man vermeidet auch das sonst kaum anders zu beeinflussende Zittern. Es erscheint mir übrigens am seltensten bei einfacher Rückenlage des Patienten aufzutreten, viel häufiger bei Seiten- oder Bauchlage. Wahrscheinlich spielt dabei eine Störung im Muskelgleichgewicht eine ähnliche Rolle, wie sie MARWEDEL für den Wadenbeinkrampf annimmt.

P o s t n a r k o t i s c h e s E r b r e c h e n. Eine zweite sehr unangenehme Erscheinung ist das postnarkotische Erbrechen. Nach der Ansicht von D'ARCY POWER erbrechen die einen Menschen eben immer, die anderen nicht, ebenso wie manche Leute immer see- und eisenbahnkrank werden und andere nicht (MORTIMER). Eine gewisse Beziehung besteht vielleicht nur zu den Körperteilen, an denen operiert wird, indem es nach den Operationen, die in der Zwerchfellgegend stattfinden (Oberbauch, aber auch Nieren), eher zu Erbrechen kommt. Die spätere Behandlung berührt uns nicht. Es ist hier nur zu fragen, ob und wie man es verhüten kann. Der wichtigste Vorschlag geht natürlich dahin, daß man bei nüchternem Magen operiert. Im allgemeinen muß man annehmen, daß ein 4—6stündiges Fasten nach der letzten Mahlzeit genügt, da nach dieser Zeit normalerweise der Magen leer sein soll. Wenn also frühmorgens operiert wird, so braucht der Kranke nur die erste Mahlzeit, nicht aber am Abend vorher, auszusetzen. Besteht aus irgendeinem Grunde eine Retention, so sind gründlichere Maßnahmen nötig, längeres Hungern, Magenspülungen oder Ausheberungen, wie das später bei der Vorbereitung zu Bauchoperationen besprochen werden wird. Muß man einen dringlichen Eingriff vornehmen, so entleert man den Inhalt am leichtesten mit dem Magenschlauch und spült vielleicht noch nach. Nun gibt es aber Fälle, wo mit allen diesen Maßnahmen deshalb nichts Endgültiges erreicht werden kann, weil während der Operation wieder Darminhalt in den Magen zurückfließt und weiterhin in die Luftwege übertreten kann. Dies ist bei manchem Ileus und zwar vor allem dann der Fall, wenn während des Eingriffs stark auf die Därme gedrückt werden muß. Für diesen besonderen Zweck hat KAUSCH eine Magensonde hergestellt, die nach Art der TRENDELENBURGschen Trachealtamponkanüle gebaut ist, aber oberhalb des Fensters einen von außen aufblasbaren Ballon zeigt, der nach Füllung mit Luft in die Cardianische eingedrückt wird und dadurch einen Abschluß erzielt. Nun kann wohl der Mageninhalt nach außen treten oder abgesaugt werden, aber ein Überschwemmen des Kehlkopfes und der Lungen und damit die Erstickungsgefahr sind ausgeschlossen.

Weiterhin wird das Erbrechen durch vorherige Gaben von Beruhigungsmitteln zum mindesten für die Dauer der Narkose beträchtlich herabgesetzt, weil nicht nur die Betäubung rascher und ruhiger einsetzt, unbehinderter verläuft und man Narkose spart, sondern auch deshalb, weil die Absonderung des Speichels geringer ist, der durch Beladung mit dem Narkoticum große Giftmengen aufnimmt und dem Magen zuführt. Während der Narkose selbst wird das Erbrechen dadurch hintangehalten, daß man ständig auftropft, den Patienten in einer gewissen Tiefe des Schlafes hält und ihn zwischendurch nicht aufwachen läßt. Unterdrücken kann man es angeblich durch den Joosschen Handgriff, d. h. durch einen tiefen Druck nach dem linken sternalen Schlüsselbeinende, wobei der Daumen gleichlaufend dem Schlüsselbein und mit seiner Kuppe dicht oberhalb von dessen Brustbeinende liegt, während die flache Hand auf den Brustkorb kommt (Vaguswirkung?). Nur kurz erwähnt sei, daß Versuche mit Verabreichung von Lecithinpräparaten (BIRKHOLZ, FRITZLER u. a.) gemacht worden sind, die neben der Abkürzung der Narkose und ihrer Nachwirkungen auch eine Verminderung des Erbrechens fördern sollen. Von anderer Seite sind diese Erfolge nicht bestätigt worden. RIGHETTI hat nun zur raschen Deätherisation des Körpers vorgeschlagen, nicht Sauerstoff, sondern Kohlensäure einatmen zu lassen, ausgehend von dem Gedanken, daß Kohlensäureüberladung des Blutes das Atemzentrum zu vertieften Atemzügen anregt. Die Kohlensäurespannung beträgt in den Lungenbläschen etwa 40 mm Hg. RIGHETTI läßt 5—15 Minuten lang die Patienten durch die Maske Kohlensäure einatmen und will damit gute Erfolge erzielt haben. In Deutschland haben DOPPLER und DZIALOSZYNSKI vor kurzem ihre Erfahrungen mitgeteilt. Auch so könnte das postoperative Erbrechen vermindert und vielleicht mancher Zufall vermieden werden.

Die postnarkotische Magenlähmung (A. PAYER), die auf einen durch die Narkose bedingten Reizzustand nach vorheriger Lähmung der nervösen Zentren zurückzuführen ist, ist prophylaktisch sehr wenig zu beeinflussen, so daß seine Behandlung mehr in das Bereich der Nachbehandlung gehört. Sie scheint aber erstens häufiger bei vorher stark dilatierten atonischen Mägen vorzukommen und zweitens bei frühzeitiger postoperativer Flüssigkeitszufuhr.

Narkosezufälle meist durch ärztliche Schuld. Sind bisher Störungen besprochen worden, die eigentlich unabhängig von unserem

Willen das eine Mal auftreten und das andere Mal nicht, ohne daß wir allzuviel dagegen tun konnten, so umfaßt die nächste Gruppe Zufälle, die meist durch eigenes Verschulden sich einstellen und deren Verhütung eine besondere Aufmerksamkeit erfordert. Es sind das die Störungen der Atmung und des Herzens.

I. Störungen der Atmung. Die ersteren können sowohl peripher, d. h. meist mechanisch, wie zentral toxisch verursacht sein.

a) Mechanische, periphere Störungen. Als mechanische Hindernisse kommen am häufigsten Fremdkörper wie Gebisse, Prieme, Zuckerstückchen, auch Tupfer, Watteteilchen usw. oder erbrochener Mageninhalt in Betracht. Darüber wurde zum Teil schon früher gesprochen. Aber auch nicht ausgehustete Schleimmassen wirken ähnlich. Zu den selteneren Vorkommnissen gehört eine erschwerte Atmung durch enge Nasen oder Nasenlöcher oder durch Einsinken der schlaffen Backen bei alten, vor allem zahnlosen Leuten oder solchen Patienten, denen vor der Operation das Gebiß herausgenommen wurde. Gegen das erstere hilft rasch und einfach, wenn man zwei kräftige durch eine Sicherheitsnadel verbundene Gummiröhrchen in die Nasenöffnungen einführt, vor letzterem schützt das Einhaken eines Fingers in den Mundwinkel und das seitliche Abziehen desselben.

Die übrigen erwähnten Hindernisse drücken den Zungengrund nach abwärts oder versperren den Kehlkopfeingang und bleiben dort oder auch erst in der Luftröhre stecken. Dann wirken sie ähnlich wie das Zurücksinken der Zunge, das so überaus oft zu Atemstörungen führt. Es tritt meist erst bei tiefer Narkose auf, da ihm eine Erschlaffung der Muskeln und Bänder vorhergeht, und ist nicht mit der Cyanose zu verwechseln, die man im Anfang der Betäubung durch Preßatmung entstehen sieht.

Merkt man, daß eine bisher ruhige Atmung angestrengter wird, daß der Patient zu schnarchen beginnt, sich bläulich verfärbt und schließlich ganz aufhört, zu atmen, so ist höchste Gefahr im Verzuge. Handelt es sich nur um Schleimansammlungen, so kann man dem durch starke Senkung des Kopfes entgegenarbeiten, wodurch sich die Massen im Nasenrachenraum anhäufen und durch die Nase abfließen oder ausgedrückt werden können. Will oder darf man die Stellung während der Operation nicht ändern, so genügt auch das bloße Auswischen mit einem Tupfer, der fest an seinem Stiel sitzen muß, damit er nicht am Zungengrunde stecken bleibt und dann die Gefahr noch erhöht. Durch dieses Säubern des Kehlkopfeinganges werden auch kräftige mechanische Reize ausgeübt, die ähnlich wirken wie das LABORDEsche Verfahren, das darin besteht, daß die Zunge gefaßt und in regelmäßigem Rhythmus vorgezogen wird.

Da diese Störungen fast nur in Rückenlage eintreten, so ist neben der vorherigen Untersuchung des Mundes die beste Verhütungsmaßnahme eine leichte Drehung des Kopfes nach einer und zwar im allgemeinen nach der vom Instrumententisch abgewandten Seite (Kinn-Schultergriff, KÜHL), um diesen bei etwaigem Erbrechen vor Beschmutzung zu bewahren. Auf die gute Durchgängigkeit der Luftröhre in dieser

Lage ist schon von HENKE hingewiesen worden, worauf neuerdings KÜHL wieder aufmerksam gemacht hat. HENKE schreibt: „Wendet man den Kopf und das Gesicht ganz horizontal nach der Seite, dann verhalten sich die Mittelteile des Halses so, daß der ganze Boden der Mundhöhle in ziemlich unveränderter Lage zum Unterkiefer folgt." Die Nutzanwendung daraus hat KÜHL in seinem Kinn-Schultergriff gezogen, der, wenn nicht immer, so doch in diesen Notfällen angewendet werden sollte. Das übliche Verfahren ist aber der Kieler Handgriff nach v. ESMARCH und HEIBERG, wobei unter Anlegen beider Zeigefinger hinter die senkrechten Unterkieferäste, der Daumen auf die Stirn und der übrigen Finger an den Hals erst der Unterkiefer nach unten gedrückt und dann nach vorn geschoben wird. Ohne die Abwärtsbewegung verfängt sich die untere Zahnreihe leicht hinter der oberen und vereitelt unser Bemühen. KEPPELER empfiehlt statt dessen, daß man vorn beide Daumen auf den Oberkieferkörper aufsetzt und mit den Zeigefingern

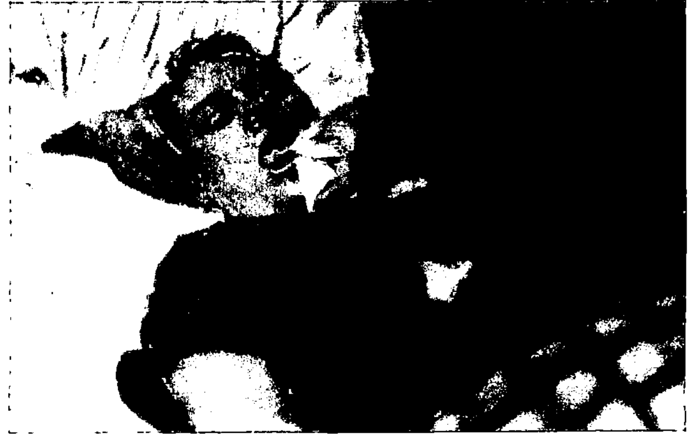

Abb. 1. Der Kiefergriff nach KÜHL.

hinter den Kieferwinkel einhakt, um so den Unterkiefer nach vorn zu bringen. Beide Verfahren haben meines Erachtens den Nachteil, daß sie die Ohrspeicheldrüse quetschen und schädigen, so daß es an diesem Ort verminderten Widerstands leicht bei gleichzeitig im Blut vorhandenen Bakterien zur eitrigen Parotitis kommen kann. Auch hält man es in beiden Fällen, worauf KÜHL mit Recht hinweist, nicht lange aus und hat die Hände nicht zur Narkose frei. KÜHL zieht deshalb ein anderes Verfahren vor, das er den Kiefergriff nennt und folgendermaßen beschreibt: Der Narkotiseur stellt sich am besten zu Häupten des Kranken, legt sodann den Zipfel eines Handtuches hinter die Schneidezähne des Unterkiefers — um einer Verletzung der Zunge durch diese vorzubeugen —, zieht darauf mit zwei Fingern der rechten Hand oder mit der Zungenzange, die nach dem Gebrauch sogleich wieder entfernt wird, die Zunge des Kranken in die Höhe vor die Zahnreihe und drückt sie hinter ihr mit der Fingerbeere des linken Daumens gegen den Boden der Mundhöhle an, während sich der Mittelfinger derselben Hand außen unter das Kinn legt, um einen Stützpunkt zu gewinnen. Dabei ruht der Ellenbogen des Narkotiseurs neben dem linken Ohre des Kranken, um nicht müde zu werden. Gleichzeitig übt man einen gelinden Zug nach aufwärts aus und hebt so zugleich Unterkiefer und Zunge. (Abb. 1.)

Die Vena jugularis darf nicht gequetscht werden.

Dasselbe kann in sehr einfacher Weise durch das von E. BECKER angegebene Elevatorium erreicht werden, das in den Mund eingeführt wird. Mit seiner Spitze sitzt es hinter dem Unterkiefer, während sich der Schaft am Oberkiefer anstemmt und so durch Druck auf das herausragende Ende eine Hebelwirkung gestattet.

Schließlich sei noch des Verfahrens nach GONTERMANN gedacht, der nach Öffnen des Mundes mit einem 3—4 cm dicken Tupfer, der an einem kräftigen Stiel befestigt ist, eingeht, sich langsam von der Seite aus einen Weg nach dem Kehlkopfeingang bahnt und nun unter Druck des Stielhalters an die obere Zahnreihe die Zunge nach vorn hebelt.

Bekommt man den Zungengrund nicht frei oder kann man einen Fremdkörper nicht entfernen, so bleibt nichts anderes übrig, als einen Kehlkopfschnitt zu machen. Er ist auch hin und wieder als Voroperation bei der nächsten Gruppe nötig, den zentralen Störungen, die im Gegensatz zu den oben beschriebenen weit beängstigender sind, weil sie nicht so rasch wie die früher genannten zu beheben sind.

b) Toxische, zentrale Störungen. Eine zentrale Atemlähmung ist als Intoxikation durch die zugeführten Betäubungsmittel anzusehen. Dementsprechend sind die Erscheinungen die einer ziemlich schnell einsetzenden Cyanose mit baldigem Atemstillstand. Wie weit prophylaktisch die vielfach gegen Chloroformsynkope empfohlene Pinselung mit Cocain (ROSENBERG, STRUBE) hilft, entzieht sich meiner Erfahrung. Ob das Lobelin (Ingelheim), das gegen Atemstillstand empfohlen wird, auch prophylaktisch gegeben werden könnte, weiß ich nicht. Theoretisch spricht dagegen, daß man sich mit einem Mittel, das das Atemzentrum anregt, die Narkose nicht erleichtert, sondern erschwert, da dann mehr Narkoticum als gewöhnlich nötig ist, um das künstlich erregte Zentrum zu beruhigen.

Unsere Hauptaufgabe besteht nun in folgendem:

1. für eine sofortige Anregung des Atemzentrums und

2. für eine rasche Ausscheidung des Giftes zu sorgen.

1. Mittel, die das Atemzentrum anregen. Von den Mitteln, die das Atemzentrum selbst anregen wollen, kommt in erster Linie Strychnin 0,002 unter die Haut oder 0,001 in eine Saugader in Betracht, das ich selbst zweimal anscheinend mit bestem Erfolg angewandt habe. NEISSER empfiehlt es auf Grund der pharmazeutischen Wirkungen und eingehender Erwägungen. Neuerdings wird von verschiedenen Seiten (BONSMANN, G. DÜTTMANN, HELLWIG, HÖCHSTENBACH, RENZ) das Lobelin empfohlen, von dem 3—6 mg intravenös oder intramuskulär bei flacher Atmung oder Stillstand injiziert werden. Von den genannten Verfassern wird über günstige Erfolge berichtet, die wir zum Teil bestätigen können. Auch bei der Asphyxie der Neugeborenen ist Lobelin von SCHU-MACHER in 25 Fällen mit Nutzen angewandt worden (0,0015—0,003 g).

2. Mittel, die die Ausscheidung des Narkoticums fördern. Da bei der Narkose die Ausscheidung des Betäubungsmittels in erster Linie durch die Lungen erfolgt, deren Tätigkeit aber bei der Atemlähmung aufhört, so hat vor allem künstliche Atmung einzusetzen, nachdem vorher die Luftwege frei gemacht worden sind. Die einfachste Methode ist die, durch Druck der gespreizt und flach auf den Brustkorb aufgelegten Hände in einem regelmäßigen, 15—20maligen Wechsel in der Minute die Lungen zusammenzudrücken (Exspiration), während bei dem Loslassen durch das Zurückfedern die Inspiration nachgeahmt wird (HOWARD, KÖNIG). Man rechnet für Ein- und Ausatmung je 2 Sekunden, lieber etwas mehr als zu wenig, da bei dieser künstlichen Verengerung und Erweiterung des Brustkorbs der Luftaustausch nicht so rasch wie gewöhnlich stattfindet und man außerdem mit der Verschleimung der Atemwege rechnen muß. — Ebenfalls ist von einer Person leicht das SCHÜLLERsche Verfahren auszuführen, bei dem man von dem Kopf aus mit den zweiten und vierten Fingern beider Hände unter den Rippenbogenrand faßt und diesen nach oben zieht. Anstrengender und ermüdender ist die SILVESTERsche Methode. Hier wird jeder Unterarm des Asphyktischen dicht oberhalb des Handgelenks kräftig gefaßt und nach oben über den Kopf geschlagen (Inspiration), dann gleichmäßig nach unten an den Brustkorb gedrückt (Exspiration). Jeder Arm kann auch von einer Person gehalten werden.

Allen Verfahren haftet der Nachteil an, daß es zu Frakturen der Rippen und Armknochen kommen kann und Lungenzerreißungen entstehen können. Deshalb ist vorgeschlagen worden, nur Sauerstoff unter Druck und mit Hilfe eines Schlauches in die Lungen einzuleiten. Dadurch allein hat man tatsächlich Erfolge erzielt (MELTZER-AUER, VOLHARD). Noch vorsichtiger arbeiten der ROTH-DRÄGERsche Kombinationsapparat, der Pulmotor, der in einigen größeren industriellen Werken in Gebrauch ist, und der LÄWEN-SIEVERS-TRENDELENBURGsche Apparat, den ich in Leipzig bei einer von LÄWEN operierten Lungenembolie einmal in Betrieb sah. Das alles sind aber schon zu komplizierte Instrumente, über die die wenigsten Kliniken verfügen.

Die Entgiftung des Körpers läßt sich auch noch dadurch beschleunigen, daß man während der künstlichen Atmung aus einer Bombe Sauerstoff durch eine gut schließende Maske oder einen Katheter einbläst. Die Einstellung erfolgt am besten bei dem gebräuchlichen ROTH-DRÄGERschen Ventil so, daß man zuerst das Verschlußventil der Bombe öffnet, worauf unter Zischen anfangs etwas Luft entweicht, während sich der Finimeter sofort auf die noch in der Bombe vorhandene Sauerstoffmenge einstellt. Die vorn unten befindliche und einem Wasserhahn ähnliche Stellschraube des Reduzierventils wird aufgedreht und festgestellt, wenn dies nicht schon früher ein für alle Male geschehen ist. Nun wird der über dem ersten Hahn befindliche Hebel nach rechts gelegt, bis der Zeiger des Dosierungsmanometers auf 2—4 l (in der Minute) steht.

Vielleicht kann man aber auch noch auf eine andere Weise das Atemzentrum anregen und zwar dadurch, daß man statt des Sauerstoffs

Kohlensäure einatmen läßt. Diese übt bekanntlich auf das Atemzentrum einen Reiz aus und vertieft die Atemzüge. Damit wird wieder die Lunge besser gelüftet und das Narkoticum rascher ausgeschieden. Solche Versuche sind, um die Nachwirkungen der Narkose überhaupt herabzusetzen, von RIGHETTI unter der Bezeichnung Deätherisation angestellt worden. Ob das Verfahren auch zur Entfernung des Narkoticums bei Vergiftungen bzw. Atemstillstand zu gebrauchen ist, kann ich bisher nicht beurteilen.

Leider sind auch die Versuche von GOTTLIEB, MEISSNER, MOSSO u. a., Tiere durch Injektionen aus tiefer Narkose zum Bewußtsein zurückzubringen, noch nicht auf den Menschen anwendbar. Die Verfolgung dieses Gedankens scheint mir aber der Mühe wert und vielleicht bestimmt, die Frage der Narkose überhaupt von einem anderen Gesichtspunkt zu betrachten.

II. Störungen der Herztätigkeit. Wenn noch eine Steigerung der Narkosekomplikationen über die Atemstörungen hinaus möglich ist, so sind es die plötzlichen Herztodesfälle, die man manchmal erlebt. Chronische kompensierte Herzleiden spielen ja für die Betäubung keine wesentliche Rolle, sie wirken sich höchstens später aus und können noch manchen nachträglichen Todesfall verursachen. Auch nur selten werden akute Herzfehler gefährlich, die einem genauen Untersucher kaum entgehen; vielmehr sind es jene, ich möchte sagen, larvierte Formen von mangelhafter Kompensation, die höchstens durch Funktionsprüfungen oder mit dem Elektrokardiogramm festgestellt werden können und zu einem verhängnisvollen, überraschenden Versagen führen. Sie sind am fürchterlichsten, wenn sie gleich bei Beginn der Narkose einsetzen. Meist handelt es sich, wie gesagt, gar nicht um Herzen, die nach unseren gewöhnlichen klinischen Begriffen schwer verändert sind. Immerhin glaube ich, daß man bei sehr genauer und sorgfältiger vorheriger Untersuchung und Prüfung der Herzkraft, auch mit Hilfe des Elektrokardiogramms, die eine oder andere Störung rechtzeitig erkennen und vielleicht durch geeignete Maßnahmen Unheil vermeiden könnte. Wir Chirurgen sind ja im Grunde genommen oft recht leichtsinnig, wenn wir Leute mit Mitralinsuffizienz, Aortenstenose usw. operieren, Kranke, denen der Interne jede Aufregung, allzustarke körperliche Betätigung, Abusus in Alkohol, in Tabak und in Venere verboten hat. Und da kommen wir plötzlich mit der Maske und schädigen den Patienten psychisch schon in einer ganz überwältigenden Weise, — wie oft, ohne Unglück anzurichten, bis uns plötzlich einmal ein Blitz aus heiterem Himmel schreckt. Es wäre wünschenswert, wenn man durch große systematische Beobachtungsreihen über die Verhältnisse aufgeklärt würde, wie oft Herzen, die nicht ganz taktfest sind, versagen und ob sich nicht in den Fällen, wo wir allem äußeren Anschein nach unerwartet Nackenschläge erleiden, doch bei genauer Untersuchung geringe Befunde als Warnungszeichen hätten feststellen lassen. Wenn auch nicht alle Krankenhäuser so glänzend eingerichtet sind wie die in Magdeburg-Altstadt, wo durch Fernleitung elektrokardiographische Aufnahmen von jeder Abteilung ebenso wie vom Operationssaal aus gemacht werden können, und wenn auch leider nicht überall die Zusammenarbeit von Internen und Chirurgen so vorbildlich ist wie dort, so kann doch mancherlei schon mit einfacheren Mitteln geleistet werden. So werden bei GOSSET alle zu operierenden Patienten vorher röntgenologisch auf Herz und Lungen untersucht. Ich selbst habe mich bemüht, wenigstens an einem kleinen Material nachzuforschen, ob bei Leuten mit deutlichem Herzbefund sich häufiger Störungen der Narkose einstellen als sonst. Dabei ist eine Fehlerquelle, die beim Vergleich der einzelnen Fälle in einer allzugroßen Zahl verschieden ausgebildeter und verschieden fähiger Narkotiseure liegen könnte, dadurch wenigstens etwas ausgeschaltet worden, daß wir einige Zeit hindurch ein und dieselbe Schwester hatten, die regelmäßig die Narkosen machte und die gerade zu den zu untersuchenden Patienten herangezogen wurde, so daß in dieser Beziehung keine zu großen Unterschiede bestehen. Das Ergebnis der Nachforschungen war ein negatives, was schwerere Schädigungen anbetrifft. Dagegen kamen öfters bei der Narkose vorübergehendes Blauwerden und kurze Atemstörungen vor. Ob diese tatsächlich auf den Herzbefund zurückzuführen sind, wage ich nicht endgültig zu entscheiden.

Nun hat S. FREY, wie bereits früher erwähnt wurde, auf den Wert des KAUFMANNschen Diureseversuches für die Feststellung latenter Herzinsuffizienz hingewiesen. Vielleicht kommt man auf diesem Wege weiter.

Für die Todesfälle bei Narkose kann man zwei große Gruppen unterscheiden:

1. Primär reflektorischen Herzstillstand bei Beginn der Narkose;

2. Sekundär toxischen Herzstillstand

    a) auf der Höhe der Narkose

        α) als Herztod,

        β) als Folge der Asphyxie (schon S. 79 besprochen);

    b) nach der Narkose als Spätschädigung von Herz, Leber, Niere usw.

1. Der primär reflektorische Herzstillstand findet sich am ausgesprochensten bei der Chloroformnarkose und wird im allgemeinen damit erklärt, daß von den Endigungen des Nervus trigeminus in der Nase aus ein Reiz weitergeleitet wird, der zentral dann Herz- und Atemstillstand auslöst. Ob auch eine vorhergegangene Milzexstirpation zu plötzlichen Todesfällen bei Operationen am Menschen führen kann, ist mir unbekannt. Nach Tierversuchen von BERESOW und NISSNEWITSCH scheint diese Gefahr zu bestehen, da diese beiden Verfasser bei vier splenektomierten Hunden schwere Narkosekomplikationen im Gegensatz zu Eingriffen bei zehn nicht entmilzten Tieren sahen. BERESOW nimmt an, daß mit der Milzentfernung ein auf das autonome Nervensystem wirkendes Hormon ausgeschaltet wird, wodurch es zu Vagotonie und vermehrter Lymphocytenbildung (Hyperplasie der Drüsen) kommt. Außerdem ist Thymusvergrößerung nach Milzexstirpation beobachtet worden. So kann ein dem Status lymphaticus oder thymicolymphaticus ähnliches Bild entstehen. Andererseits hat LATTERI

durch Tierversuche nachgewiesen, daß Fortnahme des Thymus den
Chloroformtod nicht beschleunigt, daß aber durch das Chloroform
schwere Veränderungen an den Reticulumzellen, eine Atrophie der
Corticalis und eine Degeneration der HASSALschen Körperchen eintreten
können.

Zur Verhütung dieses primären Herztodes sind vor allem Pinselungen oder Besprayen der Nasenschleimhaut mit Cocain empfohlen
worden. ROSENBERG rät, 2 cg 10proz. Cocain in jedes Nasenloch zu
tropfen und dies nach 3 Minuten mit je 1 cg zu wiederholen, während
STRUBE vorschlägt, einen 1—5proz. Cocainspray zu benutzen oder eine
Pinselung mit 10—20proz. Cocain-Suprarenin.

Über die eigentliche Behandlung einer schon eingetretenen solchen
Herzsynkope siehe weiter unten.

2. Sekundär toxischer Herzstillstand, a) auf der Höhe der
Narkose. Die zweite Form des Narkosetodes entsteht als toxische
Wirkung auf der Höhe der Narkose durch Überdosierung, vor allem bei
zu rascher Verabreichung. Hier ist die Gesichtsfarbe mehr bleich-blau
im Gegensatz zu den peripheren, meist mechanischen Atemstörungen,
wo sie blau-rot ist. Wenigstens für den Anfang stimmt diese Unterscheidung.

Die wichtigste Prophylaxe ist hier ebenso wie bei der Asphyxie
eine gute Schulung und reiche Erfahrung im Narkotisieren.

Bei beiden Arten, der primären Synkope wie dem Herzkollaps durch
Intoxikation, ist nun neben den schon erwähnten Maßnahmen die erste
Pflicht die, sofort die Betäubungsmittel wegzulassen. Mit dem Beginn
der künstlichen Atmung, die nach Freimachung der Luftwege mit einem
der oben erwähnten Verfahren ausgeführt und durch Verabreichung der
dort vorgeschlagenen Medikamente unterstützt wird, muß zugleich eine
Massage des Herzens einsetzen. Sie kann entweder von außen erfolgen und dann unter Auflegen der Handfläche in der Herzgegend mit
rhythmisch stoßenden Bewegungen ausgeführt werden oder in unmittelbarer Herzmassage vom Bauch aus und durch das Zwerchfell
hindurch bestehen. Man macht, wenn man schon für eine Operation
vorbereitet ist, einen Schnitt zwischen Nabel und Schwertfortsatz, geht
sofort mit der ganzen Hand ein und versucht, die Herzspitzengegend
zu erfassen, was allerdings meist nur bei schlaffem Zwerchfell möglich
ist, oder übt auch hier nur stoßende Bewegungen aus (KÖNIG). In
seltenen Fällen, wie etwa bei Brustoperationen, kann man auch das Herz
selbst frei legen. Hufeisenförmiger Schnitt mit äußerer oder innerer
Basis über der 2.—4. linken Rippe oder Längsschnitt entlang dem
linken Brustbeinrand, der winkel- oder |—-förmig in den 3. Zwischen-
rippenraum hinein verlängert wird. Resektion der 2. oder 3. bis 4. oder
5. Rippe und Massage des Herzens, gegebenenfalls nach Eröffnung des
Herzbeutels.

Alle diese Versuche, das Herz wieder zu beleben, müssen innerhalb
einer gewissen Zeit von Erfolg begleitet sein. Denn wenn man auch das
Herz noch nach längerer Pause zum Schlagen bringen kann, so sind
doch im allgemeinen die nervösen Organe empfindlicher und ohne

frischen Blutzufluß nach 10—12 Minuten nicht mehr lebensfähig. Man hat sich deshalb bemüht, durch andere Verfahren das Herz rascher anzutreiben, und zwar in erster Linie durch Einspritzungen in das Herz selbst, durch die intrakardiale Injektion. Bei einem trostlosen Fall, bei dem eine intravenöse Infusion nicht nur nicht zu helfen, sondern eher den Ventrikel noch zu überlasten schien, kam ich zu Kriegsbeginn, ohne von den wenig bekannten Mitteilungen von Esch, Rubinsky, v. d. Velden u. a. etwas zu wissen, auf den Gedanken, am Herzen selbst mit den Arzneimitteln anzugreifen und setzte auch den Gedanken, da keine Zeit zu verlieren war, sofort in die Tat um, damals allerdings ohne Erfolg. Ich habe dann in einer ersten Veröffentlichung über zwei gelungene Fälle berichten können und bin später nochmals auf Einzelheiten der Technik eingegangen. Eine gute, zusammenfassende Übersicht über diese Frage gibt Bachlechner.

Folgendes Vorgehen ist zu empfehlen: Einstich im linken (3. oder) 4. Zwischenrippenraum, wobei sich die Nadel den Winkel zwischen der Brustbeinwand und den Knorpeln der 4. und 5. Rippe tastet. Man zieht dann die Nadel eine Spur zurück und sticht sie, etwas nach mittelwärts und zugleich nach oben geneigt, ungefähr $4^1/_2$ cm tief ein. Ist sie an der richtigen Stelle, dann pulsiert das Ende rhythmisch, vielleicht tritt auch ein Tropfen Blut aus oder man kann Blut ansaugen. Jetzt injiziert man 1 ccm Suprarenin, wobei es nicht gefährlich ist, wenn man in das Herzfleich einspritzt, was sogar von manchen empfohlen wird (Henschen, v. d. Velden). Ist man sicher in der Kammer selbst, so kann man auch das Suprarenin in 10—20 ccm physiologischer Kochsalzlösung geben und damit zugleich eine gewisse Füllung des möglicherweise leer gelaufenen Ventrikels erzielen. Glaubt man andererseits, daß das rechte Herz überdehnt ist, so läßt es sich zuerst durch eine Punktion entlasten. $^1/_2$ Minute nach gelungener Injektion kommt der Puls wieder, wird kräftiger und regelmäßiger, der Kranke reagiert, die Atmung vertieft sich, kurz die Lebensgeister kehren zurück. Bei ausgebluteten Patienten kann, sowie das Herz besser arbeitet, eine vorsichtige Infusion unter Zusatz von 0,0005 Strophantin entweder in das Herz selbst oder in eine Saugader angeschlossen werden. Mein Vorschlag, eine Bluttransfusion ins Herz selbst zu machen, ist, wie es scheint, bisher noch nicht ausgeführt worden, auch ich selbst hatte noch nicht Gelegenheit dazu.

Diesem Verfahren gegenüber treten alle anderen Versuche, die Herztätigkeit in Gang zu bringen, weit zurück, da sie eben an dem Zentralorgan gar nicht oder nur in sehr geringem Grade zur Wirkung kommen, denn zur intravenösen Infusion gehört, daß das Herz wenigstens noch etwas arbeitet, und zur subkutanen Injektion ist das erst recht nötig. Noch schwächer wirken Hautreibungen, elektrische Reize, Aderlässe und die sogenannte Autotransfusion durch Tieflagerung des Kopfes; sie sind aber nicht unwichtige unterstützende Maßnahmen.

Schließlich noch ein Wort über die Bronchitis und Pneumonie, wie sie im Gefolge von Narkose und örtlicher Betäubung auftreten, und über ihre Verhütung. Zuerst sei darauf hingewiesen, daß die Zahl der echten lobären Lungenentzündungen doch eine verhältnismäßig recht geringe ist, während man Bronchitiden beziehungsweise umschriebene kleine Bronchopneumonien weit häufiger beobachtet. Da auch seit Einführung der Lokalanästhesie ihr Vorkommen bei gewissen Operationen, vor allem am Bauch, nicht wesentlich abgenommen hat, so ist wohl sicher nicht nur der Äther als der schuldige Teil zu betrachten, sondern eine Neigung dazu in gewissen Verhältnissen zu suchen, wie sie bei dem einen Eingriff in dem Operationsverfahren oder in der Körpergegend, wo operiert wird, ein anderes Mal in oft sehr geringen infektiösen Prozessen, auch in herabgesetzter Speichelentleerung gegeben sind. Näheres darüber wird in dem Abschnitt über die postoperative Pneumonie gesagt werden (S. 107).

Als vorbeugende Maßnahmen kommen neben kurzer Operationsdauer und Schonung der Gewebe im wesentlichen systematische Atemübungen in Betracht, weiterhin Stärkung der Herzkräfte (Digitalisierung) und damit des Kreislaufes. Bei Asthmatikern und Leuten, die zu Lungenprozessen neigen, ist manchmal eine nicht zu lange vorherige Bettruhe anzuraten, während deren sich Lungen und Kreislauf an die veränderten Verhältnisse im Liegen gewöhnen können. Neuerdings scheint nun das von EDEN empfohlene Afenil der Firma KNOLL-Ludwigshafen (1 Ampulle 1,50 Mk., 4 Stück 4,30 Mk.) gute Erfolge für die Prophylaxe zu versprechen. EDEN berichtet, was ich nach einigen eigenen Erfahrungen nur bestätigen kann, daß das im Afenil enthaltene Calcium die Zahl der postoperativen Lungenentzündungen herabsetzt. Er beobachtete bei 240 Operationen, darunter 94 Bauchschnitten, nur 3 Bronchopneumonien, während sonst vielmehr Zwischenfälle auftraten. Vielleicht kann man statt des teuren Afenils auch Calcium chloratum-Amphiolen (MBK. MERCK-BÖHRINGER-KNOLL) verwenden, von denen 3 Stück, die 5 oder 10 ccm einer 10proz. Lösung enthalten, nur 65 Pfennige, 7 Stück 1,10 Mk. kosten. Man muß bei der Injektion beider Mittel gut mit der Nadel in der Vene sein, langsam einspritzen und dann erst nach einiger Zeit die Kanüle herausziehen. Ob sich mit einer langsamen Vorbereitung durch Calciumkompretten ähnliche Erfolge wie mit der intravenösen Injektion erreichen lassen, ist noch unentschieden.

b) Spätschädigungen durch Narkose sind vielfach beschrieben worden und zwar besonders nach Chloroform; sie kommen aber auch bei Äther vor. Im allgemeinen stehen sie in geradem Verhältnis zur Dauer der Narkose und zur Menge des verbrauchten Narkoticums, abgesehen von den wenigen Fällen von sogenannter Idiosynkrasie gegen eines der Betäubungsmittel.

Es können bei diesen Störungen die Alveolarepithelien betroffen werden, weil Chloroform abkühlt, langsam fließt und an den Schleimhäuten haften bleibt.

Für die Leberschädigung spricht das Auftreten von Urobilin im Harn (Nachweis durch Zinkchlorid und Ammoniak; AUDAIN, SCHLESINGER); außer in den Fällen, wo ein in Resorption befindlicher Bluterguß vorhanden ist. Kranke, die von vornherein Urobilin haben, sollten womöglich überhaupt nicht chloroformiert werden. Wichtige Befunde von Narkoseschädigungen an der Leber im Sinne der akuten gelben Atrophie sind von v. EISELSBERG, SCHNITZLER, VORSCHÜTZ u. a. mitgeteilt worden.

Vor kurzem hat dann SUZUKI Veränderungen im Zentralnervensystem durch Narkosentoxinämie festgestellt, die in Gestalt von Hyperämie, Ekchymosen und Degeneration der Ganglienzellen auftraten.

Aber auch die Nebennieren können betroffen werden, da sie als fetthaltige Organe große Mengen Chloroform aufzunehmen imstande sind. DELBET empfiehlt, dagegen Adrenalin einzuspritzen. Im übrigen liegen aber unsere Vorbeugungsmaßnahmen gegen diese Schädigungen, die zum Teil im Patienten selbst ruhen, vor allem darin, daß wir von dem Narkotikum so wenig wie möglich geben, es aber einmal durch Erwärmung wirksamer gestalten. Daß kann schon leicht dadurch geschehen, daß die Flasche einige Zeit in die Hosentasche gesteckt wird. Dadurch wird weniger verbraucht. Andererseits wird durch Betäubungsmittel die Toleranz und damit der nötige Verbrauch überhaupt herabgesetzt. Auch die Verkleinerung des Kreislaufs ist entweder in Gestalt der völligen Abschnürung der Gliedmaßen (KLAPP, ZUR VERTH) oder bloß durch Stauung (HANS) vorgeschlagen worden, wobei das letztere Verfahren empfehlenswerter ist, weil es dabei nicht so leicht zu Nervenlähmungen kommt. Bei Arteriosklerotikern und Leuten mit Krampfadern ist eine gewisse Vorsicht geboten, um Gefäßschädigungen zu vermeiden. GRÄFENBERG hat darnach eine vermehrte Thrombosenbildung beobachtet, und auch ZÖPPRITZ übt an dem Verfahren lebhafte Kritik.

Mischnarkosen. Ein weiteres Mittel zur Herabsetzung der im Narkoticum liegenden Schädlichkeiten ist die Benutzung von Mischnarkosen, wie sie jetzt neben den Äther- und Chloroformtropfnarkosen viel im Gebrauch sind. Über ihre Daseinsberechtigung sind die Meinungen geteilt, und es gibt gewichtige Stimmen, die sie völlig ablehnen. Darüber müssen noch einige Worte gesagt werden. Während man bei nacheinander gegebenen oder zu gleicher Zeit wirkenden Mitteln (z. B. Morphium und Äther) von einer kombinierten Narkose spricht, ist das Charakteristische der eigentlichen Mischnarkose die Verabreichung mehrerer außerhalb des Körpers schon zusammengebrachter Anästhetica. Der Prototyp dafür ist die Chloroform-Äthernarkose, wie sie jetzt meist mit dem BRAUNschen und dem ROTH-DRÄGERschen Apparat ausgeübt wird. Man erwartet einerseits eine Herabsetzung der von jedem einzelnen Betäubungsmittel nötigen Menge, andererseits aber eine über die bloße Addierung hinausgehende Steigerung der Wirkung bei verminderter Gefährlichkeit. Dabei sollen die Anästhetica nie in Tropfen-, sondern stets in Dampfform verwendet werden. Von den zahlreichen Versuchen, die zur Klärung dieser Fragen angestellt worden sind, waren von besonderer Wichtigkeit diejenigen BÜRGIS, der fand, daß Substanzen aus gleichen Reihen sich in ihrer Wirkung addieren, solche aus verschiedenen Gruppen potenzieren.

Während Madelung sich dieser Ansicht anschloß, kam Führer zu anderen Ergebnissen. Am meisten Wahrscheinlichkeit hat wohl die Meinung Kochmanns, daß die Leistungen kombinierter Mittel je nachdem von Fall zu Fall entschieden werden müssen und daß es eine einheitliche Erklärung vermutlich überhaupt nicht gibt.

Das einfachste Verfahren einer Mischnarkose würde darin bestehen, daß man auf die Maske abwechselnd Äther und Chloroform tropft, wodurch ein Gasgemisch entsteht. Dem Braunschen Apparat Narko (C. G. Heynemann-Leipzig), einer Verbesserung des Junkerschen Modells, liegt dieses Prinzip zugrunde. Mit einem Hand- oder Fußgebläse wird Luft durch eine kleinere Chloroform- und durch eine größere Ätherflasche in einem durchschnittlichen Verhältnis von einem Volumenteil Chloroform und vier Volumenteilen Äther durchgetrieben, und zwar so, daß anfangs die Menge mit 1,7 Chloroform und 6 Äther größer ist als später, wo sie bis etwa zur Hälfte herabgeht. Zu Beginn der Narkose werden beide Hähne voll geöffnet, nach Erreichung des Toleranzstadiums aber das Chloroform abgestellt und nur noch nach Bedarf hin und wieder zugegeben. Ich habe früher sehr viele Narkosen bei Braun selbst mit diesem Apparat, der neuerdings durch einen Luftverteiler verbessert worden ist, gemacht, bin ihm auch im Kriege lange Zeit treu geblieben und war stets zufrieden. Erwähnt sei noch, daß Läwen einen Thermophor zur Erwärmung der Gasdämpfe empfohlen hat.

Komplizierter ist der Roth-Drägersche Apparat, der die Luft durch Sauerstoff ersetzt. Von einer Bombe aus wird über ein Reduzierventil Sauerstoff durch eine Chloroform- oder eine Ätherflasche oder auch durch beide zugleich geleitet. Die Bedienung geschieht so, daß zuerst der Zylinderverschluß geöffnet wird, worauf sich am Finimeter der Endstand des Bombeninhalts ablesen läßt. Das laut zischende Geräusch entsteht durch überschüssige Luft und hört nach kurzer Zeit auf. Jetzt wird die Regulierschraube, falls das nicht schon vorher bei der letzten Benutzung geschehen war, auf den roten Strich des Manometers gedreht und schließlich der Abstellhahn geöffnet, der die eigentliche Zufuhr zu den Narkoticumflaschen frei gibt. Die nötige Tropfenzahl in der Minute wird nach Bedarf eingestellt. An den neuen großen Modellen sind auch Vorrichtungen für gleichzeitigen Überdruck und für Wiederbelebung vorhanden. Die mit einem Gummirand versehene Überdruckmaske ist nicht wie die einfache Metallmaske leicht desinfizierbar, was gegebenenfalls zu beachten ist, um Keimübertragungen zu vermeiden.

Die Versuche, mit Solästhin (Hosemann, Mensch, Schuhmacher, Sonntag, Weiss, u. a.) und Narcylen (Bohne, Gauss, Haselhorst, Kurtzahn, Mallebrein, P. Müller, Oehlecker, Philipp, Reis, Ringel, Schmidt, Solbach, Teichert u. a.) einen Rausch oder eine Narkose zu erzielen, sind noch nicht so voll befriedigend ausgefallen, daß man diese Verfahren zur allgemeinen Einführung empfehlen könnte. Wer sich darüber unterrichten will, findet am Schluß einige Hinweise auf das Schrifttum.

ζ) *Kurze Übersicht über die gebräuchlichsten Narkotica.*

Chloräthyl.

Chemische Formel: C_2H_5Cl (Aether chloratus); schon 1831 MERAT und LENS bekannt; 1848 HEYFELDER. Siedepunkt 12—12,5°.

Proben (Deutsches Arzneibuch):

5 ccm Äthylchlorid dürfen beim Verdunsten in einer Glasschale keinen Rückstand hinterlassen. Während des Verdunstens und nach dem Verdunsten darf sich kein knoblauchartiger Geruch bemerkbar machen (Phosphorverbindungen).

Schüttet man 5 ccm Äthylchlorid in 5 ccm eiskaltes Wasser, so darf nach dem Absetzen das Wasser Lackmuspapier nicht röten und auf Zusatz von 1 Tropfen Silbernitratlösung nicht getrübt werden (Salzsäure).

Fabrikate: HENNING, ROBISCH, THILO u. a.

Anzeigen: Nur als Rausch zu kurz dauernden Eingriffen, besonders auch im Felde; zur Einleitung von Allgemeinnarkosen.

Gegenanzeigen: Längere Narkose, Notwendigkeit der Muskelentspannung, Trinker, Hysterische, Basedowkranke.

Gebrauch: Auftropfen von 75—100 Tropfen bei Männern und 50—75 Tropfen bei Frauen in etwa $^1/_2$—$^3/_4$ Minuten auf eine 4—6fache Gazelage, die über das ganze Gesicht gedeckt und zwischen Nase und Kinn etwas zeltartig angehoben wird. Nicht mehr als 150 Tropfen.

Bromäthyl.

Chemische Formel: C_2H_5Br; Siedepunkt: 38—40°.

Anwendung: Bromäthyl wird ungefähr in der gleichen Weise wie Chloräthyl zum Rausch angewendet; für die Narkose ist es noch gefährlicher als dieses. Es war in der Schweiz von KOCHER sehr empfohlen worden, während es in Deutschland und Österreich wenig in Gebrauch zu sein scheint. Veröffentlichungen sind darüber in letzter Zeit kaum erschienen.

Stickoxydul.

Ich muß offen sagen, daß ich über die Stickoxydulnarkose keine eigene Erfahrung besitze und auch noch nie irgendwo eine solche habe ausführen gesehen. Wie mir Nachfragen bei einer großen Zahl namhafter Chirurgen Deutschlands, Österreichs und der Schweiz zeigten, scheine ich mich dabei in sehr guter Gesellschaft zu befinden. Bei der persönlichen Note, die das Buch haben soll, und bei den vornehmlich praktischen Zwecken, denen es dient, verzichte ich deshalb auf eine Schilderung dieses jedenfalls für Deutschland wenig wichtigen Verfahrens. Neuerdings wird es in Hamburg angewendet.

Äther.

Chemische Formel: $(C_2H_5)_2O$, Äthyläther; Siedepunkt 35°, spezifisches Gewicht 0,72.

Proben: Mit Äther getränktes Fließpapier darf nach dem Verdunsten des Äthers nicht riechen. — Läßt man 5 ccm Äther in einer

Glasschale bei Zimmertemperatur verdunsten, so hinterbleibt ein feuchter Beschlag, der Lackmuspapier weder röten noch bleichen darf (freie Säuren, schweflige Säure). — Läßt man 20 ccm Äther in einem mit Glasstopfen verschlossenen Glase vor Licht geschützt über frisch zerkleinerten erbsengroßen Stückchen von Kaliumhydroxyd stehen, so darf sich innerhalb einer Stunde weder der Äther noch das Kaliumhydroxyd färben.

Narkoseäther muß den an den Äther gestellten Anforderungen genügen, jedoch darf bei der Prüfung mit Kaliumhydroxyd auch innerhalb 6 Stunden keine Färbung auftreten. — Werden etwa 10 ccm Narkoseäther mit 1 ccm frisch bereiteter Kaliumjodidlösung in einem völlig gefüllten, verschlossenen, weißen Glasstöpselglase unter Lichtabschluß häufig geschüttelt, so darf innerhalb 3 Stunden keine Färbung auftreten. — Werden 10 ccm Narkoseäther mit 1 ccm NESSLERschem Reagens wiederholt geschüttelt, so darf keine Färbung oder Trübung, höchstens eine schwache weiße Opaleszenz auftreten.

Fabrikate: E. H., RIEDEL, SCHERING. Als Aether pro narcosi in braunen, fast ganz gefüllten und gut verschlossenen Flaschen von 100 bis höchstens 150 ccm Inhalt, kühl und geschützt vor Licht aufzubewahren.

Anzeigen: An sich können eigentlich alle Operationen in Äthernarkose ausgeführt werden; im Ätherrausch kurze Eingriffe, für die der Chloräthylrausch nicht genügt und bei denen ausgiebige Muskelentspannung nötig ist. Auch Kinder vertragen Äther gut.

Gegenanzeigen: Es gibt so gut wie keine Gegenanzeigen; nur ist Äther vielleicht bei Hirnoperationen wegen der vermehrten Gefäßfüllung, bei Strumen, Luftröhrenerkrankungen und Lungenleiden wegen der Schleimhautreizung nicht so empfehlenswert. Auch bei Nierenkranken soll man mit Äther möglichst sparen.

Gebrauch: 1. Als Rausch: Man gießt 20—30 ccm Äther in die JULLIARDsche Maske, hält sie anfangs erst in einiger Entfernung über den Kranken, damit er sich an den Geruch gewöhnt, setzt sie dann fest auf und sucht, eine ruhige und tiefe Atmung zu erzielen. Bei der anfänglichen Unruhe lüftet man die Maske nicht, schüttet im Gegenteil eher noch Äther nach. Auch rasches Auftropfen wird zur Erreichung eines Rausches empfohlen, was nicht so leicht zu Erstickungsgefühlen führt.

2. Als Vollnarkose, wie sie schon S. 73 geschildert wurde. Man tropft in 1 Minute 100—120 Tropfen, was 21—79 Volumenprozent in der Atmungsluft entspricht.

Chloroform.

Chemische Formel: $CHCl_3$ (Trichlormethan); 1860 zuerst von SIMPSON benutzt. Siedepunkt 60—62°, deshalb nur langsame Ausscheidung aus dem Körper.

Proben: Wegen der starken Zersetzlichkeit bei Licht- und Luftzutritt schreibt das deutsche Arzneibuch einen geringen Alkoholzusatz vor.

Chloroform darf nicht erstickend riechen (Phosgen). — Mit Chloroform getränktes bestes Filtrierpapier darf nach dem Verdunsten des Chloroforms nicht riechen. — 5 ccm Chloroform dürfen beim Verdunsten auf dem Wasserbade keinen Rückstand hinterlassen. — Schüttelt man 20 ccm Chloroform und 15 ccm Schwefelsäure in einem 3 ccm weiten, mit Schwefelsäure gespülten Glasstöpselglase häufig, so darf sich die Schwefelsäure innerhalb einer Stunde nicht färben. — Schüttelt man 20 ccm Chloroform mit 10 ccm Wasser und hebt sofort 5 ccm Wasser ab, so darf dieses nicht Lackmuspapier röten und wenn es vorsichtig über eine mit gleichviel Wasser verdünnte Silbernitratlösung geschichtet wird, keine Trübung hervorrufen. — Beim Schütteln von Chloroform mit Jodzinkstärkelösung darf weder die Jodzinkstärkelösung geblaut, noch das Chloroform gefärbt werden.

Narkosechloroform muß den an Chloroform gestellten Anforderungen genügen, jedoch darf sich beim Schütteln mit Narkosechloroform die Schwefelsäure innerhalb 48 Stunden nicht färben. Schüttelt man 20 ccm Narkosechloroform, 15 ccm Schwefelsäure und 4 Tropfen Formaldehyd häufig in einem 3 cm weiten, mit Schwefelsäure gespülten Glasstöpselglase, so darf sich die Schwefelsäure innerhalb einer halben Stunde nicht färben.

Fabrikate: ANSCHÜTZ, E. H., SCHERING u. a. In Flaschen von höchstens 60 ccm Inhalt, um nicht zu viel auf einmal zu verwenden und nicht schädlich werdende Reste übrig behalten zu müssen. Gut verschlossen und dunkel aufzubewahren. Nach den neuerdings wieder mitgeteilten schlechten Erfahrungen REICHELS muß man im allgemeinen vor der selbständigen Abfüllung warnen.

Anzeigen: Trinker; rasch notwendig werdende Narkosen, wie z. B. im Kriege, wo aus Zeit- und Platzmangel auf eine schnelle Versorgung und baldigen Abschub der Verwundeten geachtet werden muß (s. u. aber auch die Gegenanzeigen gerade in diesen Fällen!); Geburten; sehr aufgeregte Kranke (Basedow).

Gegenanzeigen: Allgemeine Erkrankungen mit stark herabgesetzter körperlicher Widerstandsfähigkeit wie chronische Anämie, Leukämie, Diabetes, Fettsucht, Hypoplasie des chromaffinen Systems (Status thymico-lymphaticus), Schock, Ohnmachten, weiterhin dekompensierte Herzfehler, Leber- und Nierenleiden, Nikotinmißbrauch.

Gebrauch: Nur zur Vollnarkose durch Auftropfen von etwa 60 Tropfen in der Minute, was einer Sättigung der Atemluft mit 0,5 bis 1,3 Volumenprozent entspricht. Ein Mehr kann schädlich wirken. Man vermeidet am besten, Skopolamin und Chloroform wegen der Gefahr der Atemlähmung gleichzeitig zu geben.

Nun noch ein Wort zu der Frage, wer bei einer Narkose der verantwortliche Teil ist, der Operateur oder der Narkotiseur. Dazu ist vorher zu bemerken, daß es überhaupt wünschenswert ist, wenn die Narkose stets von einem Arzt ausgeführt wird. Ist dies aus irgendeinem Grunde unmöglich, so soll sie wenigstens in Gegenwart des Operateurs eingeleitet werden, der auch immer dann verantwortlich ist, wenn alle Maßnahmen ausdrücklich auf seine besonderen Anordnungen hin geschehen. Dagegen ist der Narkotiseur zur Rechenschaft zu ziehen, wenn wirklich grobe Kunstfehler von seiner Seite vorliegen, wenn z. B. ein Gebiß verschluckt wird und was dergleichen mehr ist (v. BRUNN). Im übrigen muß sich nach PUPPE bei den Fortschritten der Lokalanästhesie der Operateur darüber klar sein, warum er gerade Narkose anwendet und nicht örtliche Betäubung. Für die Schuld an einem Tod in Chloroformnarkose ist vielleicht noch die Ansicht eines so maßgebenden Beurteilers wie STRASSMANN von Bedeutung, der sich folgendermaßen ausspricht: „Selbst wenn das Verfahren des Arztes bei der Narkose anerkanntermaßen kein korrektes war, wenn er altes, nicht sorgfältig aufgehobenes Chloroform benutzt hat, wenn er ohne jede sachkundige Assistenz allein operiert und chloroformiert hat, obwohl eine solche Assistenz ohne jede Schwierigkeit zu beschaffen war, wenn er die einengenden Kleidungsstücke nicht geöffnet hat und die Atmung nicht genügend beobachten konnte, so wird man nicht dazu kommen, ihn für einen etwaigen tödlichen Ausgang strafrechtlich verantwortlich zu machen. Denn immer werden wir dem Richter sagen müssen, es kann nicht sicher bewiesen werden, daß das Verfahren des Arztes, obwohl wir es für fehlerhaft halten, schuld am Tode des Verstorbenen ist, daß derselbe bei anderweitiger Behandlung am Leben geblieben wäre, da auch bei der größten Sorgfalt unter den günstigsten Verhältnissen Todesfälle in der Chloroformnarkose möglich sind. Fast immer werden wir dem Richter sagen müssen, daß Todesfälle in der Chloroformnarkose unvermeidlich sind und bei der Unentbehrlichkeit des Mittels als traurige Notwendigkeit hingenommen werden müssen."

Literatur.

BACHLECHNER: Die intrakardiale Injektion. Ergebn. d. Chirurg. u. Orthop. Bd. 17, S. 1. 1924.

BALKHAUSEN: Theoretisches und Praktisches zur Narkosenfrage. Dtsch. Zeitschr. f. Chirurg. Bd. 183, S. 304. 1923.

BARATH: Untersuchungen über die klinische Wirkung des Strychnins auf den Blutdruck und die Atmung. Med. Klinik Jg. 18, Nr. 47, S. 1492. 1922.

BAUMANN, E.: Zum Narkoseproblem. Schweiz. med. Wochenschr. Jg. 53, Nr. 25, S. 600. 1923. — Ders.: Zur Narkosefrage. Zentralbl. f. Chirurg. Jg. 50, Nr. 20, S. 800. 1923.

BECKER, E: Ein einfacher Handgriff bei Narkoseasphyxie. Dtsch. Zeitschr. f. Chirurg. Bd. 192, S. 345. 1925.

BERESOW und NISSNEWITSCH: Zur Frage über die Chloroformnarkose bei Splenektomierten. Zentralbl. f. Chirurg. Jg. 51, Nr. 40, S. 2195. 1924.

BIRKHOLZ: Lecithol und Narkosenachwirkung. Med. Klinik Jg. 20, Nr. 21, S. 709. 1924.

BONSMANN: Lobelin intravenös bei Vergiftungen. Klin. Wochenschr. Jg. 3, Nr. 46, S. 2127. 1924.

BRAUN: Über Äther-Chloroformmischnarkosen. Münch. med. Wochenschr. Jg. 48, Nr. 20, S. 777. 1901. — Ders.: Über Mischnarkosen und deren rationelle Verwendung. Arch. f. klin. Chirurg. Bd. 64, S. 201. 1901. — Ders.: Zur Äther-Chloroformmischnarkose. Zentralbl. f. Chirurg. Jg. 30, Nr. 14, S. 377. 1903.

v. BRUNN: Grundlagen der Indikationsstellung für die Allgemeinnarkose bei gleichzeitig bestehenden inneren Erkrankungen. Zentralbl. f. d. Grenzgeb. d. Med. u. Chirurg. Jg. 17, S. 77. 1913.

Bürgi: Die Wirkungen von Narkoticakombinationen. Dtsch. med. Wochenschr Jg. 36, Nr. 1 u. 2, S. 20 u. 62. 1910. — Ders.: Über wirkungspotenzierend‹ Momente in Arzneigemischen. Med. Klinik Jg. 8, Nr. 50 u. 51, S. 2036 u 2073. 1912.

Class and Wallace: Magnesiumsulfat vor Operationen. Journ. of the Americ med. assoc. 1922, Nr. 1; Med. Klinik Jg. 18, Nr. 22, S. 705. 1922.

Coburn: Blood pressure in operative surgery and general anaesthesia. Journ of the Americ. med. assoc. Bd. 82, Nr. 22. 1924; Zo. 29, 57.

Doppler: Über den Wert postoperativer Kohlensäureinhalation. Med. Klinil Jg. 22, Nr. 11, S. 398. 1925.

Dreesmann: Ein einfaches Hilfsmittel bei der Narkose. Zentralbl. f. Chirurg Jg. 50, Nr. 29, S. 1564. 1924.

Düttmann, G.: Über die Bekämpfung der Narkosegefahren. Klin. Wochenschr Jg. 3, Nr. 35, S. 1586. 1924.

Dzialoscynski: Über die Anwendung der Kohlensäureinhalation in der Chi· rurgie. Zentralbl f. Chirurg. Jg. 53, Nr. 23, S. 1426. 1926.

Eggers: Beitrag zur Narzylenbetäubung mit dem Kreisatmer. Zentralbl. f Chir. Jg. 52, Nr. 36, S. 2005. 1926 (mit Lit.)

v. Eiselsberg und Schnitzler: Narkosespättod nach Narkosegemisch. Med Klinik Jg. 18, Nr. 37, S. 1198. 1922.

Emmerich: Über die Funktionsprüfung des Herzens. Dtsch. Zeitschr. f. Chirurg. Bd. 192, S. 337. 1925.

Förster: Erleichterung der Narkose durch vorabendliche Gaben von Bromural. Münch. med. Wochenschr. Jg. 70, Nr. 42, S. 130. 1923.

Fortacin: La presion arterial durante el acto operatorio. Rev. españ. Bd. 4, Nr. 39. 1921; Zentralbl. f. Chirurg. Jg. 49, Nr. 13, S. 468. 1922.

Frehse: Über die strafrechtliche und ehrengerichtliche Verantwortlichkeit des Arztes bei Todesfällen in der Narkose. Dtsch. med. Wochenschr. Jg. 50, Nr. 8, S. 245. 1924.

Frey, S.: Die Prüfung der Herzfunktion im Dienste der Chirurgie. Arch. f. klin. Chirurg. Bd. 138, S. 358. 1925. Verhandl. d. 49. Tagung d. Dtsch. Ges. f. Chirurg.

Fritzler: Lezithol und Narkosenachwirkungen. Med. Klinik Jg. 20, Nr. 10, S. 314. 1924.

Gauss und Wieland: Ein neues Betäubungsverfahren. Klin. Wochenschr. Jg. 2, Nr. 3 u. 4, S. 113 u. 158, 1923.

Gohrbandt: Die Einleitung der Narkose mit Eau de Cologne. Dtsch. med. Wochenschr. Jg. 52, Nr. 2, S. 65. 1926.

Gwathmey and Hooper: Synergistic analgesia and anaesthesia with special reference to magnesium sulphate, ether, morphin and novocaine. Journ. of laborat. a. clinic. med. Bd. 10, Nr. 8, S. 641. 1925; Zo. 33, 567.

Habs, R.: Herz- und Gefäßmittel bei akuten Kreislaufschwächen. Zentralbl. f. Chirurg. Jg. 52, Nr. 1, S. 2. 1925.

Hans: Die Extremitätenstauung, eine einfache Methode zur Blut- und Chloroformersparnis bei Operationen an anderen Körperstellen. Zentralbl. f. Chirurg. Jg. 37, Nr. 50, S. 1579. 1910.

Harmon: Preoperative narcotics. Current researches in anaesthesia a. analgesia Jg. 4, Nr. 1. 1925; Zo. 32, 395.

Haun: Zur Narkose mit erwärmtem Chloroform. Münch. med. Wochenschr. Jg. 54, Nr. 48, S. 2386. 1907.

Hellwig: Lobelin bei Atemlähmung in der Narkose. Zentralbl. f. Chirurg. Jg. 48, Nr. 21, S. 731. 1921.

Hempel, K.: Zur Behandlung von Atemstörungen bei chirurgischen Eingriffen durch Lobelin. Münch. med. Wochenschr. Jg. 72, Nr. 20, S. 808. 1925.

Herxheimer: Über akute gelbe Leberatrophie und verwandte Veränderungen. Zieglers Beitr. z. pathol. Anat. u. allg. Pathol. Bd. 72, S. 56 u. 349. 1924.

Hewer, Langton, C.: The preparation of patients for general anaesthesia. St. Bartholomew's hosp. journ. Bd. 27, Nr. 10; Zo. 10, 320.

Hinterstösser: Programm zur Frage des Narkoticums. Zentralbl. f. Chirurg. Jg. 49, Nr. 40, S. 1469. 1922.

HOFFMANN, W.: Die deutschen Ärzte im Weltkriege. Berlin: E. S. Mittler u. Sohn 1920. S. 376.
HOFMANN, K.: Allgemeinnarkose bei relativer Blutleere des Gehirns. Münch. med. Wochenschr. Jg. 67, Nr. 37, S. 1065. 1920.
HONIGMANN: Über Mischnarkosen. Arch. f. klin. Chirurg. Bd. 58, S. 730. 1899. — Ders.: Die Wahl des Narkoticums. Zentralbl. f. Chirurg. Jg. 49, Nr. 41, S. 1496. 1922.
JANOSSY: Über die Wirkungen des intrazisternös verabreichten Lobelins. Med. Klinik Jg. 21, Nr. 27, S. 1009. 1925.
JOOS: Handgriff bei Erbrechen in der Narkose. Korresp.-Blatt f. Schweiz. Ärzte Nr. 3. 1893; Zentralbl. f. Chirurg. Jg. 20, Nr. 24, S. 520. 1893.
KAUSCH: Zur Narkose beim Ileus. Berlin. klin. Wochenschr. Jg. 40, Nr. 33, S. 753. 1903.
KELLING: Narkosemaske zur selbsttätigen Abführung der Chloroform- und Ätherdämpfe. Zentralbl. f. Chirurg. Jg. 49, Nr. 29, S. 1064. 1922.
KÖNIG, ERNST: Über Änderungen des Blutdruckes durch operative Eingriffe. Dtsch. Zeitschr. f. Chir. Bd. 178, S. 187. 1923.
KORGANOW: Über postoperative Azidose. Nowy chir. arch. 1924, Nr. 17, S. 3; Zentralbl. f. Chirurg. Jg. 52, Nr. 23, S. 1280. 1925.
KRECKE: Über die gewöhnlichen Fehler bei der Allgemeinnarkose. Münch. med. Wochenschr. Jg. 70, Nr. 33, S. 1092. 1923.
KÜHL: Handbuch der Narkose und der Vorbereitung zu Operationen. Hamburg: Gente 1920.
KULENKAMPFF: Über die Verwendung des Stadium analgeticum der Chloräthylnarkose. Bruns' Beitr. z. klin. Chir. Bd. 73, S, 384. 1911. — Ders.: Über die Verwendung des Chloräthyls in der Kriegschirurgie. Dtsch. med. Wochenschr. Jg. 43, Nr. 42, S. 2136. 1917. — Ders.: Über den Chloräthylrausch. Ebenda Jg. 37, Nr. 46, S. 1324. 1911. — Ders.: Neuere Fortschritte auf dem Gebiete der Inhalationsanästhesie. Ebenda Jg. 40, Nr. 36, S. 1708. 1914. — Ders.: Zum Umbau der Lehre von der Hirnrindenlokalisation nach Narkose- und Hypnoseerfahrungen. Ein Beitrag zur Theorie der Narkose. Bruns' Beitr. z. klin. Chirurg. Bd. 136, S. 224. 1926.
KURTZAHN: Erfahrungen mit der Narzylenbetäubung in der Klinik und Poliklinik. Arch. f. klin. Chirurg. Bd. 133, S. 152. 1924 (48. Tagung d. dtsch. Ges. f. Chirurg.).
LATTERI: Timo e chloroformio. Arch. ital. di chirurg. Bd. 6, Nr. 6, S. 699; Zentralbl. f. Chirurg. Jg. 51, Nr. 11, S. 436. 1924.
LÄWEN: Über die Vorwärmung von Äther- und Chloroformdämpfen für die Narkose. Münch. med. Wochenschr. Jg. 58, Nr. 40, S. 2097. 1911.
LEHRNBECHER: Die theoretische Grundlage und die praktische Anwendung der Blutdruckmessung bei chirurgischen Eingriffen. Bruns' Beitr. z. klin. Chirurg. Bd. 127, S. 291. 1921.
MAGNUS-ALSLEBEN: Über Funktionsprüfungen des Herzens. Klin. Wochenschr. Jg. 3, Nr. 1, S. 23. 1924.
MEISSNER: Über Atmung erregende Mittel. Zeitschr. f. d. ges. exp. Med. Bd. 31.
MENSCH: Erfahrungen mit dem Solästhinrausch. Dtsch. med. Wochenschr. Jg. 50, Nr. 47, S. 1607. 1924.
MORTIMER: Post-anaesthetic vomiting. Lancet Bd. 208, Nr. 7, S. 329. 1925; Zo. 31, 421.
MÜLLER, CORN.: Radiologische Untersuchungen über den unmittelbaren Einfluß von Narkose und Operation auf die Herzgröße. Fortschr. a. d. Geb. d. Röntgenstr. Bd. 30.
NEISSER: Über Strychninbehandlung. Berlin. klin. Wochenschr. Jg. 55, Nr. 3, S. 45. 1918.
NOBEL und HECHT: Elektrokardiographische Studien der Narkose. Verhandl. d. 84. Tagung dtsch. Naturforsch. u. Ärzte, Münster 1912. Dtsch. med. Wochenschr. Jg. 38, Nr. 43, S. 2050. 1912.
NÜRNBERGER: Zur Frage der postnarkotischen Störungen und ihrer Prophylaxe. Arch. f. Gynäkol. Bd. 121, S. 147. 1924.

PALMER: The effects of posture on relaxation under anaesthesia. Calif. state journ. of med. Bd. 22, Nr. 1. 1924; Zo. 28, 4.

PAYER, A.: Die postnarkotische Magenlähmung. Mitt. a. d. Grenzgeb. d. Med. u. Chirurg. Bd. 22. 1910.

PERTHES: Schutz der am Operationstisch Beschäftigten vor Schädigung durch die Narkosegase. Zentralbl. f. Chirurg. Jg. 52, Nr. 16, S. 852. 1925.

PLATZ: Pharmakologische Funktionsprüfung des vegetativen Nervensystems. Klin. Wochenschr. Jg. 2, Nr. 30, S. 1413. 1923.

v. D. PORTEN, E.: Die Frage des Narkoticums. Zentralbl. f. Chirurg. Jg. 49, Nr. 23, S. 830. 1922.

PUPPE: Allgemeine Narkose und Lokalanästhesie in gerichtsärztlicher Bedeutung. Dtsch. med. Wochenschr. Jg. 45, Nr. 21, S. 567. 1919.

PUPPEL: Lobelin. hydrochloricum crystallisatum bei Narkosestörungen. Zentralbl. f. Gynäkol. Jg. 48, Nr. 5. 1924.

REICHEL: Spättodesfälle nach Chloroformnarkose. Arch. f. klin. Chirurg. Bd. 135, S. 640. 1925.

RENZ: Zur Bekämpfung des Atemstillstandes. Therapie d. Gegenw. 1924, Nr. 2.

RIETZ: Tremblement pendant l'anaesthésie générale et moyen de l'empêcher. Cpt. rend. des séances de la soc. de biol. Bd. 85, Nr. 37; Zo. 17, 340.

RIGHETTI: The De-etherization with carbon-dioxyde. Americ. journ. of surg. Bd. 39, Nr. 9, S. 221. 1925; Zo. 33.

SCHMIDTMANN: Handbuch der gerichtlichen Medizin Bd. 1, S. 921.

SCHNITZLER: Über Leberveränderungen nach Mischnarkose. Virchows Arch. f. pathol. Anat. u. Physiol. Bd. 240, S. 220. 1923.

SCHOENING: Erfahrungen über Narkose bei Verengerung der oberen Luftwege. Münch. med. Wochenschr. Jg. 70, Nr. 52, S. 1526. 1923.

SCHOTT, ED. und SPATZ, HANS: Beobachtungen am Kreislauf im Kniehang, insbesondere über das Verhalten des arteriellen Druckes in Armen und Beinen in dieser Körperlage sowie im Stehen und Liegen. Ebenda Jg. 71, Nr. 49, S. 1709. 1924.

SCHRIDDE: Die Diagnose des Status thymo-lymphaticus. Ebenda Jg. 59, Nr. 48, S. 2605. 1912.

SCHUHMACHER: Klinische Beobachtungen über die Wirkung des kristallinischen Lobelins auf das Atemzentrum asphyktischer Neugeborener. Zeitschr. f. Geburtsh. u. Gynäkol. Bd. 88. 1924. — Ders.: Versuche einer Solästhesinnarkose in der Gynäkologie und Geburtshilfe. Klin. Wochenschr. Jg. 2, Nr. 12, S. 536. 1923.

SINGTON: Anaesthesia for children. Brit. med. journ. 1923, Nr. 3279, S. 801; Zo. 25, 314.

SOBOLOWSKI: Erfahrungen mit der Funktionsprüfung des Herzens. Med. Klinik Jg. 20, Nr. 44, S. 1540. 1924.

STANGE: Korresp.-Blatt f. Schweiz. Ärzte 1914, Nr. 34.

STARLINGER: Über den postoperativen Temperatursturz. Wien. klin. Wochenschr. 1924, Nr. 41.

STIEDA und ZANDER: Der Chloräthylrausch und seine Bedeutung für die Praxis. Med. Klinik Jg. 8, Nr. 12, S. 479. 1912.

STRASSMANN: Tod durch Chloroform in gerichtsärztlicher Beziehung. Berlin. klin. Wochenschr. 1898.

STRAUB, W.: Über die Gefährlichkeit der Kombination von Morphium mit allgemeiner Narkose und mit Schlafmitteln. Münch. med. Wochenschr. Jg. 60, Nr. 33, 1913.

STRUBE: Prophylaxe der Chloroformsynkope. Monatsschr. f. Geburtsh. u. Gynäkol. Bd. 64.

SUZUKI: Über die Todesursache bei dem sogenannten Spätnarkosetod. Mitt. a. d. med. Fak. d. Kais. Univ. Kyushu Bd. 10, S. 241; Zo. 33, 85.

TENKHOFF: Hochprozentuale Traubenzuckerlösungen, eine Prophylaxe gegen Operations- und Narkoseschäden. Zentralbl. f. Chirurg. Jg. 49, Nr. 40, S. 1472. 1922.

TOLSTIKOW: Die Veränderungen des Blutdrucks infolge operativer Eingriffe. Russkaja klinika Bd. 1, S. 543. 1924; Zentralbl. f. Chirurg. Jg. 52, Nr. 23, S. 1282. 1925.

VOLKMANN, JOH.: Zur intrakardialen Injektion bei Kollapszuständen. Med.
Klinik Jg. 13, Nr. 52, S. 1357. 1917. — Ders.: Zur Technik der intrakardialen
Injektion. Dtsch. med. Wochenschr. Jg. 45, Nr. 35, S. 968. 1919.
VORSCHÜTZ: Zur Frage der Entstehung der Spätchloroformschäden. Dtsch.
Zeitschr. f. Chirurg. Bd. 183, S. 246. 1923.
WAHLBERG: Über einen Fall von Basedowtod im Chloräthylrausch. Zentralbl.
f. Chirurg. Jg. 49, Nr. 41, S. 1532. 1923.
WINTERSTEIN: Die Narkose. 2. Aufl. 1926. Monogr. a. d. Gesamtgeb. d. Physiol.
d. Pflanzen u. Tiere. Bd. 2.
WYMER: Über das Säure-Basengleichgewicht bei Narkose und Schock. Zentralbl. f. Chirurg. Jg. 52, Nr. 39, S. 2181. 1925.

2. Betäubung durch Einspritzen.

Bei der Verschiedenheit der Betäubungen durch Einspritzung besprechen wir die einzelnen Verfahren getrennt.

α) Lokalanästhesie.

Auch für die örtliche Betäubung lassen wir den Kranken stets nüchtern, weil man nie weiß, ob nicht aus irgendeinem Grunde, etwa weil der Eingriff sich über Erwarten ausdehnt oder weil der Patient zu unruhig ist, nachträglich Allgemeinnarkose zugegeben werden muß. In vielen Fällen erfordert ja schon die Operation selbst, wie z. B. eine solche am Magen-Darmkanal, daß der Kranke nicht gegessen hat. Auch trägt die mit der Nüchternheit verbundene körperliche Schwächung dazu bei, daß der Patient teilnahmsloser wird und deshalb die kleinen Unannehmlichkeiten der örtlichen Betäubung nicht so stark empfindet, wie es vielleicht sonst der Fall wäre. Darum eignen sich auch ältere, ruhige Leute besonders gut für die Lokalanästhesie. Dagegen ist eine Indolenz schlechthin nicht erwünscht, da solche Kranke oft unruhig werden, wenn mit ihnen ungewohnte Dinge geschehen. Ebenso sind schwer Geistesgestörte nur in den seltensten Fällen passende Objekte für örtliche Betäubung. Wohl aber kann man bei ihnen nach Einleitung der Allgemeinnarkose noch die Lokalanästhesie ausführen, um sich erstens ihre blutstillende Wirkung zunutze zu machen und um zweitens am Ende des Eingriffs mit Narkoticum sparen zu können.

Auch bei der Lokalanästhesie erleichtert man sich, wie schon früher erwähnt wurde, die Arbeit und nimmt dem Kranken manche Beschwerlichkeit, wenn ½ Stunde vor Beginn der Anästhesie 0,01 Morphium oder bei größeren Eingriffen und aufgeregten Patienten 1½ und ¾ Stunde vorher je 0,00015—0,00025 Skopolamin-Morphium gegeben wird. Die Vorschläge ANDERSONS, auf diese kleinen Hilfsmittel ganz zu verzichten, können wir nicht befürworten.

Die Vorbereitung des Operationsfeldes für die Einspritzung erfolgt in der üblichen Weise durch Bad, Rasieren und Desinfektion der Haut mit Alkohol oder Jodbenzin, die besser sind als Jodtinktur, weil diese die Umrisse z. B. bei Geschwülsten zu stark verwischt. Der Operateur hat sich vorläufig nur die Hände mit Wasser, Seife und Bürste gewaschen, die Nägel gereinigt, das Operationsfeld eingespritzt und gejodet. Der Schluß der Desinfektion findet nun erst statt, so daß sich unterdessen die Injektion voll auswirken kann. So geht keine Zeit verloren, jedenfalls weniger, als wenn man sich erst nach völliger Waschung an die Einspritzung macht und dann mit dem Messer in der Hand ungeduldig auf den Eintritt der Schmerzlosigkeit wartet.

Zur Anfertigung der anästhesierenden Lösung benutzen wir die BRAUNschen Novocain-Suprarenin-Tabletten A der Höchster Farbwerke, die 0,125 g Novocain und 0,00012 g synthetisches Suprarenin enthalten. Löst man eine Tablette in 25 ccm physiologischer Kochsalzlösung auf, der nach HOFMANN und KOCHMANN zur Erhöhung der örtlichen Wirkung 0,4 % Kalium sulfuricum zugesetzt ist, so bekommt man eine $^1/_2$proz. Novocain-Suprareninlösung, aus zwei Tabletten eine 1proz. usw. HOOPER hat auch Ampullen mit Novocain-Suprarenin hergestellt, und zwar große mit 1,0 g Novocain und 0,000055 Suprarenin in 5 ccm sterilem Wasser und kleinere mit 0,3 g Novocain und 0,000165 Suprarenin in 1,5 ccm Wasser. In Deutschland gibt es ähnliches.

Für BASEDOWstrumen und Sakralanästhesie benutzen wir wegen der Gefahr des Schocks nur die einfache Novocainlösung, die man sich auch im großen Betrieb als (4proz.) Stammlösung vorrätig halten und mit Kalium sulfuricum-Lösung und Suprarenin — je nach Größe der Tropfvorrichtung etwa 16 Tropfen auf 100 ccm 1proz. Lösung — verdünnen kann. Als Höchstgabe des Novocains sieht man im allgemeinen 1,25 g = 250 ccm $^1/_2$proz. Lösung an.

Sind wirklich Vergiftungserscheinungen vorgekommen, so geschah das meist bei der Benutzung starker Konzentrationen. Dagegen kann man die gleiche, sonst schädliche Dosis Novocain in großer Verdünnung ohne Gefahr dem Körper zuführen. Als Zeichen zu rascher Novocainresorption werden Blässe, Kleinerwerden und Beschleunigung des Pulses, Erbrechen, Aufstoßen, Schweißausbruch, Trockenheit, Zittern und Flimmern vor den Augen angesehen, die zum Teil wohl auf die Schädigung des Vagus und des Sympathicus beziehungsweise ihres Antagonismus bei cerebralen Nebenwirkungen beruhen. Ob solche oder ähnliche Vergiftungserscheinungen bei Benutzung des von DIMITRIJEW empfohlenen 1proz. Bromkali ausbleiben, steht noch dahin, weil die Erfahrungen damit bisher zu gering sind. Nicht zu verwechseln sind aber die dem Suprarenin zuzuschreibenden, meist schockartigen Symptome, die man, wie ich schon oben erwähnte, besonders bei BASEDOWscher Erkrankung beobachtet. Das gleiche Bild wird unabhängig von der Grundkrankheit, bei Einspritzungen, die zu nahe an der Wirbelsäule oder in den Sacralkanal hinein erfolgen, gesehen und dann als Wirkung des unmittelbaren Eindringens von Injektionsflüssigkeit in den Duralsack aufgefaßt. Man begegnet diesen Vorkommnissen am besten durch geeignete Anästhesierungsverfahren, wie sie in den Lehrbüchern von BRAUN und von HÄRTEL dargestellt sind.

Cocain braucht der Chirurg nur noch wenig, in der Hauptsache wohl als 1proz. Lösung zur Anästhesierung der Harnröhre. Gegen Cocainvergiftung hält man Amylnitrit bereit; daneben machen sich manchmal die gleichen Maßnahmen, wie sie eben für das Novocain genannt wurden, nötig.

Neuerdings sind als wertvolle neue Präparate Psicain und Tuto-cain eingeführt worden. In $^1/_4$—$^1/_5$proz. Lösung scheinen sie weniger zu schaden als alle anderen Mittel und haben den Vorteil, auch für die Schleimhautanästhesie verwertbar zu sein, bei der bisher noch das Cocain dem Novocain vorzuziehen war.

Instrumentarium. Die beste Spritze für die örtliche Betäubung ist, wie ich aus vielfacher Erfahrung bestätigen kann, die BRAUNsche (bei C. G. HEYNEMANN, Leipzig, Elsterstr.). Sie ist gegenüber der Rekordspritze schlank, ganz von Metall, also nicht zerbrechlich, und hat zum bequemeren Anfassen zwischen Zylinder und Kolbengriff eine Rinne für den zweiten und dritten Finger. Meist kommt man damit aus. Nur für gewisse, schwer zugängliche Körpergegenden hat HACKENBRUCH eine besondere Spritze angegeben, bei der sich der Ansatz in einem stumpfen Winkel zum Zylinder befindet. Fast dasselbe erreicht man mit dem BRAUNschen Hohlnadelhalter, der, auf die Nadel gesetzt, als Führungsinstrument mit zwei Backen den Nadelgriff umfaßt und eine seitliche Zufuhr der Lösung gestattet. Wenn die BRAUNsche Spritze nicht zur Verfügung steht, begnügt man sich mit den gewöhnlichen Rekordspritzen.

Als Nadeln sind ebenfalls die BRAUNschen die geeignetsten, die in 7 verschiedenen Größen, von 2—12,5 cm Länge, hergestellt werden (C. G. HEYNEMANN, Leipzig). Sie sind dünner als die gewöhnlichen, im Handel befindlichen und setzen deshalb auch weniger Schädigungen im Gewebe, beziehungsweise sie durchstechen ohne Nachteil auch einmal Gefäße oder Nerven.

Alle Instrumente werden ausgekocht und liegen auf einem mit sterilem Tuch bedeckten Tisch bereit. BRAUN hat alles, was zur Lokalanästhesie nötig ist, auf einem fahrbaren Tisch stehen, von dem es nach Bedarf entnommen wird. Dazu gehören außer den Spritzen zu 5 und zu 10 ccm und den Nadeln noch Porzellantöpfchen zu 150 und zu 250 ccm Inhalt. Sie werden mit den Meßzylindern in 3proz. Karbollösung gelegt und sind dann immer gebrauchsfertig. Ferner steht physiologische Kochsalzlösung da, mit der alles, was in Sodawasser ausgekocht war, durchgespritzt oder ausgespült werden muß, da sowohl Novocain wie Suprarenin gegen Soda sehr empfindlich sind. Nach Gebrauch werden die Spritzen sofort mit Alkohol gereinigt und getrocknet.

Im allgemeinen genügt zur Einleitung der örtlichen Betäubung die Bildung einer kleinen Quaddel mit feiner Nadel, und kaum einmal ist es nötig, die Einstichstelle vorher mit Chloräthyl schmerzlos zu machen, was wieder den Nachteil hat, daß in der eben gefrorenen Haut die Nadel leicht abbrechen kann. Meistens genügt es, wenn man den Patienten auf das kommende Ereignis vorbereitet, das entschieden an die Psyche des Kranken mindestens die gleichen Anforderungen stellt wie die Allgemeinnarkose. Ein plötzlicher, unerwarteter Einstich, etwa gar mit dicken Kanülen statt mit feinen Quaddelnadeln, bringt den Operateur um das Vertrauen des Kranken und verdirbt oft den ganzen Eingriff. Auch hier ist die dauernde Verständigung mit dem Patienten eine gute seelische Beeinflussung und Ablenkung. Es sei dabei auf die

Ausführungen KULENKAMPFFS über die Psychonarkose aufmerksam gemacht, wenn ich mich ihnen auch nicht vollinhaltlich anschließen kann. Daß aber psychische Einflüsse eine nicht unbedeutende Rolle spielen, geht wohl schon daraus hervor, daß sich die Mehrzahl der Untersucher darin einig sind, daß nicht nur vor der örtlichen Betäubung (E. KÖNIG, TOLSTIKOW) ebenso wie vor der Narkose, sondern auch während der Lokalanästhesie (FORTACIN, E. KÖNIG, TOLSTIKOW, WIEMANN) der Blutdruck gesteigert ist. Andererseits scheint die Splanchnicusunterbrechung nach BOUMA, HARKE u. a. doch öfters mit Drucksenkung verbunden zu sein, obwohl BUHRE eine solche nicht beobachtet hat. HARKE empfiehlt, dagegen eine Spritze Pituglandol 10 Minuten vorher zu gehen.

Nur anhangsweise erwähnt seien die Venenanästhesie (BIER, HÄRTEL) und die arterielle Anästhesie (GOYANES, HOTZ), die bisher keine wesentliche praktische Bedeutung gewonnen haben. Bei BRAUN und bei HÄRTEL findet sich das Schrifttum darüber angeführt. Noch weniger geübt und nur beschränkt anwendbar ist das WIRZsche Verfahren, mit Hilfe des galvanischen Stromes (Iontophorese) eine Cocain-Adrenalin-Anästhesie zu erzeugen, die besonders zu plastischen Operationen geeignet ist. Die Vorzüge beruhen in Vermeidung des schmerzhaften Einstichs, im Fehlen der ödematösen Durchtränkung des Operationsfeldes, wodurch die Verhältnisse klar bleiben, in der Verhütung der Keimverschleppung, der längeren Dauer der Anästhesie und Anämie und in der Möglichkeit, große Flächen mit geringsten Mengen gefühllos zu machen.

Literatur.

ANDERSON: The elimination of morphin and other accessory drugs in operations under local anaesthesia. Ann. of surg. Bd. 81, Nr. 5. 1925; Zo. 32, 269.

BOUMA: Zur Frage der Blutdrucksenkung bei der Splanchnicusunterbrechung. Zentralbl. f. Chirurg. Jg. 48, Nr. 34, S. 1236. 1921.

BRAUN, H.: Die örtliche Betäubung, ihre wissenschaftlichen Grundlagen und ihre praktische Anwendung. 7. Aufl. Leipzig: J. A. Barth 1925.

BUHRE: Weitere Erfahrungen mit der Splanchnicusunterbrechung nach BRAUN. Zentralbl. f. Chirurg. Jg. 48, Nr. 23, S. 818. 1921.

DIMITRIJEW: Weitere Beobachtungen über lokale Anästhesie mittels Injektion von 1proz. Bromkalilösung. Ebenda Jg. 52, Nr. 21, S. 1128. 1925.

EIDENS: Tod nach Novocainanästhesie. Arch. f. klin. Chirurg. Bd. 122, S. 603. 1923.

FINSTERER: Die Methoden der Lokalanästhesie in der Bauchchirurgie und ihre Erfolge 1923.

FORTACIN: La presion arterial durante el acto operatorio. Rev. españ. Bd. 4, Nr. 39. 1921; Zentralbl. f. Chirurg. Jg. 49, Nr. 13, S. 468. 1922.

HARKE: Die Beeinflussung der Blutdrucksenkung bei der Splanchnicusanästhesie durch Pituglandol. Zentralbl. f. Chirurg. Jg. 52, Nr. 11, S. 565. 1925.

HÄRTEL: Die Lokalanästhesie. 2. Aufl. Stuttgart: Ferdinand Enke 1920.

HIRSCHEL: Lehrbuch der Lokalanästhesie. 3. Aufl. 1923.

HOOPER: The prevention of certain postoperative complications. Internat. journ. of med. a. surg. Bd. 37, Nr. 2, S. 61. 1924; Zo. 27, 241.

KULENKAMPFF: Zum Umbau der Lehre von der Hirnrindenlokalisation nach Narkose- und Hypnoseerfahrungen. Ein Beitrag zur Theorie der Narkose. Bruns' Beitr. z. klin. Chirurg. Bd. 136, S. 224. 1926.

SICHER: Anatomie und Technik der Leitungsanästhesie im Bereich der Mundhöhle. 2. Aufl. 1925.

Tolstikow: Die Veränderungen des Blutdrucks infolge operativer Eingriffe. Russkaja klinika Bd. 1, S. 543. 1921; Zentralbl. f. Chirurg. Jg. 52, Nr. 23, S. 1282. 1925.
Wiedhopf: Die Neben- und Nachwirkungen der örtlichen Anästhesie. Dtsch. Zeitschr. f. Chirurg. Bd. 167, S. 392. 1921.
Wiemann: Klinische Untersuchungen über das Verhalten von Blutdruck und Puls während und nach Novocain-Suprareninanästhesie. Dtsch. Zeitschr. f. Chirurg. Bd. 170, S. 150. 1922. — Ders.: Weitere Ergebnisse von Blutdruckmessungen in Novocain-Suprarenin-Anästhesie. Ebenda Bd. 178, S. 268. 1923.
Wirz: Die Beseitigung von Teleangiektasien mittels Spitzbrenner in iontophoretischer Anästhesie. Dermatol. Wochenschr. Bd. 75, Nr. 32, S. 793. 1922; Zo. 20, 184.

β) Lumbalanästhesie.

Anzeigen: Eingriffe von den Darmbeinkämmen oder höchstens vom Nabel abwärts; vor allem bei Frauen und alten Leuten, auch Atherosklerotikern und Diabetikern, zumal wenn schwere Herz- oder Lungenerscheinungen eine Allgemeinbetäubung nicht wünschenswert erscheinen lassen; weiterhin, wenn die Kranken selbst keine Inhalationsnarkose haben wollen oder wenn man einen Patienten während der Operation über die weiterhin zu ergreifenden Maßnahmen (z. B. eine notwendig werdende Abtragung) unterrichten möchte und örtliche Betäubung aus anderen Gründen nicht durchführbar oder nicht erwünscht ist.

Bei kachektischen und sehr anämischen Leuten, ebenso wie bei Schwangeren sind geringere Dosen zu empfehlen.

Gegenanzeigen: Operationen oberhalb des Nabels oder der Darmbeinkämme; jugendliches Alter unter 25—30 Jahren, da vorher die Lumbalanästhesie oft schlecht vertragen wird; Kollapszustände und septische Prozesse, Aufregung oder Abneigung des Patienten gegen örtliche Anästhesie; Kyphoskoliose und sonstige Anomalien der Wirbelsäule (Spina bifida, Hagedorn; Verknöcherungen), niedriger Blutdruck und schwere innere Blutungen (Jennings).

Instrumente: Chloräthyl, 2 feine Quaddelnadeln, 10 ccm-Spritze und 5—10 ccm 1proz. Novocain-Suprareninlösung; 2 Braunsche Lokalanästhesienadeln oder 2 Lumbalkanülen von je 7 cm Länge mit vorn abgeschliffener Spitze; 1—2 Ampullen mit je 1 ccm 5proz. Tropacocain- oder 1proz. Novocainlösung; einige Tupfer, eine Pinzette, Heftpflaster, Schere, 5proz. Jodtinktur, Äther.

Eine Vorbereitung ist — und darin liegt ein Hauptvorteil der Lumbalanästhesie — im allgemeinen nicht nötig. Im Gegenteil besteht in der Verabreichung von Mitteln, die stark auf das Atemzentrum wirken, eine gewisse Gefahr, da das verlängerte Mark an sich schon von dem aufsteigenden Anästheticum am ehesten einmal gelähmt wird. Morphium und Skopolamin ist nach v. Brunn wegen der häufig damit verbundenen Erregungszustände gegenangezeigt. Wir verabreichen meist nur eine Gabe Pantopon-Atrinal: 0,02 bei Männern, 0,01 bei Frauen und haben nie den entferntesten Eindruck gehabt, daß dadurch eine Komplikation hervorgerufen worden wäre.

Über die Lage, in der man am besten die Lumbalanästhesie vornimmt, sind die Ansichten geteilt. Ich persönlich bevorzuge die sitzende

7*

Stellung, weil man bei ihr für die Richtung und Lage der Nadel gewohnheitsgemäß einen besseren Überblick hat. Andere ziehen die Seitenlage vor, weil es bei ihr geringere Druckschwankungen gibt. Der Patient sitzt fest in der Mitte des Operationstisches so, daß die Beine auf der einen Seite herunterhängen und die Kniekehlen sich genau an der Kante befinden. Dabei schiebt der Kranke sein Gesäß möglichst weit nach hinten. Jetzt muß der Patient unter Herausdrängen der Lendenwirbelsäule einen Katzenbuckel machen, was noch dadurch verstärkt werden kann, daß eine Hilfsperson vom Bauch aus die Faust vorsichtig, aber kräftig entgegenstemmt. Dann bezeichnet die den Kranken haltende Person beiderseits die Darmbeinkämme durch Auflegen der Daumen auf den oberen Rand. In dieser Höhe zieht der Arzt von links nach rechts einen verbindenden Jodstrich. (Man kann zu dieser Markierung auch ein ausgespanntes Handtuch nehmen.) Von dieser Linie wird etwa der vierte Lendenwirbeldorn geschnitten. Man verlängert nun die Joddesinfektion durch einen senkrecht auf dem wagerechten Strich stehenden Streifen nach oben und tastet, während der rechte Zeigefinger den 4. Lendenwirbeldorn festhält, sich von oben her den 1. und 2. Dorn ab. So kann man im 2. oder 3. Zwischenwirbelraum die Nadel einstechen, ohne diese Stelle mit dem Finger berührt zu haben. Damit erübrigt sich eine ausgedehntere Händewaschung für den Fall, daß der injizierende Arzt nicht zugleich Operateur oder Assistent ist. Auch kann man zum Fühlen der Wirbelsäule einen sterilen Tupfer der Handschue benutzen. Auf jeden Fall hat man sich vorher 5 Minuten mit Seife, Bürste und Alkohol gewaschen, die Nägel gereinigt und beendigt bei Teilnahme an dem Eingrif erst nach der Einspritzung die Händedesinfektion mit nochmaliger je 5 Minuten dauernder Wasser- und Alkoholwaschung, während die Anästhesie zu wirken beginnt. Bleibt der Erfolg aus, so kann unterdessen noch die Narkose anfangen, und man verliert nicht allzuviel Zeit, was im klinischen Betrieb doch eine Rolle spielt.

Fürchtet man Jodschädigungen der Haut oder des Rückenmarks, so wischt man die Jodtinktur wieder mit Äther ab, während Äther allein zur Desinfektion nicht genügt (v. BRUNN).

Bei sehr empfindlichen Patienten kann auf die beabsichtigte Einstichstelle etwas Chloräthyl aufgespritzt werden, um den ersten Schmerz zu vermindern; auch kann man durch einige Kubikzentimeter $1/2$ proz. Novocain-Suprareninlösung die Gegend des Stichkanals bis in die Tiefe gefühllos machen. Im allgemeinen ist das aber gar nicht nötig. Nur muß der Kranke vorher auf den Schmerz aufmerksam gemacht und festgehalten werden, damit er nicht im ungeeigneten Augenblick Bewegungen macht und die Nadel zum Abbrechen bringt. Solche steckengebliebene Stücke entfernt man am besten sofort, womit die Patienten meist gleich einverstanden sind, da sie sich durch ihre unvorsichtigen Bewegungen als die Schuldigen fühlen. Es hat keinen Zweck, ein solches Mißgeschick verheimlichen zu wollen. Wartet man erst lange, so verschieben sich die Weichteilschichten gegeneinander und erschweren das Suchen.

Man durchstößt die Haut mit der Nadel nicht wie mit einem anrennenden Speer, sondern man setzt die Spitze erst an der richtigen

Stelle auf oder hält sie unmittelbar darüber und geht dann mit einem
Ruck ein. Dabei steht die Nadel nicht wagrecht, sondern sieht etwas
schräg nach oben (ungefähr 20°), so daß man ohne Anstoß zwischen
den Dornfortsätzen und Bögen an die Dura kommt und sie auf Anhieb
durchbohrt. Hat man verschiedene Male vergeblich versucht, in den
Duralsack zu gelangen, so werden meiner Erfahrung nach öfter schlechte
Nachwirkungen, vielleicht durch Austritt von Liquor, beobachtet
als sonst.

Ist man im Duralsack, so läßt man mindestens 15 Tropfen = 1 ccm
Liquor ab, was der Menge des einzuspritzenden Medikamentes entspricht, obwohl ich mir nicht vorstellen kann, daß der Körper nicht
imstande sein sollte, derart geringe Druckschwankungen, wie sie von
1 ccm hervorgerufen werden, auszugleichen. (Mit der Punktion eine
Druckmessung aus irgendeinem Grunde zu verbinden, ist nicht empfehlenswert, weil dann zu Liquorverlust und Druckschwankungen noch
die Schädigung von seiten des Betäubungsmittels hinzukommt.) Nun
setzt man die Spritze auf, in die schon vorher das Anästheticum aufgezogen war, saugt 3—5 ccm Liquor vorsichtig an und reinjiziert langsam
die Mischung. Als Anästhetica stehen, nachdem das seinerzeit zuerst
von BIER und CORNING benutzte Cocain ganz verlassen ist, folgende
Präparate zur Verfügung:
Tropacocain (DÖNITZ) 0,05 einer 5 proz. Lösung mit oder ohne Suprarenin,
Novocain (HEINEKE und LÄWEN) 0,075 einer 5proz. Lösung,
     (HOFMANN) 0,06 einer 3—1proz. Lösung oder Ampullen plus
     0,000108 Suprarenin,
Stovain (DÖNITZ) 0,05 einer 10proz. Lösung,
Tutocain (TEICHERT) 0,045 einer 1,5proz. Lösung.

Da das Tropacocain die Atemmuskulatur verhältnimäßig am wenigsten beeinflußt und auch ohne Nebennierenpräparate gut wirksam ist,
so verdient es einerseits gegenüber dem die Nervensubstanz besonders
stark lähmenden Stovain, andererseits gegenüber dem kürzer anästhesierenden Novocain den Vorzug. Vielleicht wird es durch das weniger
giftige Tutocain oder Psicain verdrängt, über das nur die Erfahrungen
von TEICHERT vorliegen, der aus der KIRSCHNERschen Klinik über
35 Fälle berichtet, aber auch verschiedene Nebenerscheinungen beobachtete. MAIER empfiehlt neuerdings wieder das Novocain, und zwar
so, daß man eine der Tabletten A der Höchster Farbwerke zu 0,125 Novocain in 2,5 ccm Wasser auflöst und mit 7—12 ccm Liquor einspritzt.

Nach der Injektion wartet man 2—3 Minuten, ehe man die Nadel
herauszieht und legt dann den Patienten auf den Rücken, nachdem die
Stichöffnung mit einem Tupfer oder mit Heftpflaster bedeckt worden
ist. Im allgemeinen vermeidet man Beckenhochlagerung oder gibt
jedenfalls nur eine ganz geringe Neigung von 10—20°. Dagegen empfiehlt
es sich, prophylaktisch den Kopf etwas im Hals abzuknicken, um das
Hochsteigen der eingespritzten Lösung nach Möglichkeit zu vermeiden.
Die Versuche, eine hoch hinaufgehende Anästhesie zu erzielen (Frank-
reich), überschreiten die von BIER der Lumbalanästhesie gesteckten
Grenzen und führen leicht zu den unangenehmsten Zwischenfällen.

Nachwirkungen. Bei dem oben angegebenen Vorgehen werden die meisten der in der Technik der Injektion liegenden Fehlerquellen vermieden und auch den Nachwirkungen, deren Behandlung uns hier nicht beschäftigen kann, wird bis zu einem gewissen Grade vorgebeugt, nicht dagegen den Nebenwirkungen, die in dem Anästheticum ihre Ursache haben, das sind die Atemlähmung und die Blutdrucksenkung.

Die Atemlähmung wird im allgemeinen als unmittelbare Wirkung des benutzten Medikaments, insbesondere des Novocains und Stovains, angesehen. Prophylaktisch käme dagegen vielleicht Strychnin 0,001 intravenös (NEISSER) in Betracht, das das Atemzentrum anregt, was ja hier nicht — wie vor der Narkose — unerwünscht ist. Auch etwas erhöhte Lagerung und Abknickung des Kopfes ist, wie schon erwähnt, ein gutes Vorbeugungsmittel.

Die Blutdrucksenkung wird entweder als bulbomedulläre Affektion des Vasomotorenzentrums aufgefaßt oder in unmittelbaren Zusammenhang mit dem Splanchnicus (beiderseitige Lähmung, SCHILF und ZIEGNER) gebracht. Hiergegen ist von DÖDERLEIN u. a. Coffein empfohlen worden, das erweiternd auf die Gehirngefäße einwirkt, ohne ein unmittelbares Antidot zu sein oder direkt bulbär zu erregen. Der Puls wird dadurch, wie ich bestätigen kann, kräftiger, die Atmung voll und regelmäßig, die Besinnung kehrt zurück (BLOCH und HERTZ). DESPLAS benutzt gleich von vornherein eine Stovain-Coffein-Natriumbenzoatmischung im Verhältnis von 0,06 : 0,5 : 0,5, Aq. ad. 2,0 und hat unter 70 Fällen keinen Mißerfolg erlebt. Auch das von HARKE gegen Blutdrucksenkung bei Splanchnicusunterbrechung empfohlene Pituglandol (10 Minuten vor der Anästhesie eine Spritze subkutan) käme in Betracht. Vor kurzem haben BLASCHKE und RAESCHKE mit der intrakardialen Injektion einen Kollaps behoben. Letzterer schlägt im übrigen ebenfalls vor, Coffein zum Anästheticum zuzusetzen, und 2—3 Stunden vor der Operation mehrmals Digalen oder Adrenalin zu geben, und zwar von letzterem 3 Minuten vor der Lumbalanästhesie 1 ccm intramuskulär und unmittelbar danach 1 ccm intravenös. GUIBAL spricht dagegen dem Coffein jeden Erfolg ab und warnt geradezu vor seiner Benutzung.

Literatur.

ABADIE et MONTERO: Rachianalgésie et pression artérielle (Contribution expérimentelle). Presse méd. Jg. 30, Nr. 73; Zo. 20, 243.

BLOCH et HERTZ: Procédé de défense contre les accidents bulbaires de la rachianesthésie. Presse méd. Jg. 29, Nr. 53; Zeitschr. f. urol. Chirurg. Bd. 8, Lit. S. 383, 1922.

BLASCHKE: Erfahrungen mit der intrakardialen Injektion. Zentralbl. f. Chirurg. Jg. 51, Nr. 47, S. 2596. 1924 (9. Tagung d. südostdtsch. Chirurg.-Vereinigung 5. VII. 1924).

v. BRUNN: Die Lumbalanästhesie. Neue deutsche Chirurgie Bd. 29.

DESPLAS: La rachianesthésie et ses inconvénients. Presse méd. Jg. 1923, Nr. 41; Zentralbl. f. Chirurg. Jg. 51, Nr. 2, S. 435. 1924.

GUIBAL: Anesthésie rachidienne. Inefficacité et méfaits de l'injection intraarachnoidienne de caféine. Presse méd. Jg. 31, Nr. 33. 1923; Zo. 24, 166.

HAGEDORN: Unsere Erfahrungen mit der Lumbalanästhesie. Zentralbl. f. Chirurg. Jg. 51, Nr. 4, S. 153. 1924 (7. Tagung der südostdtsch. Chirurg-Vereinigung, Görlitz 7. VII. 1923). — Ders.: Praktische Bewährung der Lumbalanästhesie. Dtsch. med. Wochenschr. Jg. 50, Nr. 12, S. 371. 1924.
HARKE: Die Beeinflussung der Blutdrucksenkung bei Splanchnicusanästhesie durch Pituglandol. Zentralbl. f. Chirurg. Jg. 52, Nr. 11, S. 565. 1925.
KAISER, FR. J.: Die schädlichen Nebenwirkungen der Lumbalanästhesie und ihre Bekämpfung. Dtsch. med. Wochenschr. Jg. 47, Nr. 7, S. 178. 1921.
MAIER, O.: Über Lumbalanästhesie, deren Technik und Anwendungsbreite. Arch. f. klin. Chirurg. Bd. 132, S. 317. 1924.
RAESCHKE: Intrakardiale Injektion bei Herzstillstand nach Lumbalanästhesie. Zentralbl. f. Chirurg. Jg. 51, Nr. 30, S. 1628. 1924.
SCHILF und ZIEGNER: Das Wesen der Blutdrucksenkung bei der Lumbalanästhesie. Arch. f. klin. Chir. Bd. 130, S. 352, 1925.
STRECKER: Über die üblen Nachwirkungen der Lumbalanästhesie. Mitt. a. d. Grenzgeb. d. Med. u. Chirurg. Bd. 37, S. 190. 1924.
TEICHERT: Tutokain, ein neues Anästhetikum. Münch. med. Wochenschr. Jg. 71, Nr. 32, S. 1097. 1924.

γ) Extradural-(Sakral-)Anästhesie.

Die Extradural- oder Sakralanästhesie (CATHELIN, LÄWEN, SELLHEIM, STÖCKEL) ist nach anfänglicher Begeisterung wieder ziemlich verlassen worden, was wohl zum Teil darauf zurückzuführen ist, daß H. BRAUN sich nicht allzu günstig über sie ausgesprochen und sie in sein Lehrbuch nicht mit aufgenommen hat. Ich möchte aber doch eine Lanze für sie brechen und sie wenigstens für gewisse Operationen an den männlichen Geschlechtsorganen, insbesondere an Vorsteherdrüse und Samenblasen, empfehlen. Wir benutzen sie seit Jahren in der VOELCKERschen Klinik und haben einen Todes- oder schweren Zwischenfall bisher nie erlebt. Einige Zufälle waren allerdings zu verzeichnen, aber sicher nicht in stärkerem Maße als etwa bei der Lumbalanästhesie, die außerdem in ihren Nachwirkungen weit lästiger ist. Nur muß man bestimmte Vorsichtsmaßregeln beachten, auf die ich gleich zu sprechen kommen werde.

Instrumente: eine 10 ccm-Spritze, 1 Quaddel- und 1 Lumbalanästhesienadel oder statt ihrer auch eine BRAUNsche Nadel von 6 ccm Länge; 50 ccm 1proz. Novocainlösung ohne Suprarenin in einem Porzellanschälchen (zur Verhütung der Oxydation empfiehlt STRAUB einen Zusatz von 0,05 Natr. sulfurosum); einige Tupfer, Heftpflaster, 5proz. Jodtinktur.

Lagerung: Auf der rechten oder linken Seite liegend unter Erhöhung des Beckens oder am besten in Knie-Ellenbogenlage, nicht aber im Sitzen, weil dabei die Venen zu prall gefüllt sind. Man läßt den Patienten, der vorher Skopolamin bekommen hat, sich im Bett oder auf dem Operationstisch unter möglichster Senkung des Kopfes und Auflegen der Ellenbogen, hinknien und tastet sich nach vorheriger Jodierung die beiden Hörner des Wirbelkanals, was bei dicken Leuten manchmal nicht ganz leicht ist. Im allgemeinen sucht man den Kanal des Hiatus sacralis zu tief unten nach dem Steißbein zu, er liegt aber tatsächlich am Ende des eigentlichen Rückens, ehe die Gesäßbacken nach unten abbiegen.

Ausführung: Ist die richtige Gegend gefunden, so bezeichnet man sich mit dem Daumen und Zeigefinger der linken Hand die beiden Hörner und legt, wenn der Patient voraussichtlich empfindlich ist, etwas unterhalb davon eine Quaddel an. Nun sticht man gleichlaufend mit der langen Rückenfläche eine größere Nadel ein und tastet sich den Eingang in den Sakralkanal, wobei man beim Vorschieben schon immer etwas Anästheticum einspritzt. Vermutet man eine Anomalie an der Wirbelsäule, so kann vorher eine Röntgenaufnahme gemacht werden. Bei alten Leuten erschwert bisweilen eine Verknöcherung die Injektion oder macht sie ganz unmöglich.

Liegt die Nadel aber richtig etwa 5 cm tief, so läßt sich unter leichtem Druck das Novokain einspritzen, ohne daß man an der Haut eine Anschwellung sehen darf, was für zu oberflächlichen Sitz der Kanüle spräche. Um sich zu überzeugen, daß man nicht versehentlich in den Lumbalsack geraten ist, nimmt man vor der Injektion die Spritze einmal ab, wobei kein Liquor abfließen und auch keine Pulsation zu sehen sein soll. Nach Beendigung der Injektion wird der Kranke flach auf den Rücken mit ganz wenig erhöhtem Kopf gelegt. Man braucht 30 bis 50, höchstens 60 ccm Novokain und erhält eine gute Anästhesie hinten vom Kreuzbein abwärts bis zum Damm und vorn oft bis zur Leistenbeuge hinaufreichend, so daß man manchmal noch die Unterbindung der Vasa deferentia ausführen kann.

Eine Hauptgefahr besteht in der Injektion in den Lumbalsack, wobei die Menge des gebrauchten Novocains durch Aufstieg der Flüssigkeit nach dem verlängerten Mark zu Atemlähmung führen kann. Dann gibt es plötzliche Störungen und Stillstand der Atmung, auf deren Behebung schon bei der Besprechung der Narkose eingegangen worden ist. Man verhütet dies, wie schon oben gesagt, durch Abnahme der Spritze vor der Injektion.

Kollapsartige Zustände erlebt man bei Einspritzungen in die im Wirbelkanal befindlichen Gefäßgeflechte, wobei es durch Aufnahme größerer Mengen des Anästheticums in den Blutkreislauf zu plötzlichem Blaßwerden, Verschwinden des Pulses, Starre der Sehlöcher und Schweißausbruch kommen kann. Der Patient sackt gewissermaßen zusammen. Davor schützt man sich, wenn man stets erst etwas Novocain einspritzt, bevor man die Nadel weiter vorschiebt. Dann werden die Gefäße zum Teil verdrängt. Nimmt man außerdem vor der endgültigen Hauptinjektion die Spritze ab und tropft kein Blut heraus, so hat man sein Möglichstes getan, die verhältnismäßig seltene Komplikation zu vermeiden. Suprarenin setzen wir bei der Sakralanästhesie nicht zu.

Literatur.

LÄWEN: Über die Verwertbarkeit der Sakralanästhesie für chirurgische Operationen. Zentralbl. f. Chirurg. Jg. 37, Nr. 20, S. 708. 1910. — Ders.: Die Extraduralanästhesie. Ergebn. d. Chirurg. u. Orthop. Bd. 5, S. 39. 1913.

SCHLIMPERT: Hohe und tiefe extradurale Anästhesie. Zentralbl. f. Gynäkol. Jg. 35, Nr. 12, S. 477. 1911. — Ders. u. SCHNEIDER: Sakralanästhesie in der Gynäkologie und Geburtshilfe. Münch. med. Wochenschr. Jg. 57, Nr. 49, S. 2561. 1910.

STOECKEL: Über sakrale Anästhesie. Zentralbl. f. Gynäkol. Jg. 33, Nr. 1. 1909.

δ) *Intravenöse Narkose.*

Von den selten benutzten Arten der Narkose seien hier nur die subkutane, intramuskuläre und intraperitoneale genannt, die eine wesentliche praktische Bedeutung bisher nicht gewonnen haben.

Eher wird noch einmal die intravenöse Narkose ausgeführt, die ihre Verbreitung in erster Linie Burkhardt und Kümmel-Pfeiffer-Schmitz verdankt und mit Chloroform oder Äther, seltener mit Hedonal oder Isopral eingeleitet wird. Trotz vorheriger Gaben von Morphium-Scopolamin oder Pantopon-Scopolamin gelingt es nicht immer, eine volle Narkose zu erzielen. Auch Hämolyse und Gerinnselbildung haben das Verfahren in Verruf gebracht. Da nur wenige Krankenhäuser über größere Beobachtungsreihen verfügen, die Technik verhältnismäßig umständlich ist und die Ansichten über den Wert noch recht geteilt sind, glaube ich, mich mit einem kurzen Überblick begnügen zu können. Näheres bei v. Brunn.

Anzeigen: Eingriffe am Kopf, bei denen der Narkotiseur hinderlich ist, insbesondere an Mund, Rachen und Hals, Oberkiefer und Schädelbasis; weiterhin bei Kranken, die sehr heruntergekommen sind und sowieso eine Kochsalzinfusion nötig gehabt hätten; bei unüberwindlichem Widerwillen gegen die Einatmung des Narkoticums.

Gegenanzeigen: Stauungserscheinungen und Herzmuskelerkrankungen, schwere Atherosklerose und Nierenentzündungen.

Gebrauch: Im Morphium-Scopolamindämmerschlaf wird die Vena mediana cubiti frei gelegt und ligiert, dann eine Kanüle in das zentrale Ende eingebunden und die Infusion kann beginnen. Dazu benutzt man eine 5proz. Ätherlösung, die nicht schädigt und gut aufgenommen wird. Man braucht 100—500 ccm Lösung = 5—25 g Äther. Aus einem zweiten Gefäß kann physiologische Kochsalzlösung nach Bedarf dazwischen oder dazu gegeben werden. Nach 3—10 Minuten ist das Toleranzstadium erreicht.

Der Hauptvorteil liegt in dem raschen Erwachen.

Literatur.

v. Brunn: Die Allgemeinnarkose. Neue deutsche Chirurg. Bd. 5.
Burkhardt: Die intravenöse Narkose mit Äther und Chloroform. Münch. med. Wochenschr. Jg. 58, Nr. 15, S. 778. 1911. — Ders.: Über intravenöse Narkose. Ebenda Jg. 56, Nr. 46, S. 2365. 1909.
Kreuter: Über 1000 Fälle von intravenöser Äthernarkose. Zentralbl. f. Chirurg. Jg. 52, Nr. 39, S. 2181. 1925.
Kümmel, H.: Über intravenöse Äthernarkose. Arch. f. klin. Chir. Bd. 95, S. 185. 1911.
Lehrnbecher: Erfahrungen an 850 intravenösen Narkosen. Ebenda Bd. 123, S. 317. 1923.

ε) *Rectalnarkose.*

Die technischen Schwierigkeiten, die bei der intravenösen Narkose zu überwinden sind, haben in den letzten 15 Jahren die Aufmerksamkeit, allerdings weniger bei uns als im Ausland, der intrarectalen Narkose zugewendet, die schon 1847 von Pirogow benutzt worden ist. Sie erfordert nun zwar nicht alle aseptischen Vorsichtsmaßregeln, aber doch ebenfalls eine sehr sorgfältige Beobachtung der Kranken, wenn man Unannehmlichkeiten und Zufälle vermeiden will. Man nimmt dazu entweder eine 5proz. Ätherlösung oder macht eine gasförmige Narkose, die BAUM als die allein richtige anerkennt.

1. Bei der ersten Art mit Ätherlösung (ARND) findet eine Darmreinigung vorher nicht statt. Es wird nur Pantopon-Scopolamin gegeben, aber nicht bei Kindern. Um dem Darm die Lösung besser erträglich zu machen, verordnet man vorher einen kleinen Einlauf mit Opiumtinktur. Beckenhochlagerung. Beginn mit 1000 ccm 5proz. Ätherlösung von 20° Temperatur.

DREVERMANN empfiehlt, bei kleinen Kindern Hedonal zu nehmen; bei Säuglingen bis zu 3 Monaten 0,75—1,0 g, bei Kindern bis 18 Monaten 1,0—1,5 g als Klysma in etwa 30 ccm Haferschleim.

2. Bei der gasförmigen Narkose fängt die Vorbereitung schon zwei Tage vorher mit Gaben von Rizinusöl an, während am Abend vor dem Eingriff und am Morgen des Operationstages eine Darmspülung mit lauwarmem Salzwasser unter Zusatz von 15 Tropfen Opiumtinktur gemacht wird (DUMONT). VIDAL empfiehlt noch einen zweiten Einlauf mit 2 g doppelkohlensaurem Natron zur Entfettung der Darmschleimhaut. Das Einlassen der Ätherdämpfe geschieht aus der sogenannten Flasche von DUDLEY-BUXTON, bei der durch Erwärmung entstandene Ätherdämpfe in eine Kondensationskugel eingeleitet werden, um die nach DUMONT für die Darmschleimhaut schädlichen flüssigen Ätherniederschläge zu vermeiden.

Vor- und Nachteile. Gegenüber der intravenösen Narkose hat die intrarectale die Vorteile, daß überflüssiges Material wenigstens zum Teil aus dem Darm wieder abgelassen werden kann, was bei der ersteren aus der Blutbahn unmöglich ist, und daß keine Hämolyse oder Thrombenbildung zu befürchten sind, während die Nachteile in der Gefahr von hartnäckigen blutigen Durchfällen und Darmlähmungen bestehen. v. ZALKA sah einen Exitus an Volvulus, BAUM zwei Todesfälle wegen Blutungen.

Anzeigen: Es sind dieselben länger dauernden Operationen an Kopf und Hals, die oben bei der intravenösen Narkose erwähnt wurden und bei denen der Narkotiseur hinderlich ist. GUEISSAZ-DE-DARDEL empfiehlt das Verfahren auch sehr für Kinder, erlebte aber doch zwei Bronchopneumonien, so daß man vielleicht zweifeln kann, ob auch bestehende Lungenerscheinungen zu den Anzeigen der intrarectalen Narkose zu rechnen sind.

Literatur.

ARND: Die Rektalnarkose mit Ätherlösungen. Arch. f. klin. Chirurg. Bd. 95, S. 203. 1911.

BAUM: Zur rektalen Äthernarkose. Zentralbl. f. Chirurg. Jg. 36, Nr. 11, S. 369. 1909.

DREVERMANN: Die Hedonalnarkose im frühesten Kindesalter. Münch. med. Wochenschr. Jg. 70, Nr. 36, S. 1153. 1923.

DUMONT: Über Rektalnarkose. Korresp.-Bl. f. Schweiz. Ärzte 1908. Nr. 24; Zentralbl. f. Chirurg. Jg. 36, Nr. 11, S. 383 und Nr. 42, S. 1431. 1909.

GUEISSAZ-DE-DARDEL: L'anesthésie par éthérisation rectale chez l'enfant. Rev. méd. de la Suisse romande Bd. 43, Nr. 7. 1923; Zo. 24, 165.

LOBMAYER: Rektalnarkose. Zentralbl. f. Chirurg. Jg. 51, Nr. 6, S. 244. 1924
(10. Tagung d. ung. Ges. f. Chirurg., Budapest 13.—16. X. 1923).
LÜKÖ: Rektalnarkose. Ebenda.
v. ZALKA: Eine seltene Komplikation der Rektalnarkose. Arch. f. klin. Chirurg.
Bd. 129, S. 547. 1924. — Ders.: Tod nach rektaler Äthernarkose. Zentralbl.
f. Chirurg. Jg. 51, Nr. 6, S. 243. 1924 (10. Tagung d. ung. Ges. f. Chirurg.,
Budapest 13.—16. X. 1923).

3. Betäubung durch Gefrierung.

Die Betäubung durch Gefrierung hat nur ein sehr beschränktes Anwendungsgebiet, allerdings den Vorteil, daß sie von seiten des Kranken keinerlei Vorbereitung erfordert und deshalb leicht poliklinisch benutzt werden kann. Ein Nachteil besteht darin, daß sie öfters einen unangenehmen Nachschmerz hervorruft, besonders bei Entzündungen (Furunkeln), wo es manchmal infolge der vermehrten Durchblutung der Haut sogar überhaupt nicht gelingt, eine Anästhesie zu erzielen. Hier tritt der Rausch in sein Recht.

Chloräthyl. Eine Gefrierung wird durch Aufspritzen von Chloräthyl aus einer der üblichen Tuben in wenigen Sekunden erreicht. Die Entfernung der Flaschenöffnung von der Haut beträgt bei guter Bohrung der Tube mindestens 30 cm. Eine zu starke Streuung des Strahls ist unerwünscht; ebenso führt schräge, statt senkrechte Richtung auf die Haut zu unnötigem Verlust und ungenügender Gefrierung. Am völligen Weißwerden der Haut erkennt man den richtigen Zeitpunkt zum Einschnitt.

Kohlensäure. In ähnlicher Weise kann Kohlensäure benutzt werden, die in der Hauptsache zur Entfernung nicht allzugroßer Angiome und Naevi im Gesicht Verwendung findet. Aus einer Bombe läßt man Kohlensäure in einen dicken Lederbeutel ausströmen, wo sie durch Kneten zu einem festen Schnee wird. Von dieser Masse kommen einige Stücke in eine beiderseits offene Metallhülse, deren man verschiedene Größen und Formen vorrätig haben muß, und werden von der einen Seite aus mit einem Stempel gegen einen abnehmbaren Deckel auf der anderen Seite fest angedrückt. Nach Abschrauben des Deckels wird durch den Stempel der Kohlensäureschnee etwas herausgeschoben und kräftig auf die erkrankte Stelle aufgesetzt, bis Erfrierung eintritt. Zeitdauer des Drucks etwa $^3/_4$ Minute, Wiederholung nach Auftauen.

15. Verhütung von Lungenkomplikationen.

Tritt bereits am Abend nach der am gleichen Tage früh ausgeführten Operation oder am nächsten Morgen eine Temperaturerhöhung ein, so ist man im allgemeinen geneigt, sie auf postoperative Lungenkomplikationen zu beziehen, während erst später beobachtetes Fieber meist mit einer durch den Eingriff eingeschleppten Wundinfektion in Zusammenhang gebracht wird. Diese braucht stets eine etwas längere Zeit zur Entwicklung und zur Abwehrreaktion des Körpers, während es sich bei den die Lungenerscheinungen hervorrufenden Erregern um im Körper bereits vorhandene Keime handelt, die nur infolge der augenblicklichen Schädigung der Alveolen plötzlich virulent werden. Sie kommen aber glücklicherweise meist nur vorübergehend zur Wirkung, weil schon hinreichend Schutzstoffe vorhanden sind.

Eine einheitliche Ursache für die postoperativen Lungenkomplikationen kennen wir bisher nicht, sondern die Vielheit der ätiologisch möglichen Momente erschwert eine gleichmäßige kausale Behandlung. Von Wichtigkeit ist zu wissen, daß bei Vergleich zweier großer Krankenhäuser sich in 25—35 vH. bei innerlich Kranken und in 36—42 vH. nach Operationen Lungenkomplikationen entwickelten (FEATHERSTONE). Eine nicht unwesentliche Rolle scheinen auf nervösem Wege ausgelöste Hypersekretions- und Exsudationsprozesse zu spielen.

Die klinischen Erscheinungen treten entweder unter dem Bilde der einfachen Bronchitis und der Bronchopneumonie — beide entsprechen etwa der Pneumonitis WHIPPLES — auf oder unter dem der echten lobären Lungenentzündung.

Die Bronchitis überwiegt bei weitem. Sie zeigt sich außer durch den Fieberanstieg noch durch Hustenreiz, Rasselgeräusche, manchmal etwas Stechen auf der Brust, erschwerte Atmung und leicht bläuliche Verfärbung der Lippen an, wobei oft vor allem anfangs der wirkliche auskultatorische Befund recht gering sein kann. Röntgenologisch ist nichts nachweisbar.

Die Bronchopneumonie ist häufig als Folge einer Aspiration anzusehen, soweit sie sich nicht an eine Bronchitis anschließt.

Die zweite Form, die lobäre Pneumonie, wird durch die Verdichtung des Lungengewebes mit Knisterrasseln, später mit aufgehobenem Atemgeräusch und Dämpfung, durch leichtes pleuritisches Reiben, schließlich durch rostfarbenen Auswurf während der Lösung gekennzeichnet, so daß die Diagnose nicht zweifelhaft sein kann. Gegenüber dem metastatischen oder begleitenden Erguß in der Brusthöhle ist der vorhandene oder verstärkte Stimmfremitus ausschlaggebend. Sonst käme differentialdiagnostisch nur noch PASTEURS sogenannter massiver Lungenkollaps in Betracht, der durch allmähliche Verdrängung der Luft aus den Alveolen bei gleichzeitiger Ödemansammlung entsteht. Er ist röntgenologisch gut nachzuweisen und in seinem Rückgang zu verfolgen.

Für uns ist die wichtigste Frage die, ob und wie man diese Erschwerungen des Heilverlaufes verhüten kann. In Deutschland wird auf diesem Gebiete noch verhältnismäßig wenig getan, während in anderen Ländern, besonders in Amerika, sich die namhaftesten Chirurgen nicht nur mit der Entstehung, sondern auch mit der Prophylaxe der postoperativen Lungenkomplikationen beschäftigt und zum Teil eingehende Vorschriften gegeben haben. Gerade hierin kann noch viel verbessert werden, um an sich unnötige Störungen zu beseitigen, die den Erfolg jedes, auch des geschicktesten Operateurs zunichte machen können. Nur große zahlenmäßige Zusammenstellungen über Tausende von Eingriffen, die einmal nach sachgemäßer Vorbereitung ausgeführt worden sind, würden erlauben, Vergleiche mit den jetzigen durchschnittlichen Zuständen zu ziehen.

Durch eine sorgfältige, klinische Untersuchung, die so leicht vom Chirurgen, der sich nur auf seinen Operationsgegenstand stürzt, vernachlässigt wird, lassen sich, wenn nötig, in Gemeinschaft mit dem inneren Mediziner schon vorher wichtige Befunde erheben. Es kann zum Beispiel festgestellt werden, ob der Kranke überhaupt im Augenklick für einen Eingriff in Betracht kommt, einer Vorbereitung bedarf oder ob etwa schon vorhandene Lungenerscheinungen zu schwer sind, um zur Zeit oder dauernd eine Operation auszuschließen. Liegt keine dringende Anzeige zu einem Eingriff vor, so werden jüngere Leute bei dem leichtesten Verdacht, ältere stets einer sachgemäßen Behandlung mit den gleich noch zu besprechenden Maßnahmen unterzogen. Tritt danach keine Besserung ein, so ist sorgfältig zu überlegen, welches von beiden das kleinere Übel ist, die chirurgische Erkrankung oder das Lungenleiden; und nach diesen Erwägungen fällt man die Entscheidung. Handelt es sich um einen das Leben bedrohenden Zustand oder ist der Patient z. B. bei schwerem Asthma bronchiale zu jedem Eingriff bereit, so wird man auch das Risiko einer postoperativen Lungenentzündung mit in Kauf nehmen. Für gefährdet halte ich auch die Leute mit versteifenden Prozessen an der Wirbelsäule und besonders an den Rippen.

Grippe. Vor einer sehr schwierigen Entscheidung steht der Chirurg, wenn der Kranke eine Grippe hat oder gehabt hat. Im ersten Fall dürfen unbedingt nur Notoperationen ausgeführt werden, im zweiten auch nur dringliche Eingriffe; aufschiebbare erst nach Ablauf einer gewissen Zeitspanne, auf die ich weiter unten noch zu sprechen kommen werde. Ich befinde mich mit dieser Ansicht völlig in Übereinstimmung mit CZERMAK, DEMONS, v. HABERER und anderen, die durch böse Erfahrungen gewitzigt, äußerst vorsichtig geworden sind. Während v. HABERER und SCHMIEDEN den verhältnismäßig milden Verlauf von Eiterungen im Anschluß an Grippe, z. B. von Empyemen, hervorheben und dies auf die reichlich vorhandenen Schutzstoffe glauben beziehen zu dürfen, hat ersterer einige Zeit nach dem Abklingen der Grippe und im Anschluß an die dann ausgeführte Operation schwerste Erscheinungen septicopyämischer Art mit tödlichem Ausgang erlebt und zwar bei einem Kropf sogar noch nach vier Monaten. Das Gleiche wurde auch von anderen Chirurgen beobachtet. CZERMAK nimmt an, daß es sich hier um Bazillenträger oder um Träger einer latenten Infektion handelt, bei denen durch das operative Trauma die Erreger wieder beweglich gemacht oder ausgebreitet werden. Es liegt also eine Art von Rückfall vor. Die beiden anderen Möglichkeiten einer postoperativen Grippekomplikation, daß der Kranke neu oder mischinfiziert wird, kommt für unsere Fragestellung nicht in Betracht. Was nun die Frist betrifft, die man zwischen Grippeheilung und Operationstag verstreichen lassen soll, um gegen Rückfälle nach Möglichkeit gefeit zu sein, so empfiehlt v. HABERER nach seinen Erfahrungen, bis zu vier Monaten zu warten. Ich habe mich bisher meist mit 3—4 Wochen nach völliger Wiederkehr der Arbeitsfähigkeit begnügt und dabei nach entsprechender Vorbereitung nie einen Mißerfolg zu verzeichnen gehabt, während ich früher verschiedentlichst plötzliche Kollapse, länger dauernde hohe Temperaturen und sehr schlechte Erholungen, glücklicherweise nie einen Todesfall gesehen habe.

Schließlich hat GRASER erst kürzlich wieder darauf hingewiesen, daß es Menschen gibt, die fast mit unbedingter Sicherheit nach einer Operation eine Lungenkomplikation bekommen. Das sind die Angehörigen von Berufen, bei denen der Staub in irgendeiner Form eine wesentliche Rolle spielt, also Bäcker, Mühlenarbeiter, Steinklopfer, Schleifer usw. Für diese Fälle empfiehlt er eine sofortige nachoperative prophylaktische Eigenbluteinspritzung nach J. VORSCHÜTZ.

Verhütung von nachoperativen Lungenerscheinungen. Wie bereitet man nun einen Kranken vor, um ihn möglichst gegen Lungenkomplikationen zu schützen? Auch hier ist eines der besten Mittel, um den Körper an die veränderten Verhältnisse anzupassen, eine mehrtägige Bettruhe, wobei man sehr bald sieht, ob die Patienten zu Hypostasen neigen, die ja ihrerseits wieder zum Teil mit Kreislaufstörungen zusammenhängen. Unterscheiden doch GEIST und SOMBERG geradezu eine vasculäre und eine nicht vasculäre Form der Lungenkomplikationen, und zu den ersteren rechnen sie Ödeme, Hypostasen und Thrombophlebitis. Wird diese Ruhezeit von dem Kranken gut überstanden, so ist schon etwas gewonnen. Sonst könnte man den Eingriff verschieben, da sicher auch eine verschiedene Neigung in den einzelnen Jahreszeiten besteht. Will man aber operieren, so setzen zugleich regelmäßige Atemübungen ein (SEITZ). Die Mundpflege, die häufig sehr im argen liegt, wird durch Spülungen mit Wasserstoffsuperoxyd, übermangansaurem Kali, durch Nachsehen der Zähne, Ziehen von Wurzeln usw. verbessert, um die Einwanderung von Keimen in die tiefen Luftwege zu verhindern. Zur Hebung der Widerstandsfähigkeit der Zellen und zur Abschwächung etwaiger erhöhter Nervenreize gibt man (nach R. VON DEN VELDEN) 2—3 Tage lang 3mal 0,5 Calcium lacticum; ebenso Atophan, am Operationstag selbst noch 5 ccm intravenös. EDEN empfiehlt als besonders wirksam das Calciumpräparat Afenil. Es soll die Exsudation verhüten, die Speichelabsonderung vermindern und eine abdämpfende Wirkung auf die Nerven ausüben. Davon wird am Abend vor der Operation oder am Operationstag selbst sowie am Tage nachher je eine Ampulle vorsichtig intravenös eingespritzt. LINDAUER berichtet ebenfalls über gute Erfolge und veröffentlicht folgende Zusammenstellung:

	Patienten	Postnark. Störungen	Bronchitis	Pneumonie	Todesfälle
Ohne Afenil	100	26	20	6	3
Mit Afenil	100	10	6	4	—

Statt dessen könnte man vielleicht auch Supersan verordnen, eine Menthol-Eucalyptus-Antifebrin-Antipyrinmischung (nach BERLINER). Davon verabreicht VON DEN VELDEN 2—3 Tage lang 1 ccm intramuskulär. GROTE und HAMANN haben es, allerdings bei schon vorhandenen, akuteren Bronchitiden und Kapillarbronchitiden, von 0,2 bis 0,8 steigend, mit zweifelhaftem Erfolg verwendet. Sonst käme noch

Chinin oder Optochin nach Morgenroth 5mal 0,2—1,5 pro die oder nach Mendel und van den Velden sogar bis zu 4,5 und 5,0 g in Betracht.

Weiterhin lassen sich Lungenkomplikationen dadurch zum Teil verhindern, daß man den Patienten nicht unnötig kühler Luft aussetzt, ihn nicht zu spät vor der Operation badet, hinterher ordentlich abtrocknet und abreibt, daß man eine allzu lange Desinfektion des Operationsfeldes vermeidet und was dergleichen mehr ist. Der Operationssaal darf nicht überhitzt sein. Ein heizbarer Tisch ist empfehlenswert. Der Rücktransport in die Abteilung soll geschützt erfolgen, nachdem der Kranke die durchnäßten Sachen gewechselt hat.

Ob örtliche oder allgemeine Betäubung vorzuziehen ist, hat für die Frage der postoperativen Lungenkomplikationen keine entscheidende Bedeutung, da seit den Untersuchungen von Joh. v. Mikulicz durch zahlreiche Zusammenstellungen feststeht, daß das Verhältnis beider an den Lungenerscheinungen ungefähr gleich ist. Das hat neuerdings auch Mandl wieder bestätigt, der nur einen unbedeutenden Vorteil zugunsten der Lokalanästhesie findet. Es ist daher auch nicht richtig, wenn man immer dem Narkotiseur allein die Schuld für nachträgliche Lungenkomplikationen zuschiebt. Wohl aber kann man bei der Narkose die entstehenden Schädigungen durch den Gebrauch von Morphium-Scopolamin und vielleicht auch des Roth-Dräger-Apparates herabsetzen. Es genügt jedoch meines Erachtens für einfachere Verhältnisse völlig, wenn man vorher Morphium-Atropin oder Pantopon-Atrinal gibt. Eine gewisse Bedeutung kommt dem Äther gegenüber dem Chloroform ja entschieden für die Entstehung von postoperativen Lungenkomplikationen zu, wenn er auch sicher bei älteren Lungenleiden nicht so gefährlich ist, wie er oft hingestellt wird, natürlich eine gute Narkose vorausgesetzt. Und die sonstigen Nachteile des Chloroforms sind doch, vor allem in der Hand weniger geübter Narkotiseure, unverhältnismäßig viel größer.

Als die am leichtesten lernbare und verhältnismäßig unschädlichste Allgemeinbetäubung ist die Äthertropfnarkose (H. Kümmell sen.) anzusehen. Man kann jetzt die unmittelbare Äthernarkosensterblichkeit mit 1 : 16 000 als wirklich recht niedrig betrachten. Ein übriges tut in bestimmten Fällen die Witzelsche Reklination, die die Ansaugung in die Luftröhre und ihre Äste vermeiden hilft, oder die Kauschsche Magensonde, wenn es sich um Operationen am nicht entleerten oder nicht entleerbaren Magen-Darmkanal handelt. Schließlich ist zu beachten, daß Czernys Retentionspneumonie, die durch mangelhaftes Aushusten entsteht, ihre große Bedeutung hat. Da der Husten meist wegen der damit verbundenen Schmerzen unterdrückt wird, so gibt man Morphium, besser 10—15 Tropfen einer 2proz. Lösung Codeinum phosphoricum oder Dicodid.

Behandlung schon bestehender Lungenerscheinungen. Viele von diesen eben aufgezählten Verfahren sind nun nicht nur als Verhütungsmaßregeln vor dem Eingriff gegen etwa zu erwartende Lungenkomplikationen, sondern zu einem großen Teil auch als Behandlungsmittel bei schon vor der Operation bestehenden Lungenerscheinungen anzusehen, beziehungsweise als Prophylaxe nach dem bereits ausgeführten Eingriff. Jedenfalls muß man bei vorher festgestellten Befunden mit der Operation sehr vorsichtig sein. Erkrankten doch nach den Angaben HENLES unter 1393 Lungengesunden nur 96 = 6,9 vH., und es starben 42 = 3 vH., während sich bei 205 Patienten mit vorher bestehender Lungenerkrankung diese Zahlen auf 34 = 16,6 vH. und 177 = 8,3 vH. beliefen. Nach den neuen Angaben CUTLERS muß man mit 1(—2) Lungenkomplikationen auf 50 Operationen rechnen, und einer von je 150—175 Erkrankten stirbt, was einer Morbidität von 3—4 vH. und einer Mortalität von ungefähr 0,6 vH. entspricht.

Man kann nun versuchen, die schon vorhandenen Erscheinungen, z. B. mit einem Brustprießnitz oder mit Inhalieren zum Rückgang zu bringen, wozu SEITZ Liquor ammonii anisatus empfiehlt. Ich setze dem Wasser meist nur einen Tropfen Terpentinöl zu; gibt man zuviel, so bekommen manche Leute Brechreiz. Neuerdings haben wir auch Versuche mit den von S. v. KAPFF empfohlenen Säuredämpfen gemacht, doch steht ein abschließendes Urteil noch aus.

SPECKER hat 20 ccm Pneumokokkenserum subkutan gegeben und auf 900 Operierte keinen Todesfall und bei den prophylaktisch Behandelten keine Lungenentzündung erlebt. Auch HOTZ übt die prophylaktische Pneumokokkenschutzimpfung vor der Operation, und GEINATZ berichtet, daß er bei 280 vaccinierten Kranken einen Rückgang der Pneumonien um die Hälfte bis zu zwei Drittel beobachtete. SAUER erwartet von Dauertropfinfusionen mit Lobelin zur Anregung der Atemtätigkeit gute Erfolge.

Ob man das von IRK angewandte Yatren und Yatrenkasein auch prophylaktisch vor der Operation geben kann, ist meines Wissens noch nicht erprobt. IRK injiziert nach dem Eingriff am ersten Tage 5 ccm 5proz. Yatrenlösung oder $2^1/_2$ ccm Yatrenkasein intramuskulär oder intravenös, am zweiten Tage dasselbe, am vierten Tage wieder $2^1/_2$, im ganzen 3—6 ccm. Auch Gomenolöl schätzt er. Nach ZIMMERMANN könnte man auch Hexeton, ein synthetisches Kampfernatriumsalicylat, geben.

Die Hauptsache scheint mir aber doch sowohl bei schon vorhandenen wie bei zu erwartenden Lungenerscheinungen eine Kräftigung des Kreislaufes zu sein, und nach dieser Richtung gehen auch in letzter Zeit viele Versuche. MANDL (und ähnlich KLUG) verabreichte auf eine Anregung von JAGICZ 3—4 ccm Digitalis intramuskulär noch auf dem Operationstisch und beobachteten dabei ein Sinken der Erkrankungen von 27 auf 8 vH. In Amerika haben GEIST und GOLDBERGER das Verfahren vor allem ausgebaut, und zwar als schnelle und als langsame Vorbereitung je nachdem, wieviel Zeit zur Verfügung steht. Bei der letzteren Art wird auf je 15 Pfund Körpergewicht 0,1 Digitalis gerechnet und dies so lange aller zwei Stunden gegeben, bis das Körpergewicht am Abend vor dem Operationstag erreicht ist; also bei einem Körpergewicht von 150 Pfund 10mal 0,1. Am Morgen selbst werden zwei weitere gleich große Mengen in zweistündigem Zwischenraum gegeben. Die Wirkung hält 10—14 Tage, also gerade während der gefährlichsten Zeit an. GEIST und GOLDBERGER konnten bei 9 Fällen nur eine leichte Ätherbronchitis feststellen, während bei 39 nicht behandelten Kontrollen 27 vH. postoperative Störungen überhaupt vorkamen (2mal Lungenentzündungen, 2mal Bronchitiden; dazu 2mal Schock und 1mal Phlebitis). Die Zahl der von CUTLER und HUNT überhaupt beobachteten Lungenkomplikationen wird mit 35,2 vH. als Durchschnitt angegeben, MANDL sah bei 1379 Bruch- und Bauchoperierten 14,5 vH., bei 585 Eingriffen an anderen Körperteilen nur 8,5 vH., was wieder die Bedeutung der Eröffnung der Bauchhöhle unterstreichen würde. Dabei sei auch noch darauf hingewiesen, daß man sich öfters vor der Operation überlegen müßte, ob nicht durch die Schnittführung Lungenkomplikationen vermieden werden können, da es ja bekannt ist, daß diese um so häufiger auftreten, je höher oben am Bauch man eingeht. Die Ansicht PASTEURS hat sicher etwas Richtiges an sich, daß bei jeder die Bauchwand bis zur Muskelspannung reizenden intraabdominellen Veränderung das Zwerchfell reflektorisch als Antagonist erschlafft und damit die Lungentätigkeit hemmt. BRISCOE erklärt dagegen das gehäufte Auftreten von Lungenkomplikationen bei Operationen im Oberbauch mit der gleichzeitigen Verletzung des Musculus transversus, der von der 7.—9. Rippe kommt. Dadurch wird die freie Beweglichkeit des Brustkorbes behindert. Dementsprechend fand FEATHERSTONE unter 106 an sich glatten Magenoperationen 21mal schwere Lungenentzündungen; 13 Patienten starben, was einer Morbidität von 20 vH. und einer Mortalität von 63 vH. entspricht. Überhaupt haben infolge des Anstiegs der Bauchoperationen die pulmonalen Komplikationen zugenommen, was FEATHERSTONE auf Grund einer Zusammenstellung von 149 029 Fällen aus dem Schrifttum seit 1898 nachweist. Andererseits soll aber nach der Ansicht amerikanischer Chirurgen die das Zwerchfell besonders belastende TRENDELENBURGsche Lage nicht zu vermehrter Pneumoniegefahr führen. Wohl aber ist sonst die Lagerung von einer gewissen Wichtigkeit, da die sitzende Stellung nur 0,5 vH. Lungenkomplikationen gibt. Auch besteht entschieden eine Beziehung der Pneumonie zu embolischen Prozessen, wurden doch unter 1000 Sektionen 31mal in pneumonischen Infiltraten zentrale eitrige Kerne gefunden. Auf diesem Wege erklärt sich vielleicht auch, daß MOORE bei seinen Tonsillektomien eine ganz besonders hohe Zahl von Lungenabszessen erlebte, nämlich unter 125 Fällen 38mal. Er empfiehlt deshalb prophylaktisch die Krypten zu entleeren, gibt einen Tonsillenbecher zum Absaugen an und benutzt im Operationsfeld Antiseptica. Zur Vermeidung der Aspiration werden Kopf und Oberkörper in abhängige Lage gebracht.

Weiterhin sind bei zu befürchtenden Lungenkomplikationen keine großen Infusionen wegen der Gefahr der Hypostasen zu geben (BURIANEK).

Noch eines besonderen Vorschlages von KELLING für Magenoperationen sei gedacht, demzufolge man bei Fehlen von Magensäure diese durch Oblaten von Acidum salicylicum, Salzsäurespülungen usw. ersetzen soll. Auch Zitronensäure, gequirlte saure Milch und ähnliches sind empfehlenswert, da organische Säuren desinfizierende Eigenschaften haben.

Vor Eingriffen an der Speiseröhre spült man diese aus, zumal wenn infolge einer Verengerung Verhaltung besteht.

Literatur.

BRISCOE: Discussion on the prevention and treatment of postoperative pulmonary affections. Proc. of the roy. soc. of med. Bd. 18, Nr. 9, S. 41 ff. 1925; Zo. 32, 718.

CUTLER and HUNT: Postoperative pulmonary complications. Arch. of surg. Bd. 1, Nr. 1; Zo. 12, 560.

CZERMAK: Die Bedeutung der Grippe für das Zustandekommen postoperativer Komplikationen, insbesondere postoperativer Sepsis. Arch. f. klin. Chirurg. Bd. 122, S. 916. 1923.

EDEN: Die Entstehung, Verhütung und Behandlung der postoperativen Pneumonie. Münch. med. Wochenschr. Jg. 71, Nr. 24, S. 775. 1924.

FEATHERSTONE: An inquiry into the causation of post-operative pneumonia. Brit. journ. of surg. Bd. 12, Nr. 47, S. 487. 1925; Zo. 31, 293.

GEINATZ: Prophylaxe der postoperativen Pneumonie (Vaccine). Zentralbl. f. Chirurg. Jg. 52, Nr. 38, S. 2149. 1925 (17. Kongr. russ. Chirurgen).

GEIST and GOLDBERGER: Effect of preoperative digitalization in reducing postoperative complications. Ann. of surg. Bd. 78, Nr. 6. 1923; Zo. 26, 130. — Dies.: Preoperative digitalization. A method to reduce postoperative complications. Current researches in anesthesia a. analgesia Bd. 4, Nr. 1. 1925; Zo. 32, 322.

GEIST and SOMBERG: Preoperative digitalization. A metod to reduce postoperative complications. Americ. journ. of obstetr. and gyn. Bd. 4, Nr. 2. Zo. 20, 180.

GRASER: Über die Behandlung postoperativer Bronchitis und Pneumonie durch Eigenbluteinspritzung nach J. VORSCHÜTZ. Zentralbl. f. Chirurg. Jg. 52, Nr. 45, S. 2514. 1925.

GROTE und HAMANN: Über die intravenöse Injektion von Menthol-Eukalyptol (Supersan) bei Bronchialerkrankungen. Dtsch. med. Wochenschr. Jg. 49, Nr. 16, S. 511. 1923.

v. HABERER: Über die chirurgischen Erfahrungen bei Grippe. Mitt. a. d. Grenzgeb. d. Med. u. Chirurg. Bd. 32, S. 73. 1920.

IRK: Behandlung der postoperativen Pneumonie mit Yatren. Klin. Wochenschr. Jg. 2, Nr. 33. 1923.

KELLING: Über Pneumonien nach Laparotomien. Verhandl. d. 34. Tagung d. dtsch. Ges. f. Chirurg. 1905, II, S. 136.

KLUG: Digipurat als Prophylaxe gegen postoperative Lungenkomplikationen? Dtsch. Zeitschr. f. Chirurg. Bd. 117, S. 236. 1923.

LINDAUER: Afenil zur Verhütung der Lungenentzündung nach Operationen. Zentralbl. f. Chirurg. Jg. 53, Nr. 1, S. 16. 1926.

LINDSAY: The prevention and treatment of postoperative pulmonary embolism. Lancet Bd. 208, Nr. 7, S. 327. 1925; Zo. 32, 141.

MANDL: Zur Statistik der postoperativen Lungenkomplikationen und über erfolgreiche Bestrebungen zu deren Prophylaxe. Dtsch. Zeitschr. f. Chirurg. Bd. 165, S. 77. 1921.

MOORE: Tonsillektomy sump. The instrumental prevention of inspiratory postoperative pulmonary abscess. Laryngoscope Bd. 32, Nr. 9; Zo. 32, 166.

v. REDWITZ: Die Chirurgie der Grippe. Ergebn. d. Chirurg. u. Orthop. Bd. 14.

SAUER: Dauertropfinfusionen. Zentralbl. f. Chirurg. Jg. 51, Nr. 44, S. 2445. 1924.

SCHMIEDEN: Über die chirurgischen Erscheinungsformen der Grippe. Münch. med. Wochenschr. Jg. 66, Nr. 9, S. 229. 1919.

SCHNEIDER: Zur Frage der postoperativen Lungenstörungen. Zentralbl. f. Chirurg. Jg. 50, Nr. 29, S. 1121. 1923.

SEITZ: Über die Bekämpfung der nach Laparotomien auftretenden Pneumonien. Bruns' Beitr. z. klin. Chirur. Bd. 122, S. 638. 1921.

Specker: Zur Prophylaxe und Therapie der postoperativen Pneumonien. Schweiz. med. Wochenschr. Jg. 51, Nr. 24. 1921; Dtsch. med. Wochenschr. Jg. 47, Nr. 29, S. 847. 1921.
R. v. d. Velden: Postoperative Erscheinungen an dem Respirationstrakt.. Zentralbl. f. Chir. Jg. 52, Nr. 33, S. 1266. 1921.
Zimmermann: Hexeton zur Prophylaxe postoperativer Pneumonien. Zentralbl. f. Chirurg. Jg. 51, Nr. 48, S. 2644. 1924.

16. Verhütung von Thrombose und Embolie.

Statistisches. Zu den unangenehmsten Ereignissen, die im Anschluß an eine Operation auftreten können, gehören die Thrombose und die Embolie. Während sich die erstere oft durch frühzeitige klinische Erscheinungen unserer Erkennung zugänglich zeigt, entzieht sich die letztere meist einer vorherigen Beobachtung und trifft wie ein Blitz aus heiterem Himmel den Kranken wie den Arzt. Es sei aber die interessante Auffassung Lindsays erwähnt, daß der plötzliche Drang zum Stuhlgang als ein sehr verdächtiges Zeichen für Embolie anzusehen und es wahrscheinlich sei, daß nicht die körperliche Anstrengung dabei die Ursache der Embolie darstellt, sondern daß es durch die sich vorbereitende Lösung des Gerinnsels zu einem vasomotorischen Reflex kommt, der seinerseits das Gefühl des Stuhldrangs hervorrufe. Übrigens ist es noch nicht genügend bekannt, daß auf Grund der Untersuchungen Rupps die Sterblichkeit nach Embolien bei inneren Erkrankungen (mit 1,1 vH.) höher ist als nach Operationen (mit 0,26 vH.). Immerhin wird noch manches anfangs befriedigende Operationsergebnis so nachträglich zunichte gemacht.

In der letzten Zusammenstellung, die de Quervain vor kurzem gegeben hat, errechnet er auf 55 176 große Operationen einer Sammelstatistik 249 Embolien und aus einer persönlichen Zusammenstellung von 20 779 Eingriffen 143 Embolien = 0,45 vH. insgesamt. Die unmittelbare Sterblichkeit betrug 0,28 vH. Dem stehen die Ergebnisse Rupps mit 0,26 vH. und Lindsays mit 0,3 vH. nahe, während (nach Watson) Mauclair 24 vH. und Lenormant 45 vH. Sterblichkeit aufweisen. Wahrscheinlich ist dabei die Zahl dieser Todesfälle auf die Summe der von Embolien überhaupt betroffenen Kranken umgerechnet und nicht auf alle operierten Patienten, es handelt sich also um die Mortalität der Morbidität. Von den Fällen de Quervains kamen 33 vH. auf aseptische Operationen und 67 vH. auf septische einschließlich der Eingriffe am Magen-Darmkanal.

Als Ausgangspunkt für die Thrombose werden in 56 vH. die Iliacal- und Femoralvenen, nur in 2,6 vH. die Vena saphena genannt.

Gerade weil wir für das Eintreten einer Embolie bisher keine rechten Anhaltspunkte haben, liegt auch die Verhütung noch sehr im argen und eine Menge Fragen harren der Lösung. Nur das eine ist beachtenswert, daß einer großen Embolie oft mahnende kleine Embolien vorausgehen, die sich manchmal durch einen leichten Reizhusten und eine Temperaturerhöhung anzeigen. Steigt der Puls staffelförmig an (Mahlersches Zeichen), so ist Gefahr im Verzug. Kreuzt sich gar die abfallende Temperaturkurve mit dem ansteigenden Puls, so wird dies schon lange als crux oder Signum mortis bezeichnet.

Unsere Maßnahmen können sich nun nur gegen Vorgänge richten, die wahrscheinlich für die Entstehung der Gerinnselbildung und Pfropflösung von Wichtigkeit sind: Die Abschwächung und Verlangsamung des Blutkreislaufes, Änderungen der Blutzusammensetzung und anatomische Schädigungen der Gefäßwände.

I. Abschwächung und Verlangsamung des Blutstromes. Beginnen wir mit der Erörterung des ersten Punktes, so liegt der Gedanke der Abschwächung und Verlangsamung des Blutstromes als ein rein mechanischer Gesichtspunkt dem Chirurgen besonders nahe. Hierher gehören an sich harmlos erscheinende Dinge wie der Wasserverlust vor der Operation durch sehr kräftiges und lange dauerndes Abführen, dann starkes Schwitzen und großer Blutverlust während der Operation, schließlich Erbrechen und herabgesetzte Flüssigkeitszufuhr nach der Operation. Ein übriges tut die an sich schon vorhandene und durch die Narkose noch vermehrte Blutdrucksenkung. Auch spielen vielleicht andere einfache, rein mechanische Momente eine Rolle, wie Beckenhochlagerung mit starker Abknickung der Beine in den Kniegelenken, was man nach FEHLING vermeiden soll.

Die Vorbereitung zur Verhütung dieser Störungen im Kreislauf muß schon frühzeitig einsetzen, und so sonderbar es auf den ersten Blick erscheinen mag, möchte ich doch in vielen Fällen eine Bettruhe von einigen Tagen vor der Operation zur Anpassung des Körpers an die bevorstehenden Anstrengungen sehr befürworten. Während der Bettruhe sollen sich aber die Kranken durch schon jetzt einsetzende Übungen für die Zeit nach der Operation vorbereiten und der Thrombosenbildung entgegenarbeiten. Andererseits steht aber die unmittelbare Kräftigung der Kreislauforgane unbedingt im Vordergrund aller Bestrebungen. Im gleichen Sinne äußert sich auch FEHLING in seiner letzten Abhandlung über diesen Gegenstand. Nach genauer Untersuchung des Herzens und Gefäßsystems, nicht zu vergessen der Blutdruckmessung, gibt man je nach den Verhältnissen und der zur Verfügung stehenden Zeit Digipuratum, Strophantin, Kampfer oder Coffein. Besonders die Vorbehandlung mit Digitalis, die Digitalisation, ist von einigen Chirurgen ausgearbeitet und mit gutem Erfolg angewendet worden (GEIST und SOMBERG, KLUG, MANDL). Wir üben dies Verfahren in der früher auseinandergesetzten Weise vor allem bei älteren Leuten mit nicht ganz einwandfreier Herztätigkeit. — Beachtlich ist auch der von LENNANDER schon vor fast 30 Jahren gemachte Vorschlag zur Bekämpfung der Blutleere in den oberen Körperabschnitten, das Bett je nach der Schwere der Erkrankung um 10—50 cm am Fußende zu erhöhen. Dabei hat man zugleich den Vorteil, daß etwa in die Bauchhöhle eingefüllte und zurückgelassene Flüssigkeit (Kochsalzlösung) rascher vom Zwerchfell aufgenommen und dem Kreislauf zugeführt wird. Bei diesem Verfahren besteht nur der Nachteil, daß der Patient manchmal nicht in dieser Lage Wasser lassen kann.

II. Was den zweiten Punkt, die Änderung der Blutzusammensetzung betrifft, so sind wir über diese Verhältnisse noch verhältnismäßig am wenigsten aufgeklärt. Daß aber nach den verschiedensten Eingriffen weitgehende Umstellungen im Körper vor sich gehen, haben besonders die Untersuchungen W. LÖHRS (Beschleunigung der Senkungsgeschwindigkeit der roten Blutkörperchen, Änderungen der Leukocytenzahl, Auftreten von Gallenfarbstoffen usw.) gezeigt. In diesen Fällen hilft vielleicht Jod (HEUSSER). Mitteilungen von PRIMA besagen außerdem, daß stets Infektionen, wenn auch geringster Art, die Ursache für Thrombosen sind und daß die Gefahr, besonders im Splanchnicusgebiet, um so größer oder geringer ist je nachdem, ob das Blut mehr gerinnungsfördernde oder -hemmende Substanzen enthält. Es können nun wohl trotz Infektion Thrombosen ausbleiben, sie können aber nur mit ihr entstehen. Dabei spielen gewisse zeitliche Phasen in der Änderung der Blutzusammensetzung eine Rolle, wie sie meines Erachtens auch in dem Erfolg von Voroperationen auf die Gerinnungszeit (W. BUDDE, KÜRTEN, LONDON, VOELCKER) zum Ausdruck kommen. Man sollte nun denken, daß das Nötigste gegen die Gefahr einer Thrombosenbildung die Verabreichung von gerinnungshemmenden Stoffen sei. Aber dagegen sind von mancher Seite gewichtige Einwände erhoben worden, da doch die Gerinnung ein Schutzvorgang ist. Deshalb wird auch von FEHLING die Verwendung von Koagulen (KOCHER-FONIO), Klauden (FISCHL) usw. abgeraten. Auch kalkreiche Nahrungsmittel wie Milch, Eier, kalkreiches Wasser und ähnliches sind zu vermeiden. Doch sind solche Vorschläge zur Verhütung von Gerinnungsbildung gemacht worden. RIEMANN und WOLF geben 4stündlich 1 g Hirudin subkutan. KUHN hat eine Zuckerlösung von folgender Zusammensetzung empfohlen:

Dextrose	4,0
Natr. sachar.	0,04
Natr. chlor.	0,85
Aq. dest. ad.	1000.

Davon werden jedesmal 1—2 g intravenös eingespritzt. Ähnliches erreicht man vielleicht mit der Verordnung von Zitronensäure, die HAWARD in $^1/_2$proz. Lösung intravenös gibt, während CHANTEMESSE 15—18 g täglich 2—3 Tage lang innerlich nehmen läßt.

Hierher gehört auch die Frage des toxischen Einflusses von Wundhämatomen auf die Gerinnselbildung (VOELCKER), eine Frage, die noch der völligen Aufklärung harrt.

III. Um schließlich auf den letzten Punkt, die anatomischen Schädigungen der Gefäßwände zu kommen, so haben sie für die Vorbereitung keine große Bedeutung. Sie spielen aber die Hauptrolle während der Operation insofern, als vorsichtiges Arbeiten, auch Vermeidung allzu starken Druckes mit den Haken, schonende Behandlung der Organe, insbesondere beim Absuchen und Vorlagern der Därme, Umgehen von Massenunterbindungen usw. sicher die Zahl der Thrombosen und nachfolgenden Embolien wesentlich herabsetzen können. Sind schon Krampfadern vorhanden, so kommt die Unterbindung der Vena saphena magna in Betracht, obwohl die Ansichten über den Wert dieses Eingriffes geteilt sind. H. FISCHER schätzt außerdem die

Gefahr von dieser Seite nicht so hoch ein, wenn man in der Nachbehandlung die Kranken mit Bindenwickelung aufstehen läßt, nachdem vorher oberhalb der entzündlich erkrankten, thrombosierten Stelle eine Heftpflasterabklemmung der Vene stattgefunden hat. Ich hatte ja auch schon oben erwähnt, daß die Vena saphena magna tatsächlich nur in verhältnismäßig seltenen Fällen als Ausgangspunkt für Embolien zu nennen ist, viel öfter ist es das Gebiet der Pfortader und unteren Hohlvene (Magnus). Wenn dabei als Ausgangspunkt die linke Seite überwiegt, so führt dies Schmieden auf den dort wirkenden Druck der harten Kotsäule zurück.

Der Häufigkeit nach, in der nach Operationen an einzelnen Organen Embolien zustandekommen, ist die Reihenfolge ungefähr so aufzustellen: Abdominale Totalexstirpation der Gebärmutter, Adnex- und Vaginaloperationen, Mastdarm, Vorsteherdrüse, Magen-Darmkanal und Gefäße. Auch ist beachtenswert, daß das Verhältnis der Eingriffe am Bauch zu den an den Gliedmaßen, auch den unteren, 21 : 11 ist, soweit Thromboembolien vorkommen. Wie weit man schließlich durch die Schnittrichtung Bildung von Gerinnseln und deren Lösung vermeiden kann, ist noch nicht entschieden. Wahrscheinlich spielt dieser Gesichtspunkt eine größere Rolle für die Entstehung postoperativer Lungenkomplikationen, zu denen im übrigen mancherlei Beziehungen bestehen. Da erfahrungsgemäß die Thromboembolie mit zunehmendem Alter häufiger auftritt, ist es wünschenswert, daß die Patienten mit solchen Leiden, die zur Gerinnselbildung neigen, frühzeitig, das heißt möglichst vor dem 40. Lebensjahre, zur Operation kommen. Leider wird das ja in vielen Fällen ein frommer Wunsch bleiben.

Literatur.

Aschoff, Beck, de la Camp, Krönig: Beiträge zur Thrombosefrage. Leipzig: F. C. W. Vogel 1912.

Budde, W.: Biologische Wirkung aseptischer Operationen. Arch. f. klin. Chir. Bd. 138, S. 39. 1925 (Verhandl. d. 49. Tagung d. dtsch. Ges. f. Chirurg.). — Ders. und Kürten: Über Thrombenbildung nach Gefäßoperationen und ihre Verhütung. Zentralbl. f. Chir. Jg. 51, Nr. 49, S. 2684. 1924.

Capelle: Einiges zur Frage der postoperativen Thromboembolie. Bruns' Beitr. z. klin. Chir. Bd. 119, S. 485. 1920.

Chastenet de Guéry: La cause et le traitement préventif du sphacèle postopératoire dans les gangrènes séniles. Gaz. des hôp. civ. et milit. Bd. 94, Nr. 76; Zo. 15, 82 (Sympathicusresektion).

Chauvain: Le fréquence des thromboses et des embolies postopératoires. Gaz. des hôp. civ. et milit. Jg. 94, Nr. 60; Zentralbl. f. Chirurg. Jg. 49, Nr. 3, S. 103. 1922 und Zo. 15, 353.

Dietrich: Die Thrombose nach Kriegsverletzungen. Jena: G. Fischer.

Fehling: Thrombose und Embolie nach chirurgischen Eingriffen. Stuttgart: F. Enke 1920.

Forgue: Comment prévoir, comment prévenir, comment traiter l'embolie postopératoire. Journ. méd. franç. Bd. 14, Nr. 11, S. 411. 1925; Zo. 34, 121.

Geist and Somberg: Preoperative digitalization. A metod to reduce postoperative complications. Americ. journ. of obstetr. a. gyn. Bd. 4, Nr. 2; Zo. 20, 180.

Gordon-Watson: Pulmonary embolism after operations. Practic. Bd. 58 Nr. 6; Zo. 18, 509.

Heusser: Postoperative Blutveränderungen und Thrombosen. Zentralbl. f. Chirurg. Jg. 52, Nr. 1, S. 30. 1925.

v. Jaschke: Die für die Verhütung der postoperativen Thrombose und Embolie maßgebenden Faktoren. Monatsschrift f. Geb. und Gyn. Bd. 54, S. 1. 1921.

Kupferberg: Thrombose-, Phlebitis- und Emboliegefahr im Wochenbett und deren Verhütung. Münch. med. Wochenschr. Jg. 70, Nr. 26, S. 859. 1923.

Lennander: Über die Möglichkeit, Thrombose in den Venen der unteren Extremitäten nach Operationen zu verhüten, nach denen längeres Stilliegen nötig ist. Zentralbl. f. Chirurg. Jg. 26, Nr. 19, S. 553. 1899.

Lindsay: The prevention and treatment of postoperative pulmonary embolism. Lancet Bd. 208, Nr. 7, S. 327; Zo. 32, 141.

Löhr, W.: Über Allgemeinreaktion des Körpers bei der Wundheilung nicht-infizierter Wunden und inkomplizierter Frakturen. Dtsch. Zeitschr. f. Chirurg. Bd. 183, S. 1. 1923.

Magnus: Über den Ursprungsort der Lungenembolie und die Bedeutung der Vena saphena für den Vorgang. Klin. Wochenschr. Jg. 3, Nr. 4, S. 142. 1924.

Mason: Blood coagulation. The production and prevention of experimental thrombosis and pulmonary embolis. Surg., gynecol. a. obstetr. Bd. 39, Nr. 4, S. 421. 1924; Zo. 31, 680.

Prima: Ein Beitrag zur Lehre von der traumatischen Thrombose. Zentralbl. f. Chirurg. Jg. 53, Nr. 11, S. 651. 1926.

De Quervain: Thrombose et embolie postopératoires. Schweiz. med. Wochenschr. Jg. 55, Nr. 22. 1925; Zentralbl. f. Chirurg. Jg. 52, Nr. 1, S. 29 und Nr. 47, S. 2682. 1925 (11. Schweiz. Chirurg.-Vers., Juni 1924).

Voelcker: Experimentelle Studien zur Ursache der postoperativen Thrombose und Embolie. Verhandl. d. 43. Tagung d. dtsch. Ges. f. Chirurg. 1914, I, 206. — Ders.: Versuche, biologische Anschauungen in der Praxis zu verwerten. Arch. f. klin. Chir. Bd. 138, S. 42. 1925 (Verhandl. d. 49. Tagung d. dtsch. Ges. f. Chirurg.).

17. Blutleere und Blutersparnis.

Zur Blutersparnis bei Operationen sowie zur Blutungs- und Nachblutungsverhütung stehen eine große Reihe von Maßnahmen zur Verfügung, die sich in mechanische, physikalische und chemische gliedern lassen. Daß sie nicht unnötig sind, dafür geben Überlegungen über die Mengen des bei einzelnen Eingriffen vergossenen Blutes einen Anhalt. Ward errechnet zum Beispiel für eine Operation wegen Mammacarcinom 710 ccm, eine Nierenexstirpation 816 ccm, eine Gebärmutterentfernung wegen Fibroms 304 ccm Blutverlust. Zu mesentlich niedrigeren Zahlen kommt Meščerina. Er unterscheidet eine erste Gruppe mit Blutverlust bis zu 50 ccm (chronische Blinddarmentzündungen, Leistenbrüche usw.), eine zweite bis zu 100 ccm (subakute Appendicitiden), eine dritte bis 200 ccm (akute Wurmfortsatzentzündungen, Gastroenterostomien, leichtere Eingriffe an Gallenblase und Nieren) und eine vierte von 200—400 ccm (Operationen an der Gebärmutter und den Adnexen). Jedenfalls muß der Blutverlust in einem gewissen Verhältnis zur Gesamtblutmenge und besonders zum Hämoglobingehalt stehen, dessen Sinken unter 35 vH. meist eine Gegenanzeige gegen einen sofortigen Eingriff darstellt.

a) Mechanische Verfahren der Blutstillung.

Bei den mechanischen Verfahren haben wir wieder solche zu unterscheiden, die eine mehr allgemeine Änderung der Blutverteilung bezwecken, und solche, die rein örtlich angreifen.

α) **Eine allgemeine Änderung der Blutverteilung** läßt sich schon dadurch erzielen, daß man zu einer Operation einen Kranken in eine ganz bestimmte Lage bringt, bei der die anzugehende Gegend höher liegt als der übrige Körper und bei der jegliche Stauung in den Gefäßen vermieden wird. Es muß also je nachdem der Kopf oder der Rumpf mit seinen einzelnen Teilen durch Kissen und Rollen erhöht, andernfalls Beckenhochlagerung ausgeführt werden. Vor allem die letztere wird leider auch bei Eingriffen an den unteren Gliedmaßen noch lange nicht oft genug angewandt, obwohl sie — ohne Verkennung ihrer Gefahren für Herz und Atmung — sicher auch manche Luftembolie und andere Komplikationen würde vermeiden helfen.

Weiterhin läßt sich durch Abstauung ganzer Gliedmaßen, der Arme wie der Beine oder auch beider, eine gewisse Menge Blut in Reserve stellen, anstauen (ANSCHÜTZ, DAWBARN). Bei der Anlegung der Binde darf hier nur der Abfluß gehemmt sein, nicht aber völlig der arterielle Zustrom. Das so zurückgehaltene Blut stört einerseits nun nicht beim Operieren, kann andererseits nach Beendigung des Eingriffs wieder dem Körper zugeführt werden und hilft mit seinen reichlichen Abwehrstoffen den Schock des Eingriffs zu überwinden. Versuche in dieser Richtung sind verschiedentlichst von ANSCHÜTZ, ZÖPPRITZ u. a. angestellt worden. Das entgegengesetzte Verfahren, das SAUERBRUCH für Schädeloperationen empfohlen hat, das Absaugen des venösen Blutes vom Kopfe durch Einbringen des übrigen Körpers des Kranken in eine Unterdruckkammer, hat bisher noch wenig praktische Bedeutung gewonnen (ANSCHÜTZ).

β) **Örtliche Änderungen in der Blutverteilung.** Kräftiger als das Anstauen oder Absaugen wirkt nun die Abbindung der Gliedmaßen, die schon zu den rein örtlichen Mitteln der Blutstillung gehört. Bereits von A. PARK am Ende des 16. Jahrhunderts angewendet und seitdem in verschiedener Weise vervollkommnet, ist sie jetzt in der von v. ESMARCH angegebenen klassischen Form allgemein in Gebrauch. Es wird zuerst die betreffende Gliedmaße hochgehoben und von dem überflüssigen Blut durch Ausstreichen oder Auswickeln entleert, um dem Körper jeden unnötigen Blutverlust aus dem abgebundenen Glied während der Operation zu ersparen. Bei septischen Prozessen in dem erkrankten Körperteil ist wegen der Gefahr der Keimverschleppung große Vorsicht zu beachten. Dann erst wird ein kleinfingerdicker Schlauch oder eine 6 cm breite Binde aus festem Gummi angelegt, und zwar jeweils möglichst hoch oben in der Leistenbeuge oder oberhalb des Bicepsbauches. Dies ist besser, als wenn man über der kräftigen Muskelmasse die Abschnürung anlegt, wo zwar die Gefahr der Nervenschädigung vielleicht nicht so groß ist, dafür aber die Wahrscheinlichkeit besteht, daß man trotz stärksten Druckes und größter Anstrengung, wie sie besonders am Oberschenkel nötig sind, keine völlige Blutleere erzielt. Man lege deshalb den Schlauch stets bei erschlaffter Muskulatur oder in der Narkose an, da ohne Anästhesie sowieso nur die wenigsten Kranken eine kräftige Abschnürung längere Zeit aushalten können. Die Befestigung der Binde erfolgt durch Unterstecken des Endes oder der nicht ganz abgewickelten Rolle von oben her unter den letzten leicht angehobenen Bindengang oder man verknüpft die beiden an den Binden angebrachten Bänder. Der Schlauch hat meist an dem einen Ende einen Haken, am anderen eine Kette oder Ösen, die eine beliebige Einstellung ermöglichen. Sonst kann man auch mit einer festen, eigens hierzu angegebenen Klemme die gekreuzten Schlauchenden zusammenhalten.

Will man den Druck einer Binde oder eines Schlauches im Verlauf eines großen Gefäßes noch verstärken, so legt man hier eine Pelotte in einer der im Handel käuflichen Formen, in Gestalt einer Lage Zellstoffs oder eines großen Tupfers unter. Auch genügt es schon, wenn der unter den letzten Bindengang geschobene Bindenkopf auf die Gefäße zu liegen kommt. Für jede Abschnürung gilt aber grundsätzlich, daß ein knöcherner Widerhalt da sein muß, gegen den man das Gefäß andrückt.

Im allgemeinen soll eine Abschnürung nicht länger als höchstens 2—3 Stunden liegen bleiben. Muß diese Frist etwa beim Transport zum Krankenhause oder Arzt doch überschritten werden, so ist es gut, zwischendurch einmal vorsichtig den Schlauch unter Hochheben der Gliedmaße zu lockern, um ihn dann sofort wieder fest anzuziehen.

MOMBURGsche Blutleere. Eine besondere Anwendung findet der ESMARCHsche Schlauch bei der sogenannten MOMBURGschen Blutleere, die es gestattet, auch Blutungen in oder an dem Becken vorübergehend zum Stehen zu bringen.

Anzeigen: Alle zu erwartenden oder schon eingetretenen und voraussichtlich nicht anders zu behebenden gefährlichen Blutungen in oder an dem Becken.

Gegenanzeigen: Fettleibigkeit, Magen-, Darm-, Bauchspeicheldrüsen- oder Nierenerkrankungen; chronische Herz- und Lungeninsuffizienzen.

Anwendungsweise: Ein kräftiger, fingerdicker Schlauch wird in mehrfachen Gängen in der Mitte zwischen Rippenbogen und Darmbeinschaufel unter festem Anziehen um die Taille gelegt, bis der periphere Puls an der Femoralis verschwunden ist.

Gefahren: Darm-, Nieren- und Bauchspeicheldrüsenschädigungen in Gestalt von Blutungen, Durchfällen usw.

Unter den zahlreichen Verbesserungen oder wenigstens Veränderungen des ESMARCHschen Schlauches hat die meiste Verbreitung die HENLEsche Kompressionsfederbinde und die SEHRTsche Klemme gefunden. Die letztere hat den Vorteil, daß sie eine dosierbare Zu- und Abnahme des Druckes ausüben läßt, besitzt andererseits auch den Nachteil, daß der harte Metallbogen leichter zu Nervenschädigungen führt, wenn man ihn nicht mit Gummi überzieht oder unterpolstert.

Behelfsmäßig kann man sich auch eines Hosenträgers, eines zusammengedrehten Handtuches oder am Oberarm eines Taschentuches bedienen; jedenfalls benutzt man wegen der Gefahr der Nervenschädigung lieber ein breiter angreifendes Behelfsmaterial als ein stark schnürendes, wie es etwa ein Draht oder ein Bindfaden ist.

Wünscht man eine sehr hohe Abbindung auszuführen, so empfiehlt TRENDELENBURG, oben durch die Oberschenkelmuskulatur einen Spieß zu stoßen, für den A. TIETZE noch eine Schutzkappe angegeben hat. H. BRAUN schlägt einen Nagel in den großen Rollhügel, während sich KEPPLER mit dem Durchstoßen einer Kornzange durch einen Hautkanal begnügt. Um einen solchen Widerhalt wird dann der Schlauch von dem Damm und der Leistenbeuge aus gewunden.

Für eine nur kurz dauernde, während der Operation beabsichtigte Drosselung der Blutzufuhr, beispielsweise bis zum Fassen großer Gefäße bei einer Abtragung, genügt es manchmal, wenn die zuführenden Stämme an den typischen Stellen mit dem Finger zugedrückt werden. Es muß dann eine Hilfsperson, die nicht immer steril zu sein braucht, sondern unter der Abdeckung arbeitet, bereit stehen. Für den Hals ist dieser Punkt der Vorderrand des Kopfnickers in Höhe des Kehlkopfes, am Arm der Innenrand des Biceps, der von außen mit vier Fingern umfaßt wird; am Oberschenkel die Stelle des Überganges vom inneren zum mittleren Drittel des Leistenbandes. Überall sind hier eine knöcherne Unterlage (Querfortsätze des Halswirbels, Schaft des Oberarmknochens, Schenkelkopf) und nur eine geringe Weichteilschicht darüber vorhanden.

Bei offenen Wunden oder solchen an ungünstigen, zur Abschnürung wenig geeigneten Stellen und bei unmittelbar sich anschließender Operation kann man sich, nicht zu starke Blutung vorausgesetzt, bisweilen mit einfacher Ausstopfung der Wundhöhle mit Verbandgaze begnügen. In manchen Fällen leistet es noch gute Dienste, wenn darüber die Haut mit einigen großen durchgreifenden Nähten geschlossen wird, die kräftig tamponierend wirken, bis man in Ruhe alles zum eigentlichen Eingriff vorbereitet hat. Auch gelingt es bisweilen, in der Wunde selbst das blutende Gefäß mit einer Klemme prophylaktisch bis zur endgültigen Versorgung zu fassen.

Die vorherige einstweilige oder dauernde Unterbindung eines zuführenden Hauptgefäßes wird meist bei Beginn der Operation selbst ausgeführt und ist schon als ein Teil des gesamten Operationsplanes anzusehen. Es ist dabei empfehlenswert, wenn man sich bei nicht ganz aseptischen Eingriffen vom eigentlichen Operationsgebiet möglichst fernhält, z. B. also bei Zungencarcinom die Unterbindung der Carotis externa, nicht der Lingualis, ausführt.

b) Physikalische Verfahren der Blutstillung.

Die physikalischen Methoden finden in der Chirurgie eigentlich nur wenig Anwendung. Man kann aber ganz sicher durch heiße Fußbäder eine weitgehende Entlastung des Gehirns erzielen und durch Kälte eine recht beträchtliche Blutleere, die wir uns ja in ihrer äußersten Form bei der Chloräthylgefrierung zunutze machen, dabei auch den Nachteil der nachfolgenden schmerzhaften Blutfülle mit in Kauf nehmend. Für die Blutstillung bei Milzoperationen sind von SNEGUIREFF heiße Dämpfe empfohlen worden. Man muß sich gegebenenfalls einen passenden Apparat herstellen.

c) Chemische Mittel zur Blutstillung.

Weit umfassendere Bedeutung kommt dagegen den chemischen Mitteln zu, die zum Teil in Gestalt von Arzneien sowohl zur allgemeinen wie zur örtlichen Wirkung verabfolgt werden.

α) **Allgemein wirkende chemische Mittel.** Eine solche erstrebenswerte Allgemeinwirkung ist die Senkung des Blutdruckes, die entweder eine allgemeine sein oder nur in einer örtlichen Verschiebung der Blutmenge, meist in das Splanchnicusgebiet, bestehen kann. Die letztere verwenden wir bisher kaum einmal therapeutisch, sie fällt uns nur als bakterielle Giftwirkung unangenehm auf und erfordert entsprechende Maßnahmen. Die erstere wird bei jedem Nierenund Prostatakranken zu erzielen versucht, aber sonst leider zu wenig bei allen älteren Leuten erstrebt, obwohl sie einen nicht zu unterschätzenden Wert für den Eingriff selbst wie den postoperativen Verlauf besitzt. Wie man bei Prostatikern am besten vorgeht, wird später in dem einschlägigen Abschnitt besprochen werden. Für die jugendlichen Hypertoniker ist zur Zeit wohl eins der besten Mittel zur Senkung des Blutdrucks das Calciumdiuretin, von dem man 2—3 mal täglich eine Tablette zu 0,5 gibt. Es wirkt etwas diuretisch. In manchen Fällen läßt man nach meiner Erfahrung die Abendgabe lieber fort, da die Kranken über unruhigen Schlaf und zu lebhafte Träume klagen. Die subjektiven Beschwerden verschwinden meist leichter als die Blutdruckerhöhung, die nur in zwei Drittel unserer Fälle beeinflußt wurde. Auch Nitroskleran ist für jugendliche und ältere Hypertoniker empfohlen worden, ebenso wie Sulfartan und Natrium nitrosum. Eine vorübergehende Blutdrucksenkung bis um 40 cm erzielt man auch durch 2—3 Minuten langes Einatmen von Sauerstoff, wie von Löwy und anderen festgestellt ist. Hat man keinen Erfolg, so ist dies zugleich prognostisch ungünstig, da dann schwer zu beseitigende organische Schädigungen vorliegen.

Ein zweites ganz allgemein im Kreislauf wirkendes, blutsparendes Mittel ist die Röntgenvorbestrahlung der Milz, wie sie von Stephan zuerst angegeben worden ist. Daß wirklich die Milz das dazu nötige Organ darstellt, wird neuerdings von den verschiedensten Seiten bestritten. So hat Frieda Bernhard bei 10 Entmilzten nachgewiesen, daß sie die gleichen Befunde boten wie die nicht Splenektomierten: in einem Drittel der Fälle Verkürzung der Gerinnungszeit in vitro, in etwa einem weiteren Drittel Verzögerung, bei dem Rest keine oder unwesentliche Veränderungen. Patienten, die wegen tuberkulöser Drüsen bestrahlt wurden, reagierten aber wie die Milzbestrahlten. Shichida glaubt, daß die Bestrahlung der Leber noch besser sei. Er bestrahlt sie 5—10 Stunden vor dem Eingriff und zwar lieber mit einer Glas- als mit einer Coolidge-Röhre. Wieder andere halten die bei beiden Bestrahlungen mitgetroffenen Nebennieren für die die Gerinnung beeinflussenden und fördernden inneren Drüsen. Völlige Aufklärung über diese Fragen haben wir bisher nicht bekommen. Schinz, der neuerdings an der Clairmontschen und an der Naegelischen Klinik eingehende

Untersuchungen angestellt hat, kommt zu der Auffassung, daß neben anderem als sichere Röntgenwirkung eine Thrombopenie, die Entstehung vasokonstriktorischer Nekrohormone und eine Gerinnungsbeschleunigung durch Reaktionsbeschleunigung bei der Umwandlung des Fibrinogens in Fibrin anzuerkennen seien. Als maßgebende Kriterien für eine etwaige Wirkung der Röntgenstrahlen sieht er nicht die Gerinnungs-, sondern die Blutungszeit an, da Blutgerinnung und Blutstillung nicht dasselbe sind. Die Blutungszeit wird nun nicht merkbar durch die Röntgenstrahlen beeinflußt. Bei Thrombopenie ist sie zwar verkürzt, es findet sich aber keine Vermehrung der Blutplättchen im strömenden Blut. Nach seiner Ansicht sind vier Faktoren für die Blutstillung von Wichtigkeit: die Endothelfunktion, die Kapillarzusammenziehung, der Plättchenthrombus und die Fibrinpfropfenbildung. Besonders auf die Bedeutung des zweiten Punktes hat STEGEMANN aufmerksam gemacht, der nicht die Erhöhung der Gerinnbarkeit, sondern den Kontraktionszustand als das Wesentliche ansieht. Immerhin ist ein Versuch mit der Röntgenbestrahlung bei den noch recht schwankenden Urteilen gerechtfertigt. In zwei eigenen besonders eindeutigen Fällen ist es zu einer Nachblutung beziehungsweise einer stärkeren Blutung bei der nachfolgenden Operation nicht gekommen, einige andere Fälle waren nicht sicher beweisend.

Ebenso scheint auf einer Allgemeinwirkung der Erfolg der Bluttransfusion zu beruhen, die von BOITEL, E. HEMPEL u. a. als bestes Blutung stillendes und verhütendes Mittel bei sonst gleicher Anzeigenstellung empfohlen worden ist. WILDEGANS fand allerdings, daß sie nur kapillare Blutungen und Hämorrhagien infolge ihres wirksamen Thrombingehaltes beeinflußt. Von den verschiedenen unmittelbaren Übertragungsverfahren operativer Art wie der Gefäßnaht nach STICH-CARELL oder PAYR (mit Magnesiumprothese) ist man in letzter Zeit, von einzelnen Fällen abgesehen, ebenso abgekommen wie von den Methoden, die sich einer gerinnungsverhütenden Zusatzflüssigkeit (Natrium citricum), in einer Stärke von 0,5 vH. beigemengt, zur Übertragung bedienen. Sie sind meist durch andere Verfahren ersetzt, von denen eins der bei uns gebräuchlichsten das von OEHLECKER ist, das auch an der VOELCKERschen Klinik geübt wird. OEHLECKER benutzt eine 50 ccm-Spritze mit einem Zweiwegehahnansatz, dessen eine Öffnung peripherwärts in die Spendervene, die andere zentralwärts in die Empfängervene eingebunden wird. Dazu werden beide Kranke auf fahrbare Tragen oder Tische gelegt und die beiden entgegengesetzten Arme auf ein dazwischen stehendes Tischchen nebeneinander möglichst bequem so gebracht, daß sich Operateur und Assistent gegenübersitzen und die Übertragung sich leicht durchführen läßt. Nun wird die Spender-, dann die Empfängercubitalvene frei präpariert, die erstere zentral, die letztere peripher unterbunden und jederseits die gläserne Kanüle eingeführt. Nach vorherigem Durchspülen des ganzen Leitungssystems mit physiologischer Kochsalzlösung saugt man anfangs 50 ccm oder auch weniger Blut vom Spender an und spritzt es sofort wieder nach Umstellen des Hahnes dem Empfänger ein. Jetzt wird die Spritze gewechselt, das ganze System, erst die Spender-, dann die Empfängerseite mit Kochsalzlösung durchgespült, und der Vorgang kann von vorn beginnen.

Es ist wünschenswert, in jedem größeren Krankenhaus eine Anzahl von Spendern, die auf Syphilis, Tuberkulose, Iso- und Hämoagglutination untersucht sind, für den Notfall in erreichbarer Nähe zu haben. Ist die Transfusion sehr eilig, so verzichtet man auf alle Untersuchungen und begnügt sich mit der sogenannten biologischen Vorprobe, das heißt, man spritzt zuerst versuchsweise höchstens 10—20 ccm ein und wartet einige Minuten, ob etwaige Schockerscheinungen, fliegende Röte, Schüttelfröste oder Kollaps eintreten. Dann bricht man selbstverständlich ab, andernfalls kann man ruhig injizieren. Ganz gesichert ist man vor Zufällen auch nach Feststellung der Agglutination (Moss) nicht. Immerhin ist es empfehlenswert, sich die beiden Testsera II und III zu beschaffen. Von jedem wird ein Tropfen auf einen Objektträger getan und mit je einem Tropfen des zu untersuchenden Blutes vermischt. Bei makroskopischer Betrachtung erkennt man, ob und in welchen Tropfen Agglutination eingetreten ist. Wie die vier Blutgruppen LANDSTEINERS und DE-CASTELLOS sich zueinander verhalten, erläutert die beifolgende Skizze. Gruppe IV kann von I, II und III empfangen, aber nur wieder an Blut der Gruppe IV spenden. Andererseits kann I an alle Gruppen spenden, aber nur von I Blut erhalten. Gruppe II und III, in der Mitte stehend, können von sich selbst und von I empfangen und sich selbst und der Gruppe IV spenden. Die umständlicheren Methoden der Hämolysen-

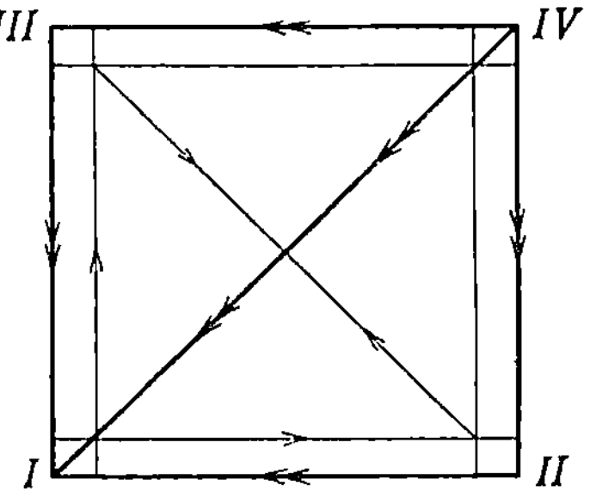

Abb. 2. Schema der vier Blutgruppen. Die stark gezeichneten Linien deuten an, daß Gruppe I außer von sich noch von II, III und IV empfangen und daß Gruppe IV außer an sich noch an I, II und III spenden kann. Die schwächeren Linien erläutern, daß Gruppe I mit II und III, Gruppe II und III untereinander und Gruppe IV mit keiner anderen Gruppe agglutinieren.

bestimmung (auch die kürzeste beansprucht etwa 1 ½ Stunden) finden sich bei HEMPEL, NATHER und anderen beschrieben.

Kaum wesentlich einfacher als das OEHLECKERsche Verfahren ist das von PERCY. Hier wird als Mittelstück zwischen Spender und Empfänger ein paraffinierter Glaskolben benutzt, der an seinem einen Ende einen besonders abgebogenen, schneckenförmigen Fortsatz trägt. Durch Aufsetzen eines entsprechenden Gummirohres am anderen verjüngten Ende wird mittels eines Zweiwegehahns die Verbindung zu einem Druck- und Saugballon hergestellt. Spender- und Empfängervene werden freigelegt und die schneckenförmigen Fortsätze eingeführt. Nach einstweiligem Verschluß der beiden Venen wird in den Glaskolben etwas flüssiges Paraffin aufgezogen, so daß später das flüssige Paraffin im Kolben über der ansteigenden Blutsäule schwimmt und jede Berührung mit der Luft vermieden wird.

Praktischer, weil unabhängig von jedem Apparat, ist die einfache Übertragung mit der Spritze durch Ansaugen aus einer Vene und

Injizieren in die andere mittels gewöhnlicher Punktionskanüle. Das scheint mir für alle Notfälle auch in kleinen Krankenhäusern das Verfahren der Wahl zu sein. KUBANYI weist besonders darauf hin, wie wichtig für die Blutstillung solche zur Vorbereitung von Operationen gegebene Bluttransfusionen sind, bei denen eine Menge von 200 ccm völlig hinreicht, um eine gute Wirkung zu erzielen.

LOICQ empfiehlt grundsätzlich zwei Tage vor der Operation eine Transfusion von 250—500 ccm, wenn der Hämoglobingehalt unter 75 vH. liegt und die Zahl der roten Blutkörperchen weniger als 3 500 000 beträgt.

Der Erfolg ist sicher um so besser, je weniger die Blutkörperchen durch irgendwelche Zusätze oder mechanische Beeinflussung in ihrer Lebensfähigkeit geschädigt sind (SCHÖNE).

Als Anzeigen vor der Operation kann man also aufstellen: starke Ausblutung; cholämische oder andere hämorrhagische Diathesen; zweizeitige, kurz aufeinander folgende schwere Eingriffe (im Zwischenraum); Carcinomkranke; Schock (PAUCHET; andere lehnen gerade hierbei die Transfusion ab).

Ein Teil der die Gerinnung fördernden Substanzen ist wahrscheinlich auch in dem von KOCHER und FONIO empfohlenen Koagulen zu finden, das die im tierischen Blut beziehungsweise in den blutbildenden Organen vorhandenen gerinnungsfördernden Substanzen (insbesondere Blutlipoide) enthält und als 10proz. Lösung in destilliertem Wasser oder in physiologischer Kochsalzlösung intravenös gegeben werden kann. Es läßt sich aus dem gelieferten Pulver leicht herstellen und durch 2—3 Minuten langes Kochen sterilisieren. STEGEMANN rät, 5—10 g in 150 bis 300 ccm intravenös als Hämostypticum zu geben. Im Notfall nimmt man einen Teelöffel Koagulen auf $1/_2$ Weinglas einwandfreies Brunnenwasser. Auch FISCHLS Klauden, ein aus getrockneter Lunge hergestellter Extrakt, ist empfohlen worden (Hämostatik, Luitpoldwerke München).

Auf Grund von Tierversuchen und von über 100 Erfahrungen am Menschen rühmt C. KAYSER das Hämosistan außerordentlich. Es ist ein Äthylendiaminacetat mit Calcium und baut sich auf dem von NONNENBRUCH und SZYSKA erprobten Euphyllin, einem Purinkörper, auf, der 80 vH. Theophyllin und 20 vH. Äthylendiamin enthält. Man spritzt 10 ccm einer hypotonischen 2proz. Lösung intravenös ein und hat den Erfolg schon nach etwa einer Stunde erreicht. Das Maximum liegt bei etwa 4—5 Stunden, und die Wirkung bleibt ziemlich unverändert 24, ja 48—72 Stunden bestehen. Bei einer Bluterin wurde die Gerinnungszeit von 23 auf $5^1/_2$ Minuten verkürzt.

Hier wird also schon das Calcium verwendet, von dem man annimmt, daß es nicht nur gerinnungsfördernd wirkt, sondern auch zur Dichtung der Gefäßwände beiträgt. Es wird vor allem bei cholämischen Diathesen und bei BASEDOWscher Erkrankung verordnet, etwa 8 Tage lang vor der Operation 3—5mal täglich 1 g Calcium chloratum oder Calcium lacticum. Es können auch nach der Vorschrift von MONTELEONE in 10proz. Lösung 10 g davon intravenös gegeben werden;

die Franzosen wenden es sogar in 50proz. und 100proz. Lösung bei Tuberkulose an. (Afenil würde vielleicht die gleichen Zwecke tun.) Man muß nur wissen, daß als Folgen intravenöser Calciumgaben Schwere-, Hitze- und Erstickungsgefühl auftreten.

Auch in der Gelatine ist Calcium enthalten. Man gibt sie am besten als Gelatine steril MERCK (10—40 ccm einer 10—20proz. Lösung = 10 ccm Kalzine).

Außerdem wird bei den verschiedensten hämorrhagischen Diathesen, nicht dagegen bei den akuten inneren und den chirurgischen Blutungen noch Serum (10 ccm gewöhnliches Pferdeserum, im Notfall Streptokokken-, Tetanus- oder Diphtherieserum) empfohlen.

Chemisch durch Erleichterung des Zellzerfalls wirken die hypertonische (10proz.) Kochsalz- und die hochprozentige 10—20-(—50)proz. Traubenzuckerlösung. Das Chlor im Chlornatrium kann man nach HEYNEMANN auch durch Brom ersetzen. Doch haben allzu starke Flüssigkeitszufuhren vor der Operation den Nachteil, daß sie die Blutmenge vergrößern und damit wieder den Eingriff erschweren. Eigentümlicherweise ist eine 2proz. Natrium-citricum-Lösung (10 ccm intravenös oder weniger gut 30 ccm intramuskulär) ebenfalls ein Hämostypticum, während es doch in geringerer Verdünnung gerade entgegengesetzt wirkt. Ob hier physikalisch-chemische Vorgänge vorliegen oder eine direkte Beeinflussung des Nervensystems, steht noch dahin (RENAUD).

β) **Örtlich wirkende chemische Mittel.** Von den örtlichen blutstillenden Maßnahmen steht noch immer an vorderster Stelle und ist auch am leichtesten zu beschaffen die Jodoformgaze, mit der die Wunde provisorisch ausgestopft wird, bis zum Beispiel die endgültige Versorgung unter günstigeren äußeren Umständen im Krankenhaus erfolgen kann. Starke arterielle Blutungen sind natürlich damit nicht zum Stehen zu bringen. Auch Watte, die mit Liquor ferri sesquichlorati getränkt ist, kann nützlich sein. Als 2proz. Lösung ist sie in Aneurysmen eingespritzt worden, während über die innerliche Anwendung (0,2—0,5 mehrmals am Tage) wenig bekannt ist. Zum gleichen Zwecke habe ich in einem Fall von starker Blutung aus einer Beckenvene die einfache PREGLsche Jodlösung angewandt. Sie wurde nach Freilegung und einstweiliger peripherer Abklemmung der Vena femoralis in diese zentralwärts eingespritzt, nachdem durch Druck auf den Leib für einen verlangsamten Abfluß gesorgt war. In diesem Falle stand die Blutung, obwohl vorher verschiedene Mittel vergeblich versucht wurden. Auch MOMBURG erwähnt die Möglichkeit weiterer Erfolge mit diesem Verfahren in geeigneten Fällen.

Will man Suprarenin verwenden, so genügt es meist, wenn man die gebräuchliche Lösung 1 : 1000 mit der Hälfte physiologischer Kochsalzlösung verdünnt. Ebenso wirken eine Menge anderer empfohlener Mittel (Koagulen, Hämosistan, Hämostatik) mehr oder weniger rasch bei Aufstreuen auf die Wunde, soweit parenchymatöse Blutungen vorliegen. Sie machen sich nur selten zur Vorbereitung nötig, sondern gehören zu den Behelfsmitteln des Eingriffes selbst.

Literatur.

ANSCHÜTZ: Über Versuche, die operative Blutung zu stillen. Zentralbl. f. Chirurg. Jg. 36, Nr. 52, S. 1779. 1909.

BERNHARD, FRIEDA: Röntgenreizbestrahlung der Milzgegend und Blutgerinnung. Arch. f. klin. Chirurg. Bd. 130, S. 93. 1924.

FONIO: Über die Wirkungen intravenöser und subkutaner Injektionen von Koagulen KOCHER-FONIO am Tierversuch nebst einigen therapeutischen Erfahrungen. Mitt. a. d. Grenzgeb. d. Med. u. Chirurg. Bd. 27, S. 642. 1914.

HEMPEL, E.: Bluttransfusion in der Chirurgie. Bruns' Beitr. z. klin. Chirurg. Bd. 132, S. 7. 1925.

HEYMANN: Über intravenöse Verwendung von Bromnatrium und einige andere Substanzen. Therapie d. Gegenw. 1925. Nr. 2.

KAYSER, C.: Zur medizinischen Beeinflussung innerer und chirurgischer Blutungen (Hämosistan). Med. Klinik Jg. 19, Nr. 27, S. 939. 1923.

KUBANYI: Blutstillung durch Bluttransfusion. Arch. f. klin. Chirurg. Bd. 134, S. 206. 1925.

MEŠČERINA: Materiale zur Frage der Größe des Blutverlustes bei verschiedenen chirurgischen Operationen. Novaja chirurgija Jg. 1, Nr. 1, S. 55. 1925; Zo. 34, 121.

MOMBURG: Blutleere. Neue deutsche Chirurgie Bd. 28.

NATHER: Über die Bluttransfusion. Wien: Julius Springer 1926. (H. 73 d. Fortbildungskurse d. Wien. med. Fakultät.)

NATHER und OCHSNER: Die Bluttransfusion nach PERCY. Wien. klin. Wochenschr. Jg. 36, Nr. 39. 1923. — Dies. und BOITEL: Erfahrungen mit der Bluttransfusion nach PERCY und Untersuchungen über die hämostatische Wirkung der Bluttransfusion. Arch. f. klin. Chirurg. Bd. 132, S. 420. 1924.

OEHLECKER: Bluttransfusion von Vene zu Vene mit Messung der übertragenen Blutmenge. Zentralbl. f. Chirurg. Jg. 46, Nr. 2, S. 17. 1919. — Ders.: Technische Einzelheiten meiner Methode der direkten Bluttransfusion von Vene zu Vene. Dtsch. Zeitschr. f. Chirurg. Bd. 165, S. 397. 1924.

PETREN: Über die postoperativen, letal verlaufenden, sogenannten cholämischen Blutungen. Bruns' Beitr. z. klin. Chirurg. Bd. 110, S. 237. 1918.

PAUCHET: Transfusion du sang dans les soins pré- et postopératives. Presse méd. Jg. 31, Nr. 81. 1923; Zo. 26, 34.

RENAUD: Progrès médical 1924, Nr. 47, S. 719; Zeitschr, f. ärztl. Fortbild. Jg. 22, Nr. 5, S. 148. 1925. (Natr. citricum.)

v. SAAR: Über Blutleere der unteren Körperhälfte. Ergebn. d. Chirurg. u. Orthop. Bd. 6, S. 1. 1913.

SAUERBRUCH: Versuche über künstliche Blutleere bei Schädeloperationen. Zentralbl. f. Chirurg. Jg. 36, Nr. 47, S. 1601. 1909.

SCHINZ: Blutungszeit und Röntgenbestrahlung. Arch. f. klin. Chirurg. Bd. 132, S. 412. 1924.

SHICHIDA: The effects of rays on liver or spleen to step haemorrhage. Japan. med. world Bd. 4, Nr. 5; Zo. 28, 454.

VOLKMANN, JOH.: Zur Blutstillung bei Verletzungen schwer zugänglicher Gefäße. Zentralbl. f. Chirurg. Jg. 48, Nr. 47, S. 1709. 1921.

WIETING: Blutung, Verblutung, Blutsparung. Münch. med. Wochenschr. Jg. 49, Nr. 6 und 7, S. 206 u. 236. 1922.

WILDEGANS: Blutstillung durch Transfusion. Arch. f. klin. Chirurg. Bd. 136, S. 627. 1925.

18. Ruhende Infektion.

Unter ruhender Infektion versteht man die Tatsache, daß sich im Anschluß an eine Keimeinwanderung Erreger, die vorher deutliche, oft schwere klinische Erscheinungen gemacht haben, an einer Stelle des Körpers einkapseln, um bei einem beliebigen Anlaß (Blutung oder Sprengung der Kapsel durch eine Gewalteinwirkung, Infektionskrankheit) unerwartet wieder virulent zu werden. Hierher sind auch bis zu

einem gewissen Grade die sogenannten SCHLOFFERschen Tumoren zu
rechnen, die sich um Fremdkörper (Seidenfäden in der Bauchnarbe) bilden und die, wenn sie nicht vollständig entfernt werden können, sondern
nur anoperiert werden, manchmal zu lange dauernden Eiterungen führen.
Ebenso gehört das Wiederaufflackern der Malaria bei oder nach irgendwelchen Eingriffen dazu. Warum diese Anfälle oft nicht im unmittelbaren Anschluß an die Operation, sondern erst im weiteren Heilungs-
verlauf auftreten, ist noch nicht ganz geklärt; BRÜNING meint, es müsse
wohl infolge des andauernden Kräfteverlustes ein Augenblick kommen,
wo der Körper doch plötzlich versagt. Diese Fieberzacken von 39—40°
mit Schüttelfrost, die sonst gar nicht erklärbar sind und oft zuerst an
Wundrose denken lassen, werden, auch wenn keine Plasmodien nachweisbar sind, gut durch Chinin zum Verschwinden gebracht. Meist fehlt
nach FR. BRÜNING bei diesen Malariarecidiven der Kopfschmerz, was
differentialdiagnostisch gegenüber Erysipel zu verwerten ist. Auch
prophylaktisch kann Chinin gegeben werden, wenn der Patient früher
an Malaria gelitten oder in malariaverseuchten Gebieten gelebt hat.

In einigen Fällen hat weder der Träger einer ruhenden Infektion von
diesem schlummernden Herd eine Ahnung, noch findet der Arzt außer
in der Vorgeschichte irgendwelchen Hinweis; in anderen dagegen deuten
Narben oder die Erfahrungen, die der Kranke schon am eigenen Leibe
gemacht hat, auf einen solchen Zustand hin. Hat der Chirurg irgend-
einen Verdacht, so wird sein Bestreben sein, diesen Herd festzustellen
und gegebenenfalls unschädlich zu machen. Dazu sind eine ganze Reihe
von Verfahren mitgeteilt worden, von denen jetzt einige besprochen
werden sollen. Wir müssen dabei allgemeine (Blut-) und örtliche
(Herd-) Reaktionen unterscheiden.

a) Allgemeine Reaktionen. Zu den ersteren gehören die wenig
gebräuchlichen und wenig zuverlässigen Agglutinationsproben auf
Staphylo- und Streptokokken. Wichtiger ist die WIDALsche Reaktion bei Typhus; sie kommt aber nur bei einigen Bauch- oder
Gelenkoperationen in Betracht. Ebenso ist der Wert der Blutkörperchensenkungsgeschwindigkeit umstritten. KUNTZEN mißt allerdings einer Senkungsbeschleunigung noch lange Zeit nach vorhergegangenen entzündlichen Prozessen eine wesentliche Bedeutung
bei. Am eindeutigsten scheint mir die wiederholte Zählung der
weißen Blutkörperchen und die Differenzierung des Blutbildes zu sein, wobei fast immer Steigerungen über die Norm von
7000 Leukocyten festzustellen sind.

b) Örtliche Reaktionen. An dem Übergang zu den örtlichen Reaktionen steht die Prophylaxe gegen den Wundstarrkrampf. Seit
den Kriegsjahren ist es auch dem Laien bekannt, daß man nicht nur
bei frischen Verwundungen, sondern auch nach älteren Verletzungen,
an denen zu wiederholten Malen operiert wird, Wundstarrkrampfserum
einspritzt, um bei einer etwaigen Mobilisierung der Keime diese sofort
unschädlich zu machen, beziehungsweise ihre Toxine zu binden. Die
ausgezeichneten Erfolge, die mit diesem Vorgehen erzielt worden sind,
rechtfertigen seine Anwendung auch in Friedenszeiten. BUZELLO und

ENGLMANN haben zur Verhütung des Wundstarrkrampfes Versuche mit Proteinkörpern gemacht. Pferde- und Menschenserum standen dem Antitoxin im Erfolg am nächsten, während mit Caseosan und Novoprotin nur sehr unbefriedigende Ergebnisse zu erzielen waren. Die Verfasser kommen deshalb zu der Schlußfolgerung, daß in Ermangelung von antitoxischem Serum Versuche mit Normalpferdeserum gemacht werden dürfen, um den Körper zu erhöhter Abwehrleistung anzuregen. Die nachträgliche Durchführung der Antitoxinserumbehandlung wird dadurch in keiner Weise beeinflußt. Ich erinnere in diesem Zusammenhang auch an Ergebnisse BINGELS, der das Diphtherieserum durch einfaches Pferdeserum erfolgreich ersetzen konnte.

Während vor Tetanus wohl kein noch so langer Zwischenraum zwischen ursprünglicher Verletzung und Spätoperation schützt, ist für die Mehrzahl der Infektionen, die nicht so bösartig sind wie der Wundstarrkrampf, durch eine längere Wartezeit zum mindesten eine Herabsetzung der Keimkraft zu erreichen. Man soll deshalb vor allem bei nicht sehr dringlichen Eingriffen lieber einige Monate mehr verstreichen lassen.

Reizversuche. Es ist manchmal recht schwierig festzustellen, ob noch ein Herd vorhanden ist oder nicht. Die einfachsten Verfahren sind örtliche Reizversuche wie Turnübungen, starke Beanspruchung durch Gehen, Massieren, Beklopfen usw. Sie erzeugen Schmerzen, Rötung, Schwellung oder Fieber. Auch vergleichende Messungen der Hauttemperatur, natürlich unter völlig gleichen äußeren Bedingungen, um Fehlerquellen zu vermeiden, geben wichtige Anhaltspunkte. Für die besonderen Fälle von Operationen an Amputationsstümpfen hat CAPELLE Versuche mit Injektionen von Zuckerlösung in den Stumpf gemacht, die aber ziemlich schmerzhaft sind. Es sollte hierbei eine künstliche Schädigung der Gewebe durch Ödeme und Quellung entstehen, wodurch die Widerstandsfähigkeit gegenüber den ruhenden Infektionen herabgesetzt wird. Dies äußert sich dann in Temperatursteigerungen. Wenn solche auftreten, wartet man lieber noch einige Zeit oder sucht den Herd durch eine Voroperation auszuschalten. Besser als mit Zuckerlösung erreichte CAPELLE sein Ziel durch Umspritzungen des Stumpfes mit physiologischer Kochsalzlösung (etwa 100—200 ccm). Unsere eigenen Erfahrungen bestätigten diese Angaben in einigen Fällen, in anderen trat aber auch kein Fieber auf, obwohl sicher Infektionserreger da waren, wie der weitere Verlauf bewies.

In dieser Richtung hat FRÜND weiter gearbeitet und die Einspritzungen durch die einfachere Röntgenbestrahlung, die für Herde an allen Körpergegenden verwendbar ist, ersetzt, ausgehend von dem Gedanken, daß Röntgenreizbestrahlung (mit $1/4$—$1/3$ HED bei 0,5 mm Zinkfilter) Entzündungserscheinungen hervorruft. Nach 12—24 Stunden bekommt man örtlich eine deutliche Rötung und Ödembildung (letztere ist am wichtigsten) und einen Anstieg der Temperatur. Sind diese Symptome zweifelhaft, so kann man den Versuch nach 1—2 Tagen mit stärkerer Dosis wiederholen. Auch für die Differentialdiagnose zwischen Tumor und Entzündung lassen sich aus diesem Verfahren Schlüsse ziehen.

Noch schwieriger wird die Frage bei beabsichtigten plastischen Operationen, wo man auf jeden Fall eine glatte Wundheilung erzielen will. MELCHIOR hat vorgeschlagen, man solle z. B. benachbarte Drüsen, in denen eine Infektion schlummern könne, vorher entfernen. Das hat aber wieder den Nachteil, daß dann für eine etwa doch an der Operationsstelle auftretende Entzündung das Filter gegenüber dem übrigen Körper fehlt. BRUN rät zur Ausschneidung alles verdächtigen Gewebes und zur Extraktion vorhandener Sequester. KATZENSTEIN empfiehlt zur Verhütung

1. die offene Wundbehandlung,

2. das zweizeitige Operieren, für dessen Wirkung vielleicht auch Gesichtspunkte wie die von LONDON, W. BUDDE und KÜRTEN vermuteten (unspezifische Reiztherapie) eine Rolle spielen, und

3. die Benutzung von entzündet gewesenem Gewebe. Den letzten Vorschlag unterstützt er damit, daß erfahrungsgemäß Gewebe, die schon für gewöhnlich von Bakterien umgeben sind (Mund, After), verhältnismäßig widerstandsfähig sind, wie z. B. auch eine chronisch veränderte Blase gegen akute Infektionen mehr gefeit ist als eine „jungfräuliche".

Literatur.

BRÜNING, FRITZ: Chirurgie am unterernährten und durch chronische Krankheiten geschwächten Körper. RICH. v. VOLKMANNS Samml. klin. Vortr. Chirurg. Nr. 221.

BUDDE und KÜRTEN: Über Thrombenbildung nach Gefäßoperationen und ihre Verhütung. Zentralbl. f. Chirurg. Jg. 51, Nr. 49, S. 2684. 1924.

BUZELLO und ENGLMANN: Die Prophylaxe und Behandlung des Wundstarrkrampfes durch Proteinkörpertherapie im Tierversuch. Bruns' Beitr. z. klin. Chirurg. Bd. 134, S. 153. 1925.

CAPELLE: Über latente Tiefeninfektion reamputationsbedürftiger Stümpfe. Versuche zu ihrer diagnostischen Feststellung. Ebenda Bd. 114, S. 521. 1919.

FRÜND: Provokatorische Röntgenbestrahlung zur Aufdeckung ruhender Infektion. Arch f. klin. Chirurg. Bd. 133, S. 166. 1924. (Verhandl. d. 48. Tagung d. dtsch. Ges. f. Chirurg.)

KATZENSTEIN: Die Berücksichtigung der ruhenden Infektion bei der Operation Kriegsbeschädigter. Dtsch. med. Wochenschr. Jg. 42, Nr. 50, S. 1836. 1916.

KUNTZEN: Über die Erkennung der „ruhenden Infektion" vor plastischen Eingriffen am Skelettsystem. Arch. f. klin. Chirurg. Bd. 138, S. 108. 1925. (Verhandl. d. 49. Tagung d. dtsch. Ges. f. Chirurg.)

MELCHIOR: Über den Begriff der ruhenden Infektion in seiner Bedeutung für die Chirurgie. Berlin. klin. Wochenschr. Jg. 52, Nr. 5, S. 97. 1915. — Ders.: Zur Lehre von der ruhenden Infektion mit besonderer Berücksichtigung der Kriegschirurgie. RICH. v. VOLKMANNS Samml. klin. Vortr., Chirurg. Nr. 207/208.

MOST: Zur ruhenden Infektion (rezidivierende Osteomyelitis, entzündlicher Tumor). Berlin. klin. Wochenschr. Jg. 57, Nr. 16, S. 376. 1920.

19. Verhütung des Wundliegens.

Die Frage nach der Entstehung des Wundliegens hat in den letzten Jahren besonders seit dem Kriege manche Bearbeitung und auch Klärung erfahren. Früher standen sich hauptsächlich zwei Ansichten gegenüber, von denen die eine annimmt, daß selbst bei Rückenmarkskranken nur der Druck das Wichtigste ist, wenn auch mit einer herabgesetzten Widerstandsfähigkeit zu rechnen sei (KRAEPELIN); die andere glaubt, daß auch toxische Einflüsse und Schädigungen eine Rolle spielen (ZAHN), wobei dann von einer örtlichen Behandlung nichts zu erwarten wäre. Angeregt durch Kriegsbeobachtungen hat nun DIETRICH genaue makro- und mikroskopische Untersuchungen über die Entstehung der Druckgeschwüre am Gesäß angestellt, auf Grund deren er eine Drosselung der Arteria und Vena glutaea infolge des Druckes vermutet, wodurch es zu Nekrosenbildung im Kreuzbeinansatz des Musculus glutaeus maximus kommt. Die so entstandenen roten und weißen Infarkte können sowohl von der Haut aus wie von der Umgebung oder metastatisch infiziert werden, ohne daß man toxische Störungen annehmen müßte. Ihm schließt sich RESCHKE im allgemeinen an, der besonders betont, daß die Decubitalphlegmone und der Decubitalabszeß das erste sind, der Durchbruch nach außen aber erst in zweiter Linie erfolgt. Ob der DIETRICHsche Standpunkt auch für andere Körpergegenden die gleiche Berechtigung hat, harrt meines Wissens noch der Bearbeitung an einem größeren Material. Die Möglichkeit eines solchen Verhaltens ist jedenfalls nicht ohne weiteres abzulehnen.

Am wenigsten Wahrscheinlichkeit hat die Ansicht ZAHNS für sich, die, wie auch BEHREND hervorhebt, einem fast völligen therapeutischen Verzicht auf eine örtliche Behandlung entspricht. Nach allen unseren Erfahrungen müssen wir doch dem Druck eine ganz wesentliche Bedeutung beimessen, und die gesamte Verhütung besteht ja gerade darin, einen Ausgleich an den belasteten Stellen zu schaffen. Daß diese Voraussetzung, auf der sich unsere Behandlung praktisch aufbaut, falsch sei, ist bisher nicht hinreichend bewiesen. Es sind aber auch noch einige weitere hinzukommende Gesichtspunkte zu berücksichtigen.

a) Bei der **Lagerung der Kranken** muß man beachten, daß das Bett einen gleichmäßig festen Widerstand bietet, der immerhin eine gewisse Nachgiebigkeit an den stark belasteten Stellen gestattet. Wichtig ist, durch Auflegen einer Decke auf die Matratze zu verhüten, daß die Knöpfe der Polsterung durchzufühlen sind. Das Bettlaken soll immer gleichmäßig und glatt gezogen sein und muß, um dies zu erreichen, seitlich oben und unten festgesteckt oder untergeschoben werden. Unreinlichkeiten, Speisereste und dergleichen dürfen nicht im Bett zurückbleiben.

Die beste Unterlage für gefährdete Stellen ist das Wasserkissen, das aber nicht zu sehr gefüllt wird, um dem Kranken das unangenehme Schwanken zu ersparen. Für die Frakturbehandlung ist es sogar wegen der Bewegungen und der damit für den Kranken verbundenen Schmerzen manchmal gegenangezeigt. Bei rein örtlichem Druck am Gesäß genügt im allgemeinen ein Luftring. Auch kann man sich mit einem Kranz von gedrehtem Zellstoff oder Watte begnügen, der durch einige Bindengänge gehalten wird. Mit den gleichen Polsterungen lassen sich die Fersen schützen. Als letzte, wenn auch am schwierigsten durchzuführende Maßnahme kommt das Dauerbad in Betracht, das meistens erst bei schon eingetretenem Decubitus angewandt wird, aber häufig auch zur Verhütung gute Dienste leisten würde. Auf die neuesten Modifikationen von H. KÜMMELL JUN. u. a. brauche ich hier wohl nicht einzugehen; sie gehören mehr zur Nachbehandlung.

b) Behandlung der Haut. Für den Kranken selbst ist bei Gefahr der Bildung von Druckstellen peinlichste S a u b e r k e i t das erste Erfordernis, mehr noch als sonst schon bei jedem Patienten. Wenn es durchführbar und unter den gegebenen Verhältnissen erlaubt ist, wird jeder Kranke mindestens täglich einmal am ganzen Körper ge w a s c h e n und hinterher gut a b g e t r o c k n e t. Dann folgt eine kräftige Einreibung mit Alkohol in irgendeiner Form, am besten mit Kampferspiritus oder Franzbranntwein, zur Erzielung einer guten Durchblutung der Gefäße und zur Abhärtung der Haut an den aufliegenden Teilen, und anschließend werden die gefährdeten Stellen mit sterilem Puder bestreut. Neigt ein Patient zu starkem Schwitzen, so wird er öfters abgetrocknet. Die Lage wird, sowie und soweit es angeht, gewechselt, einmal Rücken-, dann Bauch-, linke und rechte Seitenlage. Bei gelähmten oder schwer beweglichen Kranken geschieht dies von der Hand des Wartepersonals, besser sind aber selbsttätige Bewegungen und Lageveränderungen, wozu schon das Anziehen der Beine und das Anheben zur Benutzung des Schiebers genügen können. Dabei werden die Muskeln kräftig angestrengt und der Blutkreislauf wird in Gang gebracht. Sind schon gerötete Stellen da, so kann man durch Unterlegen von Salbenlappen mit mehrere Millimeter dick aufgetragener Zinkpaste ein Weiterschreiten des Brandes manchmal noch verhüten. Die Zinkpaste wirkt in dreifacher Weise: durch ihren Zinkgehalt desinfizierend, durch den Mehlzusatz austrocknend und die Salbengrundlage kühlend und glättend. Schon schwarz verfärbte Bezirke lassen sich kaum mehr erhalten, sondern werden sich wohl immer über kurz oder lang abstoßen. Es ist aber nicht nur unnötig, sondern auch nicht einmal empfehlenswert, diese Abstoßung durch Abtragungen mit Schere und Messer zu beschleunigen. Man überläßt dies lieber dem Körper und entfernt erst die fast ganz gelösten Teile.

c) Wundversorgung. Bisweilen ist eine Vorbereitung nötig, um Druckstellen vor dem Eingriff baldigst zum Abheilen zu bringen, wenn man in der Nähe des betroffenen Gebietes operieren will. Sonst gehört ja die Versorgung bestehender Druckstellen eigentlich in das Gebiet der Nachbehandlung. In dem erwähnten Fall ist die Hauptaufgabe die, die Geschwüre durch Anregung der Fleischwucherungen mit schwarzer Salbe (Arg. nitr. 1,0, Perubalsam 10,0, Vaselin ad 100,0), Granugenol KNOLL (ungesättigte Kohlenwasserstoffe) und ähnlichen Mitteln zur Verkleinerung und durch Verwendung von Scharlachrot- (Pellidol-)salbe oder durch Zusammenziehen mit Heftpflaster zur Überhäutung zu bringen. Bei den eben genannten Mitteln ist es von Wichtigkeit, daß sie nicht täglich, sondern nur 2—3mal wöchentlich angewendet werden, und man einen Wechsel vornimmt, um einer Angewöhnung des Körpers und damit einer mangelhaften Ansprechbarkeit vorzubeugen.

Literatur.

BEHREND: Pathogenese und Behandlung des Wundliegens. Zeitschr. f. ärztl. Fortbild. Jg. 17, Nr. 17, S. 485. 1920.

DIETRICH: Druckbrand und Gesäßmuskel. Virchows Arch. f. pathol. Anat. u. Physiol. Bd. 226, S. 18. 1919.

RESCHKE: Zur Entstehung des Dekubitus. Med. Klinik. Jg. 20, Nr. 8, S. 238. 1924.

20. Diabetes, Acidosen und Alkalosen.

Mit den Vorbereitungen Zuckerkranker zu chirurgischen Eingriffen ist die zur Zeit viel bearbeitete Frage der Bedeutung der Acidosen eng verknüpft.

Aceton und Acetessigsäure gehören zu den Ketonen. Aus der Beta-Oxybuttersäure entsteht durch Oxydation die Acetessigsäure und aus dieser wieder durch Abspaltung des Kohlendioxyds das Aceton. Im normalen Stoffwechsel werden diese Körper fast ganz verbrannt und nur etwa 10 mg Aceton in 24 Stunden ausgeschieden. Als erster fand BECKER 1895 eine Acetonurie bei Chloroformnarkosen, während sich CASATI besonders mit der Acetessigsäure bei Operierten beschäftigte.

a) Diabetes.

Befassen wir uns zuerst mit dem einfachen Diabetes, so kann man mit VON NOORDEN für klinisch-chirurgische Zwecke die üblichen drei Formen unterscheiden, die leichte mit Verschwinden des Zuckers auf Kohlehydratentziehung, die mittlere, bei der zur Beseitigung der Glykosurie außer der Kohlehydratentziehung noch eine Verminderung des Eiweißes auf 18—20 g nötig ist, und schließlich die schwere, wo durch keinerlei Maßnahmen der Zuckergehalt des Harns beseitigt werden kann. Da ein nicht erkannter oder falsch gedeuteter Diabetes für den Kranken die schwerwiegendsten Folgen haben und den Operateur in schlimme Lage bringen kann, so soll stets darauf gefahndet werden. Schon in der Vorgeschichte erhält man, wenn sie genau aufgenommen wird, öfters einen wertvollen Hinweis durch familiäres Vorkommen der Zuckerharnruhr, früher einmal festgestellte Glykosurie, Fettleibigkeit, Hautjucken, Furunkulose, Alveolarpyorrhöe, Neuralgien, Fehlen der Reflexe, Impotenz oder Kinderlosigkeit. Gesichert wird ein etwaiger Verdacht durch die Harnuntersuchung, die ja eigentlich bei jedem neu aufgenommenen Kranken ausgeführt werden sollte. Da die TROMMERsche Probe auch mit einer Reihe von Arzneimitteln wie Antipyrin, Salol, Senna, Rhabarber, Phenolphthalein usw. eine Reduktion gibt, so empfiehlt v. NOORDEN mehr die XYLANDERsche Probe. Ist die qualitative Untersuchung überhaupt positiv ausgefallen, so ist erstens eine quantitative Messung nach ESSBACH beziehungsweise eine Blutzuckeruntersuchung vorzunehmen, dann aber auch noch zu klären, ob nicht etwa nur eine posttraumatische ephemäre Glykosurie vorliegt, wie sie von KAUSCH, W. LÖHR u. a. nach den verschiedensten Einwirkungen, auch psychischer Natur, beobachtet wurde und die bald wieder abklingt. Besteht sie länger und verschwindet erst auf antidiabetische Kost, so spricht man von transitorischer und schließlich von posttraumatischer alimentärer Glykosurie, wenn der Zucker nur bei Kohlehydratzufuhr gefunden wird. Das sind aber immerhin seltene Formen, und vor allem die letzte Art scheint mir leicht Übergänge zum echten Diabetes darstellen zu können, wenn nicht durch zufällige frühere Untersuchungen zweifelsfrei sonstiger Zuckergehalt auszuschließen war.

Für den echten Diabetes ist nun eine genaue fortlaufende regelmäßige Beobachtung des Harns von Wichtigkeit, was am besten so geschieht, daß die Tages- und die Nachtmenge getrennt (unter Zusatz von 10 Tropfen alkoholischer Thymollösung zum Schutz vor Zersetzung) gesammelt und untersucht werden. Dabei ist für die Beurteilung weniger die Höhe des Zuckergehaltes maßgebend als die Entziehungsmöglichkeit und die Toleranz gegen Kohlehydratzufuhr. Alles dies läßt sich aber erst auf Grund genauer Verfolgung des Verlaufs feststellen, und deshalb sollte kein Diabetiker ohne dringende Anzeige sofort operiert werden. In lebensbedrohenden Lagen (bei eingeklemmtem Bruch, Darmverschluß, Perforation usw.) gibt es allerdings, wie man KAREWSKI zustimmen muß, keine Gegenanzeige. Dagegen läßt man sich, wenn man vorsichtig sein will, nie auf Gefälligkeitsoperationen wie orthopädische Eingriffe, die Entfernung harmloser Geschwülste und dergleichen ein, obwohl natürlich die Ansichten in diesem Punkte auseinandergehen können. Bei nicht dringenden, aber doch lebensnotwendigen Operationen wird der Kranke erst gründlich sachgemäß vorbereitet. Das geschieht so, daß man ihn 1—2 Wochen auf strenge Kost setzt, gegebenenfalls Gemüsetage und, wenn nötig, noch 1—2 Hungertage kurz vorher einlegt, dann 2 Tage vor dem Eingriff und 3—4 Tage lang nachher eine recht kohlehydratreiche Diät (womöglich Hafer) gibt. So drückt man Glykosurie und Acetonurie am besten auf den niedrigsten Stand herunter. Bei zuviel Aceton hat ein Entzuckerungsversuch überhaupt keinen Wert. Auch die Verbindung von Acidose und Albuminurie ist sehr gefürchtet. Nach MÜLLER sind die Heilungsaussichten schlecht, wenn der Blutzuckergehalt größer als 0,35 vH. und das Kohlensäurebindungvermögen des Plasmas höher als 40 Volumenprozent ist.

Zur Prophylaxe, vor allem auch des Komas, wird von fast allen Seiten die reichliche Verordnung von Natriumbikarbonat empfohlen, das per os in Mengen von mindestens 10—30 g pro die gegeben wird. Auch große Dosen bis 60 und 100 g hat v. NOORDEN ohne Bedenken verabreicht. Von W. VOIT und v. NOORDEN ist die intravenöse Verabreichung von 500 ccm 5proz. Lösung vorgeschlagen worden, von SICARD und SALIN die Einspritzung von 100—250 ccm einer 9—10proz. Lösung aller 4—5 Tage, während BURIANEK einen Zusatz von 5proz. Natriumbicarbonat zu Einläufen anrät. KAHN dagegen warnt vor dem Natriumbicarbonat und fürchtet, daß es die in örtlicher Bindung liegenden Ketone abspaltet und zu Koma und Ödemen führt. Sind schon Ketone da, so muß man die Fettnahrung einschränken, aber die Kohlehydratverbrennung durch Vegetabilien, Hafermehl, Lävulose und kleine Alkoholgaben erhöhen. Sonst werden nach von KAHN Kalkpräparate empfohlen. Über das Insulin weiter unten.

Noch schwieriger ist die Frage der Behandlung des Komas. Dabei scheint nur wenig zu helfen. Auch mit dem Insulin ist nicht immer ein Erfolg zu erzielen. Abgesehen davon, daß es nach den Erfahrungen von STRAUSS, v. NOORDEN, UMBER u. a. insulinresistente Diabetiker gibt, scheint es schwer Komatöse häufig doch nicht reif zur Operation zu machen. Wir waren jedenfalls mit unseren Insulinversuchen bei schweren Fällen nicht sehr glücklich. Zwei allerdings sehr ungünstige Fälle, ein Mann (Bierbrauer) mit multiplen Prostataabszessen und ein anderer mit einem großen Nackenkarbunkel, starben, obwohl klinisch der Diabetes auf hohe Insulingaben verschwunden war. MINKOWSKI rät bei Koma zu Mengen bis zu 300 E am ersten Tag. Neuerdings werden noch höhere Dosen verwendet. Für die Behandlung einfacher Fälle schlägt G. DÜTTMANN folgendes Verfahren vor: Man gibt nach v. NOORDEN wiederholt 30 E in etwa dreistündlichen Zwischenräumen subkutan, selten in kleineren Pausen und nur dann intravenös, wenn Eile not tut. Als Kontrolle genügt 1—2stündliche qualitative Harnuntersuchung. Die Prophylaxe erstrebt schnelle Entzuckerung und Freimachen von Aceton.

Wahl des Betäubungsmittels. Für das Überstehen eines Eingriffs ist beim Diabetiker noch die Frage des zu wählenden Betäubungsmittels von weitgehender Bedeutung. Über den einen Punkt ist man sich ziemlich allgemein klar, daß das Chloroform unbedingt zu verwerfen ist. Über den Äther sind die Meinungen schon geteilt. Man hält ihn gewöhnlich nicht für so gefährlich wie das erstere mit seinen häufigen Leberschädigungen. Aber auch die örtliche Betäubung wird von vielen abgelehnt, da sie durch ihre Einwirkung auf die oft atherosklerotischen Gefäße die Gangrän fördert, vielleicht auch durch Schädigung der Zellen die Gewebswiderstandsfähigkeit herabsetzt und die Entstehung von Infektionen unterstützt. Ich erinnere an die Versuche CAPELLES, durch Einspritzung von Zuckerlösungen eine ruhende Infektion deutlich zu machen. Wir wissen leider bisher noch nicht, worin die angenommene verminderte Widerstandsfähigkeit der Zellen bei Diabetes beruht. Daraus sollte man die Folgerung ziehen, sich wenigstens an den unteren Gliedmaßen auf die Lumbalanästhesie zu beschränken und sonst die Stickoxydulnarkose, die allerdings bei uns kaum in Gebrauch ist, zu benutzen.

Eine besondere Sorgfalt erfordert noch die Vorbereitung des Operationsfeldes, da Zuckerkranke erfahrungsgemäß eine verminderte Widerstandsfähigkeit gegen Infektionen haben, was vielleicht weniger in humoralen als in zellulären Veränderungen seine Ursache hat. Was das aber im einzelnen für Momente sind, ist bisher nicht bekannt, obwohl wir die Tatsache selbst so häufig zu unserem und der Patienten Leidwesen feststellen müssen. Wahrscheinlich zeigt die Haut eine andere (alkalische?) Reaktion. Die Heilfähigkeit an sich braucht bei tadelloser Asepsis nicht herabgesetzt zu sein und ist es wohl auch nicht. Aber die stets vorhandenen Erreger, die für gewöhnlich vom Körper überwunden werden, finden hier einen günstigen Nährboden für ihr Wachstum, und die einmal aufgetretenen Vereiterungen haben eine bedauerliche Neigung zur Entwicklung einer Gangrän. Dabei spielen die meist bei den schon etwas älteren Leuten vorhandenen atherosklerotischen Abnutzungserscheinungen eine Rolle. Immerhin ist die besondere Neigung zu einem Umschlag in putride Gangrän eigentümlich und beachtenswert. Versuche, das Bakterienwachstum bei diabetischen Eiterungen durch Züchtungen aus dem Erkrankungsherd vor dem Durchbruch und später aus der Wunde in verschiedenen Abständen zu verfolgen, brachten bisher keine wesentliche Änderung der zuerst gefundenen Erreger, etwa durch Überwuchern anderer Stämme (HANDMANN, Joh. Volkmann).

Man muß wohl zwischen den Krankheiten wie Zellgewebsentzündungen usw. unterscheiden, die nach Diabetes auftreten, und denen, die auch bei Nichtdiabetikern bestehen können und einen Eingriff nötig machen würden, es aber bei Zuckerkranken nur bedingt und unter gewissen Vorsichtsmaßregeln tun. Weiter sind von praktischen Gesichtspunkten aus die zwei Gruppen der Fälle ohne Infektion und der mit Infektion zu unterscheiden. Bei den ersteren ist unser Bestreben, durch Anwendung einer geeigneten dem jeweiligen Zustand angepaßten Diät und entsprechende Insulindosen die Kohlehydratverbrennung so auszugleichen, daß eine Acidose verhütet wird. Dabei ist besonders der Blutzuckerspiegel durch Insulin niedrig zu halten, worin wohl sein Hauptwert beruht. Im zweiten Fall, bei Allgemeininfektion, geht das Bestreben auf eine kurze Vorbereitungszeit, die einen baldigen Eingriff ermöglicht.

b) Vor- und nachoperative Acidosen.

Wenn schließlich noch ein Wort über die leichteren Formen der vor- und nachoperativen Acidosen überhaupt, ohne daß es sich um Diabetiker handelt, zu sagen wäre, so müssen wir gestehen, daß diese Verhältnisse bisher nur in den angelsächsischen Ländern eingehendere Bearbeitung erfahren haben und bei uns noch wenig Untersuchungen vorliegen. Jedenfalls handelt es sich auch hier primär um eine Störung im Zuckerstoffwechsel, wahrscheinlich eine mangelhafte Verbrennung, wodurch wiederum die Fette ungenügend ausgenutzt werden. Als deren Reste sind die Ketone anzusehen, die sich bisweilen auch bei gesunden Menschen finden. Bei sehr heruntergekommenen Personen scheinen nun derartige Störungen, zum Teil in Verbindung mit Inanition, Fasten vor der Operation, Erbrechen usw. eher auftreten zu können. Wahrscheinlich spielt dabei ein nervöser Faktor eine Rolle, der sich vorläufig noch unserer Beeinflussung entzieht. Ließ sich doch bei 16 vH aller neu aufgenommenen Kinder Aceton nachweisen. Kommt dazu noch die Schädigung durch die Narkose, insbesondere bei Chloroform mit seinem Einfluß auf die Leber, und das Daniederliegen der Oxydationsprozesse infolge der Stoffwechselverlangsamung (G. DÜTTMANN), so steigt die Beta-Oxybuttersäure an. SINGTON führt Leberschädigungen bei Narkose weniger auf das Betäubungsmittel als auf Kohlehydrathunger infolge von Diätwechsel zurück. Eine Reihe von acht Kranken mit Acidose, die meist wegen neurologisch-orthopädischer Leiden in Behandlung waren, hat M. HERZ vor kurzem mitgeteilt. Er hält die postoperative Acidose für eine Vergiftung durch die Narkose, während FICKENWIRTH sie als Folge einer Fettembolie auffaßt. Ähnliche Patienten beobachtete ich selbst, darunter ein schwer rachitisches Kind, das sich auf rektale Traubenzuckereinläufe sofort besserte. Postoperativ stieg die Zahl meiner acetonpositiven Kinder auf 42 vH. Aber glücklicherweise verlaufen nicht alle Fälle schwer, wie FR. SCHULZE an 150 Patienten der BIERschen Klinik zeigen konnte. Es fanden sich nämlich postoperativ 67 vH. Acetonurien bei der Äthernarkose, 40 vH. bei der Lumbalanästhesie und 85 vH. bei örtlicher Betäubung. GORBAN stellte fest, daß von 200 Operierten vorher 5 Acetonurie zeigten; nach 151 Äther-Chloroformnarkosen waren 101 positiv, nach 40 Lokalanästhesien 11 und nach 8 Lumbalanästhesien 2. Es wäre wohl einer Nachprüfung wert, festzustellen, ob bei der Lokalanästhesie der Suprareninzusatz eine Rolle spielt. Der geringe Hundertsatz bei der Lumbalanästhesie bestätigt die allgemeine Ansicht, daß man unter dieser Betäubung Patienten, die zu Acidoseerscheinungen (Diabetes insbesondere) neigen, mit verhältnismäßig geringer Gefahr operieren darf. Im übrigen beweisen die SCHULZEschen Zahlen, daß dies Auftreten einer Acidose als keine allzuschwere Komplikation anzusehen ist. Zeichen eines gewissen Zellzerfalles treten eben nach fast jedem größeren Eingriff mehr oder weniger ausgesprochen auf und nehmen bei vorhergehender genügender Untersuchung des Kranken, insbesondere auch auf einen etwa vorhandenen Diabetes hin, selten größere und beängstigendere Ausmaße an. Es ist kaum angängig, wegen der bloßen Möglichkeit einer solchen Acidose jeden Patienten mit Natriumbicarbonat vorzubereiten, wie angeraten worden ist.

Als Vorbeugungsmittel empfiehlt TENKHOFF, am Vorabend der Operation (günstigste Wirkung 12—20 Stunden nach der Injektion) 10 ccm 10proz. Traubenzuckerlösung zu geben; es werden aber auch bis zu 2—300 ccm vertragen, selbst in stärkerer 20—50proz. Konzentration (FARRAR errechnet auf 1 kg Körpergewicht 0,8 g Glykoselösung). Dadurch wird eine Verringerung der Narkosenbreite erzielt. Für unvorbereitete Patienten rät G. DÜTTMANN zu 25 ccm 50proz. Traubenzuckerlösung (MERCK), was postnarkotisch wiederholt werden kann; er erwartet davon eine erhöhte Ansprechbarkeit des Herzens und nachhaltige Wirkung. Statt dessen läßt sich auch Calorose verwenden, das eine physiologische Glykoselösung von 41,5 : 10000 darstellt und subkutan wie intravenös verabreicht werden kann (BORCHARDT). FISHER hat auch hier Insulin in Verbindung mit Traubenzucker verabreicht und zwar 3 g Zucker auf je 1 g Insulin.

Nebenher gehen Diätvorschriften nach den Anordnungen des inneren Mediziners, dem man hierin den Vortritt lassen soll.

Ich selbst habe an einer Reihe von über 200 Kranken genaue Untersuchungen über den Wert einer Vorbehandlung und zwar mit Natrium bicarbonicum, Traubenzuckerlösung und Insulin angestellt, das Auftreten der postoperativen Acidose nicht mit Sicherheit verhindern noch bei Kindern, die vor dem Eingriff schon Aceton hatten, mit Bestimmtheit den Verlauf beeinflussen können.

FISHER und SNELL haben einen Fall von präoperativer Acidose dadurch erfolgreich behandelt, daß sie einmal 500 ccm 10proz. Glykoselösung intravenös gaben und am Beginn und am Ende dieser Injektion Insulin subkutan verabreichten. Nach 2 Stunden hörte das Erbrechen auf, 3 Stunden später waren Aceton und Acetessigsäure aus dem Harn verschwunden. Das soll besser und rascher als bloße Traubenzuckerlösung wirken. Es scheint, daß das Insulin den unbekannten Faktor bei der nichtdiabetischen Acidose ersetzt, der die zugeführten Kohlehydrate verwertbar macht. Wenn im Harn beim Verschwinden des Acetons und der Acetessigsäure Zucker auftritt, wie beobachtet wurde, so ist das den zugeführten Kohlehydraten zuzuschreiben und ein augenscheinlicher Beweis dafür, daß das Insulin nicht den Blutzuckerspiegel mit der Gefahr der Hypoglykämie angreift (NOGARA).

Treten als Zeichen der Überdosierung von Insulin Erregungszustände, Herzklopfen, Zittern, Pulsbeschleunigung auf, so lassen sie sich rasch durch Kohlehydratzufuhr in Gestalt von intravenösen Dextroseeinspritzungen beheben. Regelmäßig bei Koma zugleich Zuckerinjektionen zu machen, hält MINKOWSKI nicht für nötig, da der Zuckervorrat des Körpers im allgemeinen bis zum Erwachen aus dem Koma genügt und vor Hypoglykämie schützt. Auch nach einer Operation soll man die Behandlung nur langsam abklingen lassen.

NÜRNBERGER spritzt zur Verhütung der postoperativen Acidose ähnlich wie beim Röntgenkater neuerdings mit Erfolg 10proz. Kochsalzlösung ein.

MARAGLIANO empfiehlt, 2 Stunden vor der Operation 10—15 ccm Blut zu entnehmen und sofort wieder unter die Haut zu injizieren, wodurch nach seiner Ansicht die Fette besser ausgenützt würden.

c) Alkalosen.

Die Alkalosen sind noch weniger beobachtet wie die Acidosen. Auch bei ihnen können klinisch Erbrechen und Ketonurie bestehen. Es findet sich ein gesteigertes Kohlensäurebindungsvermögen des Blutplasmas und eine Erhöhung des p_H. Die Alkalosen treten meist bei Magen- und Darmverschluß, bei längerem Erbrechen infolge des Salzsäuremangels und bei allzu reichlichen Natriumbicarbonatgaben auf (THALHIMER).

Die Behandlung besteht im Aussetzen aller Alkalien, in der Vermeidung von Magenspülungen und der Verordnung von Ammonium- oder Natriumchlorid (HADEN, ORR).

Literatur.

DÜTTMANN, G.: Die Bedeutung des Insulins für den Chirurgen. Zentralbl. f. Chirurg. Jg. 51, Nr. 40, S. 2190. 1924.

FISHER, D. and MYRON, W. SNELL: Preoperative and postoperative acidosis: A new method of treatment. Current researches in anesthesia a. analgesia Bd. 4, Nr. 2, S. 118. 1925; Zo. 32, 386. — Dies.: The insulin treatment of preoperative and postoperative nondiabetic acidosis. Journ of the Americ. med. assoc. Bd. 82, Nr. 9, S. 699. 1924; Zo. 27, 434.

FICKENWIRTH: Zur postoperativen, nicht diabetischen Azidose. Zentralbl. f. Chirurg. Jg. 52, Nr. 50, S. 2821. 1925.

GAGER: Surgical complications of diabetes under insulin treatment. Surg., gynecol. a. obstetr. Bd. 40, Nr. 5, S. 630. 1925; Zo. 32, 258.

GORBAN: Zur Frage über Acetonurie in Zusammenhang mit dem operativen Eingriff. Verhandl. d. 2. Chirurgenkongr. d. Gouv. Odessa, 12.—15. IX. 1924. Jekaterinoslaw 1925. S. 51; Zo. 34, S. 475.

HELBING: Postoperative care of diabetics. Nat. eclectic. med. assoc. quart. Bd. 14, Nr. 3; Zo. 23, 481.

HERZ, M.: Postoperative, nicht diabetische Azidose. Zentralbl. f. Chirurg. Jg. 52, Nr. 34, S. 1889. 1925.

HERZ: Zur Frage der postoperativen, nicht diabetischen Acidose. Ebenda Jg. 53, Nr. 27, S. 1684. 1926.

KAHN: Preoperative preparation of diabetic patients and their subsequent treatment. Surg., gynecol. a. obstetr. Oct. 1920, Nr. 4; Zeitschr. f. Urol. Bd. 17, Nr. 8, S. 498, 1923.

KAPOSI: Diabetes und Chirurgie. Ergebn. d. Chirurg. u. Orthop. Bd. 6, S. 52.

MARAGLIANO: Über postoperative Acidose. Policlin. sez. prat. Nr. 48, S. 1689. 1925; Münch. med. Wochenschr. Jg. 73, Nr. 12, S. 506. 1926. — Ders.: Il problema della radio- e radiumterapia nel trattamento pre- e postoperatorio del cancro. Policlin., sez. prat. Nr. 51. 1925; Zentralbl. f. Chirurg. Jg. 53, Nr. 28, S. 1786. 1926.

MULLER, GEORGE P.: Surgery in diabetics. Surg. clin. of North American Bd. 4, Nr. 1. 1924; Zo. 27, 274.

NOGARA: Acetonuria e diaceturia post-operatoria. Ann. ital. di chir. Jg. 4, Nr. 5, S. 415. 1925; Zo. 32, 738.

ORR, THOMAS G. and RUSSELL L. HADEN: Some important factors in preoperative treatment. Current researches in anesthesia and analgesia Bd. 4, Nr. 3, S. 187—192. 1925; Zo. 33, 246.

SCHULZE, FRITZ: Zur Frage der postnarkotischen Azidose. Zentralbl. f. Chirurg. Jg. 51, Nr. 49, S. 2688. 1924.

STEHLE and BOURNE: Concerning the mechanism of acidosis in anaesthesia. Journ. of biol. chem. Bd. 60, Nr. 1. 1924; Zeitschr. f. urol. Chirurg. Bd. 17, Lit. S. 209. 1925.

THALHIMER, WILLIAM: Poor surgical risks. Laboratory assistance in preparation of patients for operation and in their postoperative care. Journ. of the Americ. med. assoc. Bd. 85, Nr. 11, S. 806—809. 1925; Zo. 33, 401.

VOLKMANN, JOH.: Zur Bewertung der Acidosen im Kindesalter. Zentralbl. f. Chirurg. Jg. 53. 1926 (Mitteldtsch. Chirurg.-Tagung v. 6. VI. 1926).

Les indications chirurgicales de l'insuline. Journ. des practiciens Jg. 38, Nr. 43, S. 696. 1924; Zo. 31, 258.

21. Vorbereitung zu Krebsoperationen.

Bei der Frage der Vorbereitung von Krebskranken schwankt man insofern zwischen Szylla und Charybdis, als genau abzuwägen ist, ob man durch eine mehrtägige Vorbereitung wirklich den Allgemeinzustand des Betreffenden heben kann oder nicht durch Zuwarten die Gefahr des heimlichen Weiterschreitens erhöht. Grundsätzlich läßt sich dazu nichts sagen, sondern es muß meist der Erfahrung und Stellungnahme des einzelnen Chirurgen überlassen bleiben, wie er den Fall einschätzt.

Manchmal ist es ja überhaupt noch nicht klar, ob ein Carcinom vorliegt. Dann hilft bisweilen die Betrachtung der Haare dazu, eine Entscheidung zu fällen. Nachdem schon v. STRÜMPELL darauf aufmerksam gemacht hatte, daß sich bei Magencarcinomkranken öfters auffallend dunkle und für das betreffende Alter dichte und wenig ergraute Haare finden, hat SCHRIDDE auf Grund von mehreren 1000 Untersuchungen an Leichen festgestellt, daß eine tief schwarze, matte, glanzlose Beschaffenheit der Körperhaare, vor allem der Kopfhaare an den Schläfen, Augenbrauen und am Schnurbart, pathognomonisch für Krebs ist, während an den nicht besonnten Stellen Pigmentanomalien fehlen. Noch weiter geht ZÖLLNER in seiner Unterstützung dieser Ansicht. Er fand in 75 vH. der Fälle den Schwund der Haare sehr gering und beobachtete auch besonders den Verlust des Glanzes. FRIEDRICH bestätigt die SCHRIDDEschen Befunde in 70 vH., hält sie aber für beziehungslos bei der Diagnosenstellung. Ebenso will HEINE solche Befunde nur sehr vorsichtig bewertet wissen, zumal SIMONS und JALLER auch bei Sarkom positive Ergebnisse feststellen konnten. Wenn ich selbst dazu meine Beobachtungen mitteilen soll, so wäre zu sagen, daß ich schon, seit STRÜMPELL uns in seiner klinischen Vorlesung auf diese Haareigentümlichkeiten aufmerksam machte, darauf geachtet habe und in der Tat bestätigen muß, daß ein Zusammenhang mit Krebs sehr häufig bestand und man im Zweifelsfalle eine auffallend dunkle, glanzlose Haarbeschaffenheit und großen Haarreichtum für die Differentialdiagnose im Sinne einer bösartigen Geschwulst in Rechnung stellen darf.

Die übrigen Reaktionen auf Krebs wie die BOYKSENsche (W. BUDDE, SULGER) geben nur in 60 vH. der Fälle einen positiven Ausschlag und können nur selten für unsere Zwecke, für die Frage, ob wir durch eine Vorbereitung noch eine Hebung des Allgemeinbefindens des Kranken erhoffen können oder nicht, ein wesentlicher Fingerzeig sein. Auch die ABDERHALDENsche und LÜTTGE-V. MERTZsche Reaktion kommen kaum in Betracht, sie dienen mehr zur Diagnostik überhaupt.

So sind wir also im allgemeinen auf die eigene Erfahrung angewiesen, ob man den Kranken vorbereiten soll oder nicht.

a) Hebung des Ernährungszustandes. Im Mittelpunkt steht die Hebung des Ernährungszustandes, die durch entsprechend angepaßte Zufuhr konzentrierter, aber leicht verdaulicher Nährstoffe, weiter durch subkutane Kochsalzinjektionen, intravenöse Traubenzuckerinfusionen oder rektale Tröpfchennähreinläufe erfolgen kann. Über die Einzelheiten ihrer Zusammensetzung ist schon früher (s. S. 38) das Nötige gesagt worden. Selbstverständlich steht im Vordergrund eine möglichst gute Ernährung per os, wenn dies möglich ist und der Patient nicht bricht. Dazu kommt die Kräftigung des Herz-Gefäßsystems.

b) Röntgenvorbestrahlung. Eine zweite Frage ist die der Vorbestrahlung mit Röntgen oder Radium. Viele Chirurgen und Röntgenologen, in letzter Zeit noch QUIGLAY, haben sich dafür ausgesprochen und erwarten eine verminderte Bildung von Tochtergeschwülsten. Dem sind aber andere gewichtige Stimmen entgegengetreten (ARNOULD, KÖNIG) und haben dringend widerraten. KÖNIG nimmt an, daß eine latente Hinfälligkeit nach Röntgenvorbestrahlung besteht, die zu Störungen der Wundheilung (Nekrosenbildung und jauchigem Zerfall) führen könne. Wir fürchten ja auch schon lange die mangelhafte Verklebungsneigung des Bauchfells beim Magencarcinom, wodurch es so leicht zu Peritonitis infolge Nahtinsuffizienz kommt. Eine der KÖNIGschen ähnliche Beobachtung hatte ich auch schon vor mehreren Jahren gemacht, als bei einem vorbestrahlten Mammacarcinom eine breite Nahtdehiszenz erfolgte, ohne daß die geringste Spannung geherrscht hätte. Nach Abstoßung der abgestorbenen Teile sprossen allerdings gute Fleischwucherungen (KÖNIG). Darin unterscheiden sich diese Vorgänge von den schweren Schädigungen nach einer zu starken oder ungefilterten Bestrahlung. Sicher werden die lebhaft auf Röntgenstrahlen ansprechenden lymphatischen Zellen geschädigt und können dadurch nicht ihre biologische Tätigkeit entfalten. Eine vermittelnde Stellung nimmt MARAGLIANO ein, der angibt, daß die Bestrahlung gut operierbarer Krebse nicht ganz ohne Gefahr sei und keine so einwandfreien Ergebnisse gezeigt habe, um die grundsätzliche Anwendung empfehlen zu können. Bei Carcinomen an der Grenze der Operationsmöglichkeit kann die Bestrahlung nützlich wirken, indem sie die Geschwulst verkleinert, beweglich macht und die Absonderung von der Geschwürsfläche herabsetzt.

c) **Anlegung einer Fistel.** Schließlich kann noch zur Vorbereitung bei Carcinomkranken die vorherige Anlegung einer Fistel irgendwelcher Art wie einer Gastrostomie, Jejunostomie oder eines künstlichen Afters gehören. Über den Wert und die Berechtigung solcher Eingriffe, insbesondere einer Jejunostomie, wird später noch bei den Magenoperationen einiges zu sagen sein.

Literatur.

ARNOULD: Incisions chirurgicales après roentgenthérapie. Journ. de méd. de Bordeaux Bd. 92, Nr. 14; Zo. 14, 201.
BUDDE, W.: Biochemische Reaktionen bei Carcinom. Zentralbl. f. Chirurg. Jg. 47, Nr. 25, S. 1611. 1920.
FRIEDRICH: Über die SCHRIDDEschen Krebshaare. Münch. med. Wochenschr. Jg. 70, Nr. 43, S. 1321. 1923.
HEINE: Zur Frage der Krebshaare. Ebenda Jg. 70, Nr. 44, S. 1342. 1923.
KÖNIG: Über Operationen im röntgenbestrahlten Gebiet. Med. Klinik Jg. 17, Nr. 43, S. 1282. 1921.
QUIGLEY: The preparation of the cancer patient for operation. Med. rev. of rev. Bd. 27, Nr. 7; Zo. 14, 201.
SCHRIDDE: Krebshaare. Münch. med. Wochenschr. Jg. 69, Nr. 45, S. 1565. 1922.
SIMONS und JALLER: Über Krebshaare. Zeitschr. f. Krebsforsch. Bd. 21.
SULGER: Über den diagnostischen Wert der serologischen Intrakutanreaktion beim Karzinom. Med. Klinik Jg. 18, Nr. 43, S. 1374. 1922.
ZÖLLNER: Haarfarbe und Haarwuchs. Zentralbl. f. Chirurg. Jg. 50, Nr. 38, S. 1442. 1923.

22. Vorbereitung zu Arbeiten mit Röntgenstrahlen und Verhütungsmaßregeln.

Abführen. Vor jeder Durchleuchtung oder Aufnahme, die die Bauchgegend berührt, ist ein kurzes Abführen von Vorteil, um die Klarheit des Bildes zu erhöhen und Fehlerquellen nach Möglichkeit zu vermeiden. Dies gilt auch von Hüftaufnahmen. Von besonderer Wichtigkeit ist es aber zur Durchleuchtung des Magen-Darmkanals. Es sei auch hier betont, daß man bei Darmverschluß keine Mahlzeit mit schattengebenden Mitteln verabreichen soll, sondern nur einen Einlauf. In vielen Fällen kann man auch durch einfache Aufnahmen etwaige Flüssigkeitsspiegel zu Gesicht bekommen, die einen Anhalt für Diagnose und Vorgehen beim Ileus geben (KLOIBER).

Als Kontrastmittel benutzt man eine Wismutaufschwemmung, die eine für alle Fälle möglichst gleiche und einheitliche Beschaffenheit, zum mindesten in einem Krankenhaus, eigentlich aber für alle wissenschaftlichen und praktischen Zwecke haben müßte, um ohne weiteres Vergleiche anstellen zu können. Sonst ist die Deutung ähnlicher Befunde bei verschiedenen Untersuchern leicht wechselnd und unregelmäßig (HARET). Man gebrauche als schattengebendes Mittel eine möglichst gleichmäßige, wenig sedimentierende Masse. Als solche ist das Roebarit empfehlenswert.

Es kann nicht meine Aufgabe sein, hier auf alle die technischen Vorrichtungen einzugehen, die imstande sind, Röntgenschädigungen vermeiden zu helfen, die Aufstellung der Apparatur, die Schutzmaßnahmen für Ärzte, Kranke und Personal, die Lüftung der Räume und was dergleichen mehr ist. Nur eine meist auch von Ingenieuren wenig beachtete Tatsache sei hervorgehoben, auf die GLOCKER hingewiesen und die STEUERNAGEL bestätigt hat, das sind bisweilen (vor allem in der Kriegs- und Nachkriegszeit) vorkommende Netzstromschwankungen (Unterschiede bis zu 70 Volt), die alle Dosisberechnungen zunichte machen und deshalb zu Verbrennungen führen können. Bei der gewöhnlichen gashaltigen Röhre ist ein Ausgleich kaum möglich, während bei der Glühkathodenröhre eine Nachregelung der Spannung vorzunehmen ist.

a) Vorbereitung des Kranken.

Vielmehr sollen vor allem die Dinge erörtert werden, die sich auf die Vorbereitung des Körpers der Kranken und schließlich auch des Arztes selbst beziehen. Mehr als sonst irgendwo gilt hier der Ausspruch UNNAS, den er für die Röntgendermatitis geprägt hat, daß die Prophylaxe alles ist, die Therapie nichts.

Von großer Wichtigkeit ist eine sehr genaue Untersuchung, die erst einmal die Diagnose sichern, dann aber sich auch auf den gesamten Körper erstrecken muß. Insbesondere sollte das Blutbild sorgfältig erforscht sein. WINTZ hält eine Lymphocytenzahl unter 2500 für eine Gegenanzeige der Bestrahlung, ebenso wie einen Hämoglobingehalt von weniger als 40—35 vH. Der Darm muß gut entleert sein, vor allem auch von einem etwa vorher gegebenen Bariumbrei. Probeexzisionen aus der Geschwulst selbst sind möglichst zu vermeiden, da sie auf die Heilung einen ungünstigen Einfluß ausüben. Darauf ist ja schon verschiedentlich hingewiesen worden, während natürlich die Exzision einer Drüse zur Sicherung der Diagnose nicht nur gestattet, sondern manchmal geradezu Erfordernis ist.

Die vornehmlichste Pflege ist aber der Haut zu widmen, die man von allen Reizen mechanischer, thermischer und chemischer Art freihalten muß. Schon bestehende Schädigungen sollen, wenn angängig, beseitigt werden. Ausschläge werden fachärztlich behandelt. Man vermeidet dabei alle gefäßlähmenden Mittel wie Anästhesin, Cocain, Orthoform usw., da wir nach unseren bisherigen Anschauungen annehmen dürfen, daß die Hauptursache für die Entstehung von Röntgengeschwüren die primäre Bestrahlung der Blutgefäße mit den daraus folgenden Kreislaufstörungen ist (ISELIN). Auch ist der Umgang mit allen reduzierenden Lösungen, wie sie im photographischen Entwickler und in manchen Salben enthalten sind, zu verbieten. (Das Fixierbad ist dagegen unschädlich.) Deshalb ist auch die vielgebrauchte Naphthalansalbe nicht geeignet. Statt dessen sind oxydierende Mittel wie Wasserstoff oder Natronsuperoxyd und HEBRAsche Seife zu empfehlen.

Mit Trinkkuren zur Beschleunigung der Ausscheidung der sich bildenden Toxine kann man schon frühzeitig beginnen. PAPE rät, einen Tag vor der Bestrahlung einen Einlauf von 50 ccm Tee, 3,0 g Chloralhydrat und 50 g Natriumbromid zu geben, was zur Beruhigung der Kranken und zur Vermeidung des Röntgenkaters beiträgt, der übrigens bei den an sich empfindlicheren Privatpatienten häufiger aufzutreten scheint. Auch mit intravenösen Injektionen von 5 ccm 10proz. Kochsalzlösung unter Zusatz von 0,02 Calciumchlorid kann man durch Änderungen in der Konzentration der Körpersalze vielleicht vorbeugend wirken. NEUDA schlägt vor, am Tage vor der Bestrahlung 3mal 3,0 g Natriumchlorid und am Tage der Bestrahlung selbst 10,0 g auf einmal zu verordnen. Zur angenehmeren Verabreichung wird es unter dem Namen Röntgenosan von der Chemosan A.-G. Wien in weichen Gelatinekapseln von 1 g Inhalt mit etwas Mentholvaleriana hergestellt.

Ob es notwendig ist, eine etwaige Blutdrucksenkung bei Röntgenbestrahlung zu behandeln, scheint mir noch nicht geklärt. Es liegen nur wenig Untersuchungen z. B. von LEVY-DORN und WINTERSTEIN vor.

Sollen schon vorhandene Röntgengeschwüre, um in der Nähe von ihnen operieren oder bald eine Plastik vornehmen zu können, möglichst schnell zur Heilung gebracht werden, so hilft je nach der Körpergegend die Sympathikektomie oder die ähnlich wie sie wirkende, von mir zur Behandlung der Unterschenkelgeschwüre wieder in Vorschlag gebrachte Nervendehnung (PAYR). Auch die bündelförmige Aufspaltung der großen Arm- oder Beinnerven (N. medianus und N. ischiadicus) nach Art der Hersage und die Ausschneidung des interneurilemmalen Gewebes mit den REMACKschen sympathischen Fasern kommt in Betracht (DIEZ).

b) Vorbereitung des Arztes.

Einer besonderen Vorbereitung bedarf der Arzt nicht. Er hat sich nur durch Anlegen einer entsprechenden Schutzkleidung vor unmittelbarer Bestrahlung zu bewahren. Dabei scheint es mir für sehr empfindliche Menschen wichtig zu sein, daß man auch den Hals mit der Schilddrüse schützt. Das Tragen einer Dunkelbrille vermeidet allzu häufigen Wechsel zwischen Dunkelheit und greller Beleuchtung und erleichtert die Adaptierung.

Literatur.

DIEZ: Eine neue Methode der Sympathektomie zur Behandlung trophischer und gangränöser Affektionen der Glieder. (Die bündelweise Aufspaltung der Nerven.) Arch. de la conferencia de med. del hosp. Ramos Mejía Bd. 8, Nr. 3, S. 130. 1924; Zo. 33, 208.

GLOCKER: Die Bedeutung der Netzspannungsschwankungen für den diagnostischen und therapeutischen Röntgenbetrieb. Münch. med. Wochenschr. Jg. 46, Nr. 41, S. 1164. 1919.

HARET: De la necessité de l'unification du repas opaque pour l'étude de l'évacuation gastrique. Journ. de rad. Bd. 11, Nr. 3; Zo. 19, 406.

HOLFELDER: Methodische Grundlagen der chirurgischen Röntgentherapie. In: MEYER, H.: Lehrbuch der Strahlentherapie Bd. 2. Berlin u. Wien: Urban und Schwarzenberg 1925.

LEVY-DORN und WINTERSTEIN: Zum Verhalten des Blutdrucks nach Röntgenbestrahlung. Fortschr. a. d. Geb. d. Röntgenstr. Bd. 28, S. 175.

NARAT: Treatment after irradiation with roentgenray. Journ. of the Americ. med. assoc. Bd. 79, Nr. 20; Zo. 22, 11.

NEUDA: Zur Behandlung der Röntgenallgemeinschädigung (des sogenannten Röntgenkaters). Therapie d. Gegenw. Jg. 65, Nr. 9. 1924.

PAPE: Der Röntgenkater. Strahlentherapie Bd. 14, S. 853. 1923.

STEUERNAGEL: Über die Bedeutung von Netzspannungsschwankungen im Röntgenbetriebe. Münch. med. Wochenschr. Jg. 46, Nr. 50, S. 1443. 1919.

UNNA: Die chronische Röntgendermatitis des Radiologen. Fortschr. a. d. Geb. d. Röntgenstr. Bd. 8, S. 84.

WINTZ: Die Vor- und Nachbehandlung bei der Röntgenbestrahlung. Therapie d. Gegenw. Jg. 64, Nr. 16. 1923; Zentralbl. f. Chirurg. Jg. 51, Nr. 28, S. 1548. 1924 u. Zo. 26, 23.

23. Vorbereitung zur Anlegung von Gips- und Zugverbänden.

Im Anschluß an manchen Eingriff oder auch als Vorbereitung dazu (wie z. B. für die blutige Einrichtung angeborener Hüftausrenkungen) ist es nötig, Zug- oder Gipsverbände anzulegen, so daß die nötigen Anordnungen getroffen sein müssen.

a) Gipsverbände.

Wenn es möglich ist, wird der Kranke am Tage vorher gebadet, dann am Morgen rasiert; manche reiben auch die Haut mit Alkohol ein oder pudern sie. Geschwürige Druckstellen läßt man, falls es angängig ist, erst abheilen oder versorgt sie mit einer Lage Gaze, die dick mit Zinkpaste oder einer anderen nicht zu flüssigen Salbe bestrichen ist. Auch empfindliche Stellen, die erfahrungsgemäß zum Durchliegen neigen, wie Ferse und Knöchel, können so geschützt werden. Etwa vorhandene Wunden werden einstweilen verbunden. Will man die Bezirke später wieder durch ein Fenster sichtbar machen, so bezeichnet man sich die betreffende Gegend genau an der anderen danebenliegenden Gliedmaße mit Tintenstift oder schneidet sich ein Stück Pappe zurecht, das die Größe des gewünschten Fensters hat und in der Mitte von einem Nagel durchbohrt ist. Seine Kuppe sieht nach der Wunde, während die Spitze aus dem Gips herausragt. Handelt es sich um Verletzungen, bei denen die Gefahr der Blutung oder Nachblutung besteht, so verzichtet man entweder auf einen Gipsverband und begnügt sich mit der

Anlegung einer Schiene oder man macht den Gipsverband so, daß zentral eine Möglichkeit zur Abklemmung des zuführenden Hauptgefäßes bleibt. Für den Notfall müssen außer dem Schlauch auch Gipsschere und Messer neben dem Bett bereit liegen.

Sollen HACKENBRUCHsche Klammern oder Bügel zum Gehverband mit eingegipst werden, so dürfen die notwendigen Sachen nicht erst in letzter Minute herbeigeholt, sondern müssen in genau passender Größe vorher ausgesucht werden. Die HACKENBRUCHschen Extensionsklammern bestehen aus zwei entgegengesetzt laufenden Gewinden, die an den äußeren Enden durch ein feststellbares Kugelgelenk jederseits mit Platten in Verbindung stehen, die in den Gips zu liegen kommen und durch eine Schraube in der Mitte des Gewindes an- oder auseinandergedreht werden können. Außerdem ist noch ein Schlüssel zum Verstellen der Kugelgelenke und ein Bogen von kräftigem, unnachgiebigem Draht nötig, der von der mit Löchern versehenen Gewindeschraube der einen Seite zur anderen zieht, um die gewünschte und erzielte Lage zu erhalten.

Die Gehbügel werden unter Berücksichtigung der Stärke der Gliedmaße und des Gipses ausgewählt und tragen an der Unterfläche eine Gummi- oder Lederlage, um das Ausrutschen zu vermeiden und die Dielen zu schonen.

Drahtschienen werden vorher an der gesunden Seite, aber seitenverkehrt, angemessen. Als Verstärkungsstücke sind Schusterspäne, Bandeisen, Aluminium oder KRAMERsche Drahtleiterschienen geeignet. Zu ihrer Bearbeitung gehören eine Flachzange und eine Kneifzange oder Drahtschere mit Hebelübertragung. Zum Biegen der Aluminiumschienen gibt es besondere Instrumente, die eine Aussparung zum Einlegen und Festhalten der Metallbänder haben. Die Schusterspäne bestehen aus feinen Platten von Fournierholz und sind, in heißes Wasser gelegt, biegsam, so daß sie in geeignete Stücke gebrochen oder geschnitten werden können.

Man gipst nur selten auf die bloße Haut, die dann aber (etwa zur Anfertigung eines Abdruckes für Plattfußeinlagen) gut eingefettet sein muß. Auch ein kräftiger Strick oder Draht, der mit eingegipst wird, und dem entlang der Verband später aufgeschnitten wird, ist bereit zu halten. Sonst wird reichlich graue, nicht entfettete Polsterwatte, die billiger als weiße entfettete ist, oder weicher Zellstoff, je nach der Körpergegend in wechselnder Breite, bereit gelegt; zum mindesten braucht man Flanellbinden oder Trikotstrümpfe, die ebenfalls in den verschiedensten Durchmessern zu haben sind, so daß sie infolge ihrer Dehnbarkeit sogar bei der Anlegung von Gipskorsetten Erwachsener brauchbar sind. LÖFFLER schätzt sie nicht bei Gipsverbänden, die länger liegen bleiben. Ich möchte jedoch den Trikotschlauch auch bei Dauerverbänden als Unterlage für die Polsterung nicht missen. Er hat den Vorteil, daß sich erstens einmal die Watte nicht so leicht verschiebt und zusammenballt und man zweitens die überragenden Enden des Trikots nach fast völliger Beendigung des Gipses nach außen umschlagen und mit einigen Kreisgängen noch festlegen kann. So entsteht ein guter Abschluß, und das Abbröckeln von Gips fällt weg.

Zu einem Gipsbett bedarf man großer Gazeschleier, die den Körper reichlich bedecken und seitlich überstehen.

Weiterhin sind, wenn man sparsam sein will und keine zu starke Anspannung gefordert wird, Papierbinden, sonst Mullbinden zum Anwickeln der Polsterung nötig und schließlich Gipsbinden in genügenden Mengen und Breiten. Die Gipsbinden werden aus feinem weißen Alabastergips im Gegensatz zu dem für das Modellieren gebrauchten grauen Gips mit der Hand oder einem geeigneten kleinen Apparat hergestellt und in verschlossenen Blechgefäßen, wo sie gegen Feuchtigkeit leidlich geschützt sind, aufbewahrt. Dem kalten oder besser lauwarmen bis heißen Wasser, in das sie eingelegt werden, setzen viele Chirurgen und Orthopäden etwas Alaun oder Kochsalz (eine kleine Handvoll auf einen Eimer Wasser) zu, um ein rascheres Trocknen zu erreichen. Auch noch den Föhn bereit zu halten, damit nachher der Verband rasch hart wird, empfehle ich für gewöhnliche, nicht eilige Verhältnisse nicht, weil dadurch zuerst nur die oberflächlichen Schichten ausgetrocknet werden, während aus der Tiefe die Feuchtigkeit nicht rasch genug entweichen kann. Um sofort den noch weichen Gips aufschneiden zu können, ist am geschicktesten das Esmarchsche Gipsmesser, während Stillesche Gipsschere und Säge sich mehr zur Abnahme alter Verbände, zum Aufbiegen der einzelnen Teile das „Wolff"maul eignen.

Zur Lagerung bedient man sich eines einfachen Tisches, an dessen Schmalseite der Kranke je nachdem, wie weit es der einzugipsende Körperteil erfordert, vorgezogen wird, weiterhin einer Beckenstütze nach v. Bardeleben oder Rich. v. Volkmann oder eines besonders gebauten Extensionstisches (Hoffa, Schanz), auf dem auch Osteotomien sehr gut ausgeführt werden können. Wird vor dem Eingipsen redressiert, so hält man die entsprechenden Instrumente: Schultzeschen Osteoklasten, Redresseur nach Stille-Lorenz, Redressionsapparate bereit. Auch braucht man ein fest gepolstertes Stützbänkchen (Rich. v. Volkmann) oder einen Keil.

b) Zugverbände.

Zugverbände legt man in einfachster Form mit Hilfe von Handtüchern an, die die betreffende Gliedmaße in der Schwebe halten und wobei man sich der Eigenschwere zur Extension oft mit Unterstützung durch einen weiteren Zug bedient.

Bei einem Klebezugverband ist die allgemeine Vorbereitung mit Bad, Rasieren, Einreiben, Wundversorgrung usw. die gleiche wie bei Gipsverbänden. Doch muß vorher die Haut abgeäthert sein, damit das Klebemittel besser haftet. Als solches benutzt man entweder Heftpflaster oder flüssige Stoffe, von denen eigentlich nur noch die Heussnersche Klebeflüssigkeit und die Mastisollösungen Bedeutung haben.

Rp. Cerae flavae
     Res. dammar
     Colophon āā 10,0
     Terebinth.   1,0
     Äther
     Spirit.
     Ol. terebinth. āā 55,0.

Rp.
     Masticis   20,0
     Chloroform 50,0
     Ol. lini gtt. XX.

Mit ihnen werden die Gliedmaßen bestrichen oder bespritzt. Als Zugmaterial dienen am besten Trikotstrümpfe oder Köperstreifen — Köper ist ein einseitig gerauhter Flanell —, die mit Mullbinden noch festgewickelt werden. Die ersteren haben den Vorteil, daß sie den ganzen Muskelschlauch gleichmäßig umfassen und damit einen ausgiebigeren Druck auf die Knochenbruchstücke ausüben. Man legt den Trikot so an, daß die Länge reichlich abgemessen wird, schiebt den zusammengerollten Strumpf hoch an die Gliedmaße hinauf und zieht ihn dann erst nach Bestreichen der Haut mit dem Klebstoff faltenlos von oben nach unten. Da der obere Rand sofort fest klebt, so braucht man keine Hilfsperson zum Halten und Anspannen. Die Köperstreifen haben dagegen wie das Heftpflaster den Vorteil, daß sie, wenn Blasenbildung entsteht, nur einen umschriebenen Bezirk schädigen, während noch genügend gesunde Haut zur Anlegung eines neuen Verbandes übrig bleibt. Beim Trikotstrumpf besteht dagegen schon wegen der mangelhaften Ausdünstung überhaupt eine größere Neigung zu Blasenbildung. Außerdem ist meist das ganze Gebiet davon betroffen, so daß man entweder zu einem anderen Verfahren (Nagelextension) übergehen oder ganz auf einen Zug verzichten muß. Man soll sich also in jedem Fall vorher genau überlegen, was man erreichen will beziehungsweise wagen kann, und seine Vorbereitungen entsprechend treffen.

Weiter braucht man Spreitzbrettchen aus Holz, kräftige Stricke und Gewichte verschiedener Größe mit Maßangabe und Gestelle, die am Bett befestigt werden und Rollen tragen. Zur Erhöhung der Gleitfähigkeit werden die Stricke und die Gleitflächen der Rollen mit Fett, Salbe oder Seife geglättet, die Achsen der Rollen ölt man, aber nicht mehr, als unbedingt nötig ist, um Beschmutzung der Bettwäsche zu vermeiden.

Zur richtigen Erhaltung der gewünschten Stellung dienen flache Lagerung, Sandsäcke, Gegenzüge usw.; auch die Erhöhung des einen Bettendes durch Klötze, die oben eine kleine Aushöhlung tragen und in die die Bettpfosten gesetzt werden, hat den gleichen Zweck. Vor allem aber braucht man Schienen nach H. BRAUN oder RICH. v. VOLKMANN mit ihren verschiedenen Verbesserungen, Schlitten und Gleitbretter, Bettgalgen, Gegenstützen für den Fuß usw.

Nagelextension. Eine besondere Art des Zugverbandes ist die Nagelextension, zu der man entweder Extensionszangen oder -klammern nach HOFMANN, REH, SCHMERZ, Draht nach KLAPP oder schließlich Nägel nach CODIVILLA und STEINMANN nimmt. Für den STEINMANNschen Nagelzugverband, das meist geübte dieser Verfahren, braucht man:

1. spitze, vierkantig geschliffene Nägel verschiedener Größe und Stärke, die so lang sein müssen, daß sie beiderseits 3 cm aus der Haut der Gliedmaße vorragen;

2. einen für die Nägel passenden Schlüssel zum Einbohren in den Knochen;

3. einen aus zwei Teilen bestehenden mit einer Schraube feststellbaren Bügel, der sich der Größe der Nägel und der Breite der Gliedmaßen anpaßt;

4. Zuggestell mit Zubehör und Gewichten;

5. eine Flasche Chloräthyl oder einige Kubikzentimeter $^{1}/_{2}$proz. Novocain-Suprareninlösung in einer Spritze.

Man hält sich ein Skelett bereit, um vorher genau die Nagelstellen zu bestimmen. Die Haut und die Umgebung werden gejodet.

Literatur.

GOCHT und DEBRUNNER: Orthopädische Therapie. Leipzig: F. C. W. Vogel 1925.
HÄRTEL und LÖFFLER: Der Verband. Berlin: Julius Springer 1922.
HOFFA-GRASHEY: Atlas und Grundriß der Verbandlehre. 7. Aufl. München: J. F. Lehmann 1922.
STEINMANN: Die Nagelextension bei Knochenbrüchen. Neue deutsche Chirurgie Bd. 1.

Zweiter Teil.

Die besondere Vorbereitung zu einzelnen chirurgischen Eingriffen.

A. Vorbereitung zu Eingriffen an den Gefäßen, Weichteilen, Knochen und Gelenken, insbesondere den Gliedmaßen.

1. Gefäßoperationen.

a. Vermeidung der Thrombenbildung.

Bei allen Eingriffen an den Gefäßen liegt die Hauptgefahr in der Thrombenbildung an der Operationsstelle, in der damit verbundenen raschen Verstopfung der Lichtung und der ungenügenden Ernährung des entsprechenden peripheren Körperabschnittes. Dem ist auf Grund einiger Erfahrungen dadurch begegnet worden, daß man eine Voroperation (etwa 8 Tage vorher, LONDON) machte und damit durch Umstimmung eine Herabsetzung der Gerinnbarkeit erzielen wollte. Die Beweiskraft dieser Versuche ist von W. BUDDE, KÜRTEN und VOELCKER zum Teil bestätigt, von anderer Seite (HABERLAND) bestritten worden.

b. Aneurysmen.

Gerade das Gegenteil will man bei Aneurysmen erreichen, nämlich einen Verschluß der Sacklichtung.

α) **Kompression.** Wenn man zu diesem Zweck in früheren Zeiten die methodische Kompression therapeutisch anwendete, so ist sie jetzt nur noch eins der wenigen Verfahren, das zur Vorbereitung gebraucht wird. Sie ist in einigen Fällen angezeigt, wo zu befürchten steht, daß es zu ausgedehnten Kreislaufstörungen kommen könnte, also vor allem an der Arteria carotis communis, an den unteren Abschnitten der Arteria carotis externa und interna sowie an der Arteria poplitea. Doch besteht dabei nach WILMS die Gefahr, daß Embolien der Hirnarterien, Schädigungen der Nerven oder plötzlicher völliger Aneurysmen- und Gefäßverschluß auftreten. Immerhin kann man einen Versuch mit der wiederholten Druckbehandlung machen, um den Kollateralen Zeit und Gelegenheit zur Entwicklung zu geben. Es wird dazu entweder eine Pelotte benutzt oder aus gazeumwickeltem Zellstoff ein Polster hergestellt. Dadurch läßt sich einerseits der Sack selbst zusammendrücken, so daß der Blutumlauf herabgesetzt ist und es leicht zur Gerinnung kommen kann, andererseits wird die Ausbildung von Nebenbahnen angeregt. Die Kompression muß täglich mehrere Stunden und im ganzen 2—3 Wochen lang durchgeführt werden.

β) **Einspritzung gerinnungsfördernder Mittel.** Von anderen Verfahren wäre noch die Einspritzung von gerinnungsfördernden Mitteln wie Alkohol, Liquor ferri sesquichlorati, Acidum carbolisatum liquefactum concentratum und ähnlichem zu nennen. Auch die PREGLsche Jodlösung kann in den vorher möglichst entleerten Sack injiziert werden (JOH. VOLKMANN). Dadurch läßt sich die Blutung vermindern und die Operation erleichtern.

Es sei bei dieser Gelegenheit daran erinnert, daß PRAVAZ, der im Jahre 1791 in Pont de Beau Voisin in Savoyen geboren wurde, seine nach ihm benannte Spritze dazu erfunden hatte, Eisenchlorid in Aneurysmen einzubringen.

Literatur.

BRAUN, H.: Allgemeine Operationslehre. In: BIER, BRAUN und KÜMMELL: Chirurgische Operationslehre Bd. 1. 5. Aufl. Leipzig: J. A. Barth 1922.

BUDDE, W.: Biologische Wirkungen aseptischer Operationen. Arch. f. klin. Chirurg. Bd. 138, S. 39. 1925 (Verhandl. d. 49. Tagung d. dtsch. Ges. f. Chirurg.).

BUDDE und KÜRTEN: Über Thrombenbildung nach Gefäßoperationen und ihre Verhütung. Zentralbl. f. Chirurg. Jg. 51, Nr. 49, S. 2684. 1925.

HABERLAND: Thrombosebildung nach der Angiostomie. Arch. f. klin. Chirurg. Bd. 138, S. 43. 1925 (Verhandl. d. 49. Tagung d. dtsch. Ges. f. Chirurg.).

LISSITZYN: Anatomische Grundlagen zur Technik der Vorbereitung der Kollateralbahnen (Verhandl. d. 15. Kongr. russ. Chirurgen, Petersburg 1922); Zo. **26**, 28.

VOELCKER: Versuche, biologische Anschauungen in der Praxis zu verwerten. Arch. f. klin. Chirurg. Bd. 138, S. 42. 1925 (Verhandl. d. 49. Tagung d. dtsch. Ges. f. Chirurg.).

VOLKMANN, JOH.: Zur Blutstillung bei Verletzungen schwer zugänglicher Gefäße. Zentralbl. f. Chirurg. Jg. 48, Nr. 47, S. 1710. 1921.

2. Transplantationen und orthopädische Eingriffe.

Manches, was in diesem Abschnitt zu sagen ist, berührt sich mit dem im Kapitel über ruhende Infektion Abgehandelten. Es sei deshalb darauf verwiesen.

Wenn wir zur Transplantation vorbereiten wollen, so müssen wir uns zuerst fragen, worin die Ursachen etwaiger Mißerfolge begründet sind. Es sind da mangelhafte Ernährung, Infektion und Blutung zu nennen, von denen man die letztere fast nur während der Operation selbst vermeiden kann. Bei herabgesetzter Gerinnungsfähigkeit hat SCHULTE geraten, daß man am 1., 2., 4. und 6. Tag vor der Operation normales Pferdeserum in Dosen von 0,5—2,0 ccm steigend intramuskulär geben und am Tage vorher die Milz mit $^1/_4$ HED bestrahlen soll. Außerdem kommen natürlich noch alle die anderen schon in dem Abschnitt über Blutungen genannten Mittel in Betracht. Die beiden ersten Punkte, mangelhafte Ernährung und Infektion, bedürfen aber unserer besonderen Aufmerksamkeit. Die Vorbereitung gliedert sich nun A. in eine solche des Empfängers beziehungsweise des Empfängerbodens und B. in die allgemeine Vorbehandlung der das Transplantat liefernden Person oder in die örtlichen Maßnahmen in der Gegend, aus der das Transplantat entnommen werden soll.

a. Vorbehandlung des Empfängers.

Für die Vorbehandlung des Empfängers sind nur wenige Vorschläge gemacht werden. Die Serumbehandlung wurde schon oben genannt. Weiter empfiehlt ERNST eine Phosphor-Arsen-Strychninkur mit Astonin zur Hebung der allgemeinen Widerstandsfähigkeit und hat damit bei der vorher verzögerten Heilung der Gaumenspalten gute Erfolge gesehen (s. auch S. 165). Das gleiche, die Schließung von Wunden mit schlechter Heilneigung, will KAZDA dadurch erzielen, daß er nach H. ROTTER 3mal täglich Digipuratum gibt, was man meines Erachtens auch prophylaktisch anwenden könnte, um für ein Transplantat günstige Vorbedingungen zu schaffen. Die Wirkung ist in dem Angreifen am Herz oder Gefäßapparat zu suchen. Weniger erfolgreich waren die Tierversuche LAQUAS, dem Empfänger vorher Serum vom Spender des Transplantats zu geben, weil dadurch jener allem Anschein nach so stark Antikörper gegen das Antigen bildete, daß das Transplantat nur noch rascher zugrunde ging. Auch die Bemühungen LAQUAS, diese Antikörperbildung durch eine Verbindung von verschiedenen artfremden Seren gewissermaßen zu erschöpfen, schlugen fehl.

Wichtiger ist deshalb zur Zeit noch die Vorbehandlung des Empfängerbodens durch allgemeine Maßnahmen wie Sonnenbehandlung, künstliche Hyperämisierung, heiße Bäder, Föhn und durch besondere Eingriffe. Dazu gehört das schon früher erwähnte Ausschneiden harter speckiger Narben, die den Säftekreislauf behindern und zum Auseinanderweichen der Nähte mit Entblößung des Transplantats führen, weiter die Entfernung von Sequestern und die Exzision infektionsverdächtigen Gewebes. Auch machen sich manchmal Lappenplastiken zur Heranziehung von genügend gesunder Haut in die Umgebung nötig. Die Einlegung hinreichend langer Pausen zwischen den einzelnen Eingriffen ist nicht zu vergessen. Schließlich könnte man die Beobachtung PLACINTIANUS von der besonderen Durchblutung, rascheren Überhäutung und schnelleren Heilung am sympathikektomierten Organ wohl auch für die Vorbehandlung zur Transplantation heranziehen. Erfahrungen sind meines Wissens darüber noch nicht gemacht.

Eine einfache Vorbehandlung des Empfängerbodens ist auch die zweizeitige Operation zur Vorbereitung und Aktivierung vermittelst Sicherungstampon nach REICH. Durch den Tampon wird eine aseptisch-entzündliche Reaktion gesetzt, die nach etwa 3 Tagen ein gut durchblutetes Wundbett gibt. Dadurch wird die Ernährungstüchtigkeit und Empfängnisbereitschaft gehoben. KEYSSER hat auch Versuche gemacht, Serum vom Geber in das Bett des Transplantats zu bringen oder den Empfänger mit dem körpereigenen Extrakt des zu übertragenden Gewebes vorzubehandeln, aber ebenso wie SCHÖNE nur zeitlich begrenzte Erfolge bei der Homoplastik gesehen.

b. Vorbereitung des Transplantats.

Was nun die Vorbereitung des Transplantates anbetrifft, so ist über die allgemeine Vorbehandlung des Spenders nicht viel zu sagen, da er sich meist mit dem Empfänger deckt. Daß die WASSERMANNsche Untersuchung gemacht und der Kranke nicht tuberkuloseverdächtig sein soll, ist wohl selbstverständlich. Für die Homoplastik könnte man vielleicht die Verfahren der Hämolyse, Hämo- und Isoagglutination, wie sie bei Blutübertragungen ausgeführt werden, mit Vorteil in dem Sinne verwenden, daß man einen passenden Spender ausfindig macht, beziehungsweise ungeeignete ausschaltet. KEYSSER hat auch im Tierversuch den Geber mit dem Blut des Empfängers vorbehandelt, bisher ohne wesentliche praktische Erfolge.

Eine gute örtliche Gewebsimmunisierung läßt sich bei Verwendung des Transplantats aus der Nähe des Wundgebiets erhoffen, bei Knochenplastiken z. B. durch Entnahme zentral von der Pseudarthrose. KATZENSTEIN erzielte eine willkürliche Bildung und Speicherung von Antikörpern im Gewebe dadurch, daß der zu übertragende Hautlappen mit der Empfängerwundfläche täglich auf einige Minuten in Berührung gebracht und dann wieder zurückverlagert wird. Nach 8 Tagen erfolgt die endgültige Überpflanzung. Ebenso kann die Haut, von der die THIERSCHschen Läppchen entnommen werden sollen, acht Tage mit dem Eiter der zu deckenden Wunde verbunden werden. Dabei entsteht eine leichte Entzündung. Etwa eine Woche nach deren Abklingen erfolgt die Transplantation. Dieses Verfahren eignet sich besonders zur Deckung eiternder Wunden, bei denen man die Reinigung nicht abwarten oder überhaupt nur schwer erzielen kann, bei denen aber die Heilung beschleunigt werden soll (Kriegsverletzungen). KEYSSER hat bei diesen Versuchen den Beweis der Antikörperbildung vermißt und darauf hingewiesen, daß es auch mit nicht vorbereiteten Lappen gelingt, eiternde Flächen zu decken. Daß aber eine örtliche Immunisierung möglich ist, scheint mir nach einigen Beobachtungen trotz des noch ausstehenden, äußerst schwierig zu führenden serologischen Beweises ziemlich wahrscheinlich.

Eine gute Durchblutung der zu transplantierenden Lappen erhält man nach K. VOGEL durch Vorbehandlung mit Heißluft. Man bringt den betreffenden Körperteil täglich je eine Stunde zum Schwitzen, wobei die Haut zum Beispiel mit Leichtigkeit Temperaturen bis 100° verträgt. So kann die Entstehung von Randnekrosen infolge ungenügender Ernährung vermieden werden.

Schließlich sei noch erwähnt, daß man bei gewissen angeborenen Mißbildungen nicht zu früh plastische Operationen vornehmen soll, sondern besser erst abwartet, bis genügend Deckungsmaterial zur Verfügung steht. Ich erinnere hier an die Syndaktylie (GOSSMANN). Andererseits ist ja wieder Gewebe jugendlicher Individuen wie z. B. embryonaler Knorpel zur Transplantation besonders geeignet.

Literatur.

BRUN, H.: Zur Diagnose und Behandlung der Spätfolgen von Kriegsverletzungen. S. 231. Zürich: Rascher & Komp. 1919.

ERNST: Zur Frage der Gaumenplastik. Zentralbl. f. Chirurg. Jg. 52, Nr. 9, S. 470. 1925 (Astonin).

KATZENSTEIN: Die Berücksichtigung der ruhenden Infektion bei den Opera
    tionen Kriegsbeschädigter. Dtsch. med. Wochenschr. Jg. 42, Nr. 50, S. 1536
    1916. — Ders.: Immunisierte, mit Antikörpern geladene Hautlappen zur
    Deckung eiternder Haut- und Knochendefekte. Zentralbl. f. Chirurg. Jg. 44,
    Nr. 15, S. 310. 1917. — Ders.: Die Heilung der nach Schußverletzungen
    zurückbleibenden schwer heilbaren Hautgeschwüre und Knochenfisteln durch
    Deckung mit immunisierter Haut. Dtsch. med. Wochenschr. Jg. 44, Nr. 14,
    S. 372. 1918. — Ders.: Vorbereitungen des Empfangsbodens bei freier
    Transplantation. Zentralbl. f. Chirurg. Jg. 46, Nr. 19, S. 389. 1919.
KAZDA: Einfluß der Digitalis auf die Heilung genähter Wunden. Ebenda Jg. 51,
    Nr. 34, S. 1840. 1924.
KEYSSER: Bewertung neuerer chirurgischer Transplantationsbestrebungen.
    Bruns' Beitr. z. klin. Chirurg. Bd. 110, S. 660. 1918.
LAQUA: Hat die Vorbehandlung des Körpers mit artfremdem Serum einen Ein-
    fluß auf das Schicksal eines homoioplastischen freien Transplantates? Klin.
    Wochenschr. Jg. 2, Nr. 29, S. 1360. 1923.
LEXER: Die freien Transplantationen. Neue deutsche Chirurgie Bd. 26a und b.
PLACINTIANU: Wundheilung und Transplantation nach Sympathektomie. Arch.
    f. klin. Chirurg. Bd. 128, S. 248. 1924.
REICH: Vorbereitung des Empfangsbodens bei freier Transplantation. Zentralbl.
    f. Chirurg. Jg. 46, Nr. 4, S. 66. 1919.
SCHULTE: Behandlung von Patienten mit herabgesetzter Gerinnungsfähigkeit
    des Blutes vor orthopädischen Operationen. Ebenda Jg. 51, Nr. 3, S. 123.
    1924.
VOGEL, K.: Heißluft als Vorbereitung zur Operation. Ebenda Jg. 50, Nr. 44,
    S. 1632. 1923.

3. Stumpfvorbereitung.

Leider kommt es immer wieder vor, daß wir Nachoperationen an
Amputationsstümpfen vornehmen müssen, da oft bei der Ungunst der
Verhältnisse (Krieg, Unglücksfälle, Verschmutzung der Wunden usw.)
der Chirurg nicht in der Lage ist von vornherein die denkbar günstigsten Bedingungen für den Heilverlauf zu schaffen. Deshalb sehen
wir Stümpfe entstehen, die nicht den Anforderungen entsprechen, wie
man sie an sich zu stellen gewohnt ist und die uns zwingen, Nachoperationen vorzunehmen, um das Ergebnis noch möglichst zu ver-
bessern. Ehe man an solche sekundäre Eingriffe herangeht, müssen
selbstverständlich alle anderen konservativen Mittel erschöpft sein,
die unter leidlichen Aussichten zum Ziel führen könnten. Andererseits
sind aber auch dieselben Verfahren als Vorbereitung zu einem
zweiten Eingriff von Nutzen, so daß sie hier erwähnt werden sollen.

Stumpfgeschwüre. Die hauptsächlichsten Maßnahmen richten
sich gegen die Entstehung von Stumpfgeschwüren und auf
ihre Beseitigung. Man kann schon frühzeitig dagegen angehen,
wenn man den gesamten Weichteilschlauch mit einem Mastisol-
strumpf gleichmäßig nach unten zieht oder mit Heftpflasterstreifen unter kräftiger Anspannung die Wundränder aneinander
bringt. Einer allzu starken Erschlaffung der Muskulatur beugt man
durch Elektrisieren und vorsichtige Massage vor, die aber die Weichteile nicht zurückziehen darf. Hier ist das Streichen nach der Peripherie ausnahmsweise erlaubt.

Nützen alle diese Maßnahmen nichts, so schreitet man zur Nach-
amputation, die aber, um an Weichteilen zu sparen, nur so ausgeführt wird, daß man den Knochen umschneidet, die Weichteile zurück-

schiebt und dann den Stumpf entsprechend weit abträgt. Er ist sofort wieder von den alten Weichteilen bedeckt.

Auf die Wichtigkeit einer Prüfung, ob in dem Stumpf noch eine ruhende Infektion vorhanden ist oder nicht, habe ich schon früher hingewiesen und dort die verschiedenen Verfahren aufgezählt (s. S. 130). Diese Untersuchungen sind vor allem wichtig, wenn es sich um ausgedehntere Plastiken (Visierlappenplastik von RYDYGIERS, Muffplastik PAYRS usw.) handelt, wo es besonders wünschenswert ist, daß auf Anhieb ein tadelloses Ergebnis erzielt wird und keine Eiterung auftritt.

Künstliche Gliedmaßen. Vor Verabreichung einer endgültigen Prothese bei verheilten Wunden geben manche Orthopäden frühzeitig eine künstliche Behelfsgliedmaße, um den Stumpf bald in die doch später eintretende konisch zugespitzte Form zu bringen. Man kann auch durch Bildung einer Schnürfurche diesen Vorgang beschleunigen (SPITZY). Das zur Kräftigung des Stumpfes das Klopfen und Massieren (nach HIRSCH) beiträgt, braucht nur erwähnt zu werden.

Versteifung. Um eine Versteifung zu verhüten, werden regelmäßige Bewegungsübungen in allen noch vorhandenen Gelenken ausgeführt. Sonst hilft man mit federnden Schienen, Dehnung durch elastische Züge, mit der Quengelmethode nach BIESALSKI und MOMMSEN, dem BARDENHEUERschen Schlitten, den SCHEDEschen Apparaten und ähnlichen Verfahren nach.

Weitere operative Maßnahmen zur Stumpfvorbereitung wie Verlängerung, Bildung von Querkanälen (KAUSCH), Anbringung von Querstiften (WILMS), die Einsetzung von Knorpelspangen (ELGART), die gabelförmige Spaltung (KRUKENBERG) und ähnliches nenne ich der Vollständigkeit halber.

SAUERBRUCHsche Operation. Einer ganz besonderen Vorbereitung bedürfen die Stümpfe, die einer Operation nach SAUERBRUCH unterzogen werden sollen. BETHE, SAUERBRUCH und TEN HORN haben hierüber die wichtigsten Mitteilungen gemacht, und ich möchte auf diese Arbeiten verweisen, um so mehr als für die Ausführung dieser Operationen und besonders für Anpassung einer geeigneten künstlichen Gliedmaße so große Erfahrungen zur Vermeidung von Mißerfolgen gehören, daß man im allgemeinen raten kann, die Patienten lieber in die wenigen großen Kliniken zu schicken, wo schon Beobachtungen auf diesem Gebiet zur Verfügung stehen, als daß man sich selbst ohne Übung an solchen Kranken versucht.

Literatur.

SAUERBRUCH und TEN HORN: Die willkürlich bewegbare künstliche Hand. Eine Anleitung für Chirurgen und Techniker. Bd. 2. Berlin: Julius Springer 1923.
TIETZE, A.: Dringliche Operationen. Neue deutsche Chirurgie Bd. 32.

4. Hüftgelenksausrenkungen.

a) Unblutige Einrenkungen. Bei angeborenen oder erworbenen veralteten Hüftgelenksauskugelungen gelingt es meist nicht ohne weiteres, den Oberschenkelkopf unblutig einzurenken, und auch bei einem operativen Versuch soll man nicht sofort an den Eingriff herangehen, bevor nicht eine gewisse Vorbereitung stattgefunden hat. Diese besteht nach BRÜHNING und DREHMANN in einer mehrwöchigen Zugbehandlung (je nach Schwere des Falles 3—5 Wochen lang) mit großer Gewichtsbelastung und unter starkem Gegenzug. Dadurch wird nicht nur der Kopf etwas heruntergeholt, sondern es werden auch die Weichteile gedehnt. (FRAENKEL empfiehlt sogar, den Musculus ileopsoas als wichtiges Repositionshindernis vorher zu durchschneiden.) Als Zug bewährt sich besonders der STEINMANNsche Nagel oder die Drahtextension am großen Rollhügel (PAYR). Manchmal kann auch ein Drahtgegenzug am Beckenkamm nach BLOCK angebracht werden. Je kräftiger und älter der Patient ist, um so höher muß natürlich das verwendete Gewicht sein. Schwächliche Kranke sind überhaupt, zum mindesten von der blutigen Einrichtung, auszuschließen (LÖFFLER). Auch müssen alle etwaigen Wunden vorher abgeheilt sein, um jede Möglichkeit einer Vereiterung hintanzuhalten.

Zur allgemeinen Vorbereitung gehört, daß der Kranke vollkommen abgeführt ist. Er badet. Dabei wird vor allem auf peinliche Sauberkeit der äußeren Geschlechtsteile gesehen (GOCHT und DEBRUNNER). Bei dem nüchternen Patienten, dem die Blase völlig entleert ist, beginnt die Narkose im Bett, dann erst wird der Kranke zur unblutigen Einrenkung auf den Tisch in Rückenlage gebracht. Der Rumpf wird bis zur Kreuzbeinhöhe an die eine Schmalseite, wo bereits ein sehr fest gepolstertes flaches Kissen liegt, vorgezogen, so daß der große Rollhügel zur Unterstützung der pumpenschwengelartigen, hebelnden Einrenkungsbewegungen von unten umfaßt werden kann.

b) Blutige Einrenkung. Für die blutige Einrenkung wird die Vorbereitung noch sorgfältiger getroffen. Die ganze Hüfte und ihre Umgebung werden weithin zweimal mit Jodtinktur in Zwischenräumen von 3 Minuten bepinselt. PAYR empfiehlt die Bedeckung mit sterilen und in Sublimat getauchten Tüchern oder Kompressen. Vor der Operation wird ein keimfreies, schmal zusammengelegtes Leinentuch zwischen den Beinen hindurch über den Damm gelegt, um einen Widerhalt zu haben. Das Becken soll ebenfalls fixiert und die Beine müssen steril eingewickelt sein. Alle Abdeckungstücher werden mit Tuchklammern unverrückbar an der Haut befestigt.

Eine der wichtigsten Personen ist der Assistent, der das Bein führt und der in allen Handgriffen gut beschlagen sein soll, um jedem Wink des Operateurs nachkommen zu können. Während der Kranke auf der gesunden Seite liegt, faßt der Assistent das zu operierende Bein im Knie- und Hüftgelenk gebeugt.

Zur Betäubung kommt nur die Allgemeinnarkose in Betracht, da die Lumbalanästhesie für jüngere Personen nicht zu empfehlen ist, ältere aber nicht operiert werden.

An Instrumenten werden außer den üblichen Weichteilinstrumenten noch v. LANGENBECKsche Haken, kräftige lange und gebogene Scheren und ein großer Schuhhebel (zum Hereinhebeln des ausgerenkten Kopfes in die Pfannengegend) gebraucht.

Literatur.
DREHMANN: Zur operativen Behandlung der traumatischen Hüftgelenksverren-
kungen. Bruns' Beitr. z. klin. Chirurg. Bd. 17, S. 775. 1896.
GOCHT und DEBRUNNER: Orthopädische Therapie. Leipzig: F. C. W. Vogel 1925.
LÖFFLER, FRIEDR.: Operative Behandlung veralteter kongenitaler Hüftluxa-
tionen. Ergebn. d. Chirurg. u. Orthop. Bd. 16, S. 484. 1923 (mit Lit.).
PAYR: Weitere Mitteilungen über die blutige Reposition veralteter Hüftgelenks-
verrenkungen bei Erwachsenen. Arch. f. klin. Chirurg. Bd. 63, S. 952. 1901.

B. Vorbereitung zu Eingriffen an Kopf und Wirbelsäule.

1. Gehirnoperationen.

Die erste Vorbereitung kann oder muß schon Tage vorher einsetzen, wenn man den zu erwartenden Schädigungen rechtzeitig begegnen will, insbesondere müssen etwa vorhandene Hautausschläge
nicht nur beseitigt werden, sondern womöglich schon einige Zeit völlig
abgeheilt sein, damit es nicht zu einer Infektion kommt. Ich entsinne
mich eines Falles, wo eine nach einer Hirnoperation eingetretene Infektion nur auf ein schon Tage vorher abgeklungenes Ekzem zurückzuführen war.

Blutungsgefahr. Bei Tumoren verwendet man gegen die Blutungsgefahr Calcium lacticum oder Calcium chloratum, je etwa
3 g täglich und kann dies 1—2 Wochen und länger fortsetzen.

Hirnhautentzündung. Einer postoperativen Hirnhautentzündung begegnet man durch Verabreichung von 3—5mal täglich 1 Tablette
Urotropin (Hexamethylentetramin, Hexal usw.; DENK und LISCHNER,
v. EISELSBREG), das in den Ventrikel ausgeschieden wird, in statu
nascendi Formaldehyd bildet und das Bakterienwachstum hindert.
Man kann auch intravenös 5 ccm einer 40proz. Lösung geben.

Druckverminderung. Zur Herabsetzung des Liquordrucks
sind verschiedene Verfahren vorgeschlagen worden. Auch hier soll Urotropin temporär wirken, da es den Austausch des Wassers, der Salze
und der Kolloide fördert und die Resorption steigert. Ebenso einfach
ist wohl der Vorschlag von TEMPLE FAY, der 30 ccm 35proz. Kochsalzlösung intravenös einspritzte, ohne Schädigungen der roten
Blutkörperchen durch Osmose zu sehen. Vielleicht genügen auch hohe
Gaben Kochsalz per os. Ebenso wirkt durch Entwässerung des Blutes
und durch Aufsaugung des Hirnödems über den Weg des Ventrikels
das Magnesiumsulfat, von dem rektal vierstündlich 90 g auf 175 ccm
Wasser unter Zusatz von 12—15 Tropfen Opiumtinktur oder oral in der
gleichen Zeit 45 g in 235 ccm Wasser gegeben werden. In derselben Absicht empfehlen LÉRICHE und WERTHEIMER, bei Hypophysenoperationen
3 Tage vor dem Eingriff täglich 30proz. Zuckerlösung intravenös
zu verordnen. Nach SGALITZER und MARBURG setzt auch Bestrahlung der Plexus chorioidei posteriores den Hirndruck herab.
Von operativen Maßnahmen kämen schließlich noch die Lumbal-,
Suboccipital- oder Ventrikelpunktionen in Betracht, die entweder einmal
oder öfter an den Tagen vorher oder unmittelbar vor Beginn des Eingriffes anzuraten wären. Bei Hirngeschwülsten ist die Lumbalpunktion
nur mit Vorsicht auszuführen, da die Gefahr des plötzlichen Atem-

stillstandes durch Ansaugung des Gehirns in das Hinterhauptsloch besteht.

Das Abführen muß gründlich geschehen, um den Kranken in den ersten Tagen nach dem Eingriff das Pressen beim Stuhlgang zu ersparen. Je nachdem gibt man einen Eßlöffel Rizinusöl, Brustpulver oder dergleichen. Für die Praxis aurea ist auch Cristolax zu empfehlen, ein trockenes, angenehm zu nehmendes Paraffin-Malzextraktpräparat (WANDER, Osthofen).

Prophylaktisch Injektionsanästhetica zu geben, widerraten manche Chirurgen, oft ist es auch wegen der schon bestehenden Somnolenz ganz unnötig. Nicht zu empfehlen ist Scopolamin wegen seines Einflusses auf das Atemzentrum (Gefahr der Cyanose, Atemlähmung usw.); jedenfalls nicht, wenn man in Narkose operiert.

Das Operationsfeld wird so vorbereitet, daß man zuerst, soweit dies nicht schon aus diagnostischen Gründen geschehen war, die Haare mit der Maschine ganz kurz schneidet und dann noch mit dem Rasiermesser das eigentliche Gebiet des Eingriffs und einer entsprechend großen Umgebung ausrasiert. Bei Frauen stößt dies meist auf nicht ganz unberechtigten Widerspruch, so daß man sich oft, um überhaupt eine Trepanation vornehmen zu können, zu dem Zugeständnis verstehen muß, wenigstens am Rand des Kopfes die Haare stehen zu lassen. Sie werden dann mit einer in Sublimat getauchten und gut wieder ausgedrückten Binde fest eingewickelt. Irgendwelche Störungen der Asepsis haben wir dabei nie beobachtet. Man kann die Haare auch durch Depilieren entfernen, indem man den Kopf nach vorherigem Kurzschneiden der Haare mit einer dünnen wäßrigen Aufschwemmung von Barium sulfuratum tüchtig einreibt und dann nach 5 Minuten mit einem Tuch oder Holzstäbchen kräftig abschabt. Meist genügt dieses einfache Verfahren, das ich auch bei Tieroperationen stets anwenden lasse.

JOSEPH empfiehlt folgendes Rezept:

Rp. Barium sulfurat. recent. parat.
Zinci oxydat. ãã part. aequal.
M.f.pulver.

Dies alles geschieht am Tage vor der Operation. Danach sind aber auch keine besonderen Vorsichtsmaßregeln mehr nötig, insbesondere keine desinfizierenden Verbände mit Sublimat oder dergleichen anzulegen. F. KRAUSE empfiehlt allerdings Umschläge mit $1/_2$proz. Formalin.

Für die Keimfreimachung des Operationsfeldes vermeidet TILMANN das Jod, von dem er unangenehme Einwirkungen auf das freigelegte Gehirn befürchtet. Man muß dann seine Zuflucht zum Alkohol, Thymolspiritus oder ähnlichem nehmen; wir selbst benutzen meist die 5proz. Jodtinktur, ohne nachweisbare Schädigungen beobachtet zu haben.

Lagerung: Im allgemeinen auf dem Rücken, aber mit erhöhtem Oberkörper derart, daß entweder der ganze Tisch steil gestellt wird, der Patient in fast sitzende Lage oder in eine in der Hüfte winkelige Abknickung mit etwas erhöhten Beinen gebracht wird. Vor allem durch die letztere Stellung wird ein Abgleiten am besten verhütet und der Blutzustrom zum Gehirn vermindert. Man dreht den Kopf leicht nach der gesunden Seite. Denn nach MUCK sinkt eine Hirnhöhle, die bis etwa 3 cm an die Mittellinie heranreicht, ein, wenn der Körper in sitzender Stellung nach der gesunden Seite gedreht wird. Ebenso wendet man, wenn bei Kleinhirnoperationen der Patient auf dem Bauche liegt, den Kopf seitlich. In beiden Fällen muß der Schädel etwas den Rand der oberen Schmalseite überragen und eine feste Unterlage haben, die durch Sandsäcke hergestellt werden kann. Diese Lagen haben den Nachteil, daß der Kranke leicht einmal bei Erheben des Kopfes oder Unruhe trotz Festbindens der Kniee mit breiten Gurten oder Tüchern abrutscht, dann durch die Wiederherstellung der richtigen Stellung unnötige Zeitverluste entstehen und Störungen der Asepsis zu besorgen sind. Ich habe deshalb eine Art von Sattel bauen lassen, der aus einem einfachen Metallband besteht. An ihm sind verschiebbare und feststellbare Backen angebracht, die den Operationstisch seitlich umgreifen. In der Mitte erhebt sich an dem dem Kopf zugewendeten Rand ein dicker, etwas keilförmiger Metallbolzen. Dieser Sattel ist bei Patienten männlichen wie weiblichen Geschlechts in gleicher Weise zu benutzen. Er wird seitlich am Operationstisch festgeschraubt und so unter die obersten Teile der Oberschenkel geschoben, daß der Bolzen am Damm einen Widerhalt findet. Befürchtet man, daß dadurch beim Mann die äußeren Geschlechtsteile gedrückt werden, so kann man den Bolzen etwas polstern und außerdem das Glied mit dem Hodensack durch einige Bindengänge vorher an die vordere Bauchwand festwickeln.

Für die ausgedehnte Freilegung des Kleinhirns und des verlängerten Marks, wie sie F. KRAUSE und CUSHING ausgebildet haben, hat CUSHING ein besonderes Gestell angegeben, das in Bauchlage den Kopf für sich von unten an der Stirn stützt, ähnlich den Stützen, die die Photographen für den Kopf benutzen. Wir legen gewöhnlich die Kranken derart auf den Bauch, daß der Oberkörper sich über die Tischplatte mit Hilfe einiger flacher mit dem Schlüsselbein abschließender Kissen erhebt, wobei die Rippenbogenränder frei bleiben müssen und bei Frauen die Brüste nicht gedrückt werden dürfen. Der Kopf sinkt dann vorn unter kräftiger Beugung abwärts. Unter die Stirn kommt ein Kissen, damit ein fester Widerhalt da ist. Allerdings ist die Narkose in dieser Stellung etwas schwierig, weshalb V. D. PORTEN u. a. besondere Masken für Operationen in Bauchlage angegeben haben.

Betäubungsverfahren: Wir operieren das große Material, das uns aus der Zusammenarbeit mit der ANTONschen Klinik zufließt, meist in örtlicher Umspritzung, um uns die anämisierende Wirkung des Suprarenins zunutze zu machen; auch in den Fällen, wo das Gehirn selbst angegangen wird. Nur bei unruhigen Kranken und Kindern wird grundsätzlich Narkose angewandt, wofür meist Chloroform zu empfehlen ist, da der Äther den Blutandrang zum Kopf vermehrt und die Hirngefäße erweitert. Idiotische Personen scheinen allerdings außerordentlich empfindlich gegen Chloroform zu sein. TILMANN dagegen gebraucht die Lokalanästhesie in erster Linie bei bloßen Knochenoperationen, während er bei Eingriffen am Gehirn selbst wegen der unangenehmen, damit verbundenen Sensationen die Allgemeinnarkose bevorzugt.

Auf weitere Verfahren der Blutsparung und Blutstillung kann hier nicht eingegangen werden, da die dabei gebräuchlichsten Methoden schon in das Bereich der eigentlichen operativen Technik gehören.

Wohl ist aber noch der verschiedenen Wege zu gedenken, auf denen es möglich ist, sich die Lage einzelner Hirnteile auf der Haut des Schädels darzustellen, um so den Schnitt von vornherein richtig anzulegen (kranio-cerebrale Topographie). Es ist ja kaum an irgendeiner Körpergegend unangenehmer als gerade am Kopf, wenn die Schnittrichtung nicht genau gestimmt hat, da eine beliebige Vergrößerung oft nicht möglich ist. Die gebräuchlichsten und auch hinreichend genauen Schädelmessungsverfahren sind die von KRÖNLEIN und von KOCHER. Nach KRÖNLEIN zieht man zuerst eine Linie, die den unteren Augenhöhlenrand über die äußere Gehörgangsöffnung mit dem äußeren Hinterhauptshöcker verbindet, und dieser „deutschen Horizontalen" gleichlaufend eine zweite Linie in Höhe des oberen Augenhöhlenrandes (obere Horizontale). Nun wird auf der unteren Horizontalen in dem hinteren Punkt der Basis des Warzenfortsatzes eine Senkrechte errichtet, die bis zur Scheitelhöhe geht und hier die Scheitelverbindungslinie von Nasenwurzel zu Hinterhauptshöcker schneidet. Dieser Punkt wird weiterhin mit dem Punkt verbunden, wo eine auf der unteren Horizontalen in der Mitte des Jochbogens errichtete vordere Senkrechte die obere Horizontale schneidet. Diese schräge Verbindungslinie entspricht der ROLANDOschen Furche. Teilt man den durch diese Linie und die obere Horizontale gebildeten Winkel, so verläuft die so gezogene zweite schräge Linie der Fossa Sylvii entlang. Die Schnittpunkte der vorderen und hinteren Vertikalen mit der oberen Horizontalen entsprechen etwa den Stellen, wo man die beiden Äste der A. meningea media zur Unterbindung aufsucht. Die notwendigen Linien kann man sich mit Jodtinktur und Ätzstift auf dem Schädel selbst aufzeichnen. — Das KOCHERsche Schema ist besonders für Hirnpunktionen berechnet. Man verbindet wieder Nasenwurzel und äußeren Hinterhauptshöcker, dann aber den letzteren mit dem oberen Augenhöhlenrand. Die sagittale Schädellinie von der Nasenwurzel zum Hinterhauptshöcker wird halbiert, die Horizontale in drei Teile geteilt, schließlich werden von dem Halbierungspunkt zwei Linien zu den Drittelungspunkten gezogen. Die vordere so entstehende Linie wird wieder in 3 Teile geteilt. Jetzt liegt oberhalb und hinter dem oberen Drittelungspunkt das Beinzentrum, hinter dem unteren der Facialis und zwischen und hinter beiden das Armzentrum. Mit Hilfe zweier sich um eine Schraube drehender Bänder, die eine Zentimetereinteilung tragen, lassen sich die wichtigsten Punkte leicht und ziemlich sicher bestimmen.

Instrumente: Außer den üblichen Weichteil- und Knocheninstrumenten sind hier noch nötig oder wünschenswert:

1. Steriles Bandmaß oder Kyrtometer nach KOCHER zur kraniocerebralen Topographie.

2. KREDELsche Platten (zur Herstellung der Blutleere in den Weichteillappen).
3. Gerade und hohle Meißel verschiedener Größe mit Hammer (aus Metall oder Holz).
4. Bohrer oder besser eine Kugelfräse mit verschiedenen Ansätzen zur ersten Eröffnung des Knochens.
5. Hohlmeißelzange nach LUER (zur Erweiterung eines Bohrloches bei nicht-osteoplastischen Operationen).
6. SUDECKsche oder BORCHARDTsche Fräse zur Bildung des Knochenlappens; Kreissäge nach DOYEN; DAHLGREENsche Zange oder GIGLIsche Drahtsäge.
7. BRAATzsche Sonde (zum Schutze der harten Hirnhaut).
8. Wachs, das durch Auskochen sterilisiert ist, Elfenbein oder Holznägel (zur Blutstillung im Knochen).
9. Feine Instrumente (zur Eröffnung und Naht der harten Hirnhaut).
10. Darmnadeln mit feiner Seide zu Unterbindungen am Gehirn.

Literatur.

DENK und LEISCHNER: Zur Prophylaxe der operativen Meningitis. Verhandl. d. 40. Tagung d. dtsch. Ges. f. Chirurg. I, S. 206. 1911.
HABERLAND: Beitrag zur Vorbereitung bei Gehirnoperationen. Zentralbl. f. Chirurg. Jg. 41, Nr. 16, S. 673. 1914.
KRAUSE: Chirurgie des Gehirns und Rückenmarks. Berlin u. Wien: Urban und Schwarzenberg 1911.
LÉRICHE et WERTHEIMER: Les voies d'accès de la région hypophysaire. Procédés frontal et fronto-temporal. Procédé transphénoido-nasal sous-mouqueux. Journ. d. chirurg. Bd. 21, Nr. 5; Zo. 24, 141.
MUCK, O.: Die sitzende Stellung, eine notwendige Lageveränderung bei bestimmten Operationen am Gehirn. Arch. f. klin. Chirurg. Bd. 128, S. 450. 1924.
v. D. PORTEN: Narkosemaske für Operationen in Bauchlage. Zentralbl. f. Chirurg. Jg. 41, Nr. 29, S. 1214. 1914.
TEMPLE FAY: The administration of hypertonic salt solutions for the relief of intracranial pressure. Journ. of the Americ. med. assoc. Bd. 80, Nr. 20; Zentralbl. f. Chirurg. Jg. 51, Nr. 3, S. 439. 1924.
TILMANN: Die Operationen am Schädelteil des Kopfes. In: BIER, BRAUN und KÜMMELL: Chirurgische Operationslehre Bd. 1. 4. Aufl. Leipzig: J. A. Barth 1922.

2. Rückenmark und Wirbelsäule.

Bei den leichteren Formen der angeborenen Mißbildungen der Wirbelsäule und des Rückenmarks wartet man nicht zu lange mit der Operation, wenn das Kind halbwegs kräftig ist, da sonst nur durch Benässung, Stuhlgang usw. Hautschädigungen eintreten, die einen Eingriff unmöglich machen oder wenigstens von vornherein zum Mißerfolg stempeln. Bei den mittelschweren Arten, in der Hauptsache also den Meningocelen, kann man versuchen, die zarte Haut durch Alkoholumschläge zu härten, etwaige Granulationsstellen durch Ätzung zu beseitigen und durch Scharlachrotsalbe zur Überhäutung zu bringen. Die Aussichten auf Heilung sind trotzdem schlecht. Bei den weitgehendsten Störungen an der Wirbelsäule und am Rückenmark, bei den Myelocelen und Myelocystocelen, verzichtet man am besten auf jedes Vorgehen, da diese Kinder meist sterben und doch, selbst wenn man sie auf einige Zeit am Leben halten kann, wegen der fast stets gleichzeitig vorhandenen Lähmungen Krüppel bleiben (GOSSMANN) oder es durch sekundären Hydrocephalus werden.

Im übrigen gibt man vor allen Operationen an der Wirbelsäule 3—5mal täglich 0,5 Hexamethylentetramin, das in den Liquor hinein ausgeschieden wird und dabei desinfizierend wirkendes Formaldehyd abspaltet. Weiter ist es wichtig, alle Druckstellen am Körper zu beseitigen, zum mindesten in der Nähe des Operationsgebietes, da die Gefahr der Vereiterung bei den Rückenmarkshäuten groß ist.

Bestehen Lähmungen und will man trotzdem eingreifen oder gerade deshalb, so kann nach WERTHEIMER die Blasenlähmung und der damit verbundene und als Infektionsquelle gefährliche Katheterismus zum Teil durch Anlegung einer suprapubischen Fistel umgangen werden, da der granulierende Kanal um den Gummischlauch nicht so zu Entzündungen neigt wie die Schleimhaut der Harnröhre.

Für manche Fälle ist der Vorschlag LUNDBERGS angebracht, vor dem Eingriff ein volares und ein dorsales Gipsbett anzufertigen, mit deren Hilfe es gelingt, die Kranken ohne besondere Belästigung und ohne daß sich die Wirbelsäule verschiebt, umzulegen. Ich habe dieses Verfahren öfters angewendet und nur Gutes davon gesehen. Man kann den Patienten auch in der einen Gipshälfte operieren. Bei der Herstellung der Gipsbetten muß man darauf achten, daß der Kranke immer gerade in der einen Hälfte liegt, während die andere angefertigt wird, da sonst Verschiebungen stattfinden könnten und die beiden Hälften dann nicht zueinander passen würden.

Lagerung: auf dem Bauch oder der Seite.

Betäubung: am besten Lokalanästhesie. Ist Narkose nötig, so umspritzt man doch noch das ganze Operationsgebiet zur Herabsetzung der Blutung mit $^{1}/_{2}$proz. Novocain-Suprareninlösung.

Instrumente:

a) für Operationen an den Knochen:
große tiefgreifende gebogene Haken (zum Zurückziehen der dicken Weichteile),
breite, flache Meißel (zum Abschieben der Muskulatur),
Hammer aus Metall oder Holz,
größere und kleinere LUERsche Zangen.

b) für das Rückenmark:
feine Scheren, Pinzetten, Klemmen, Messer, Schielhäkchen, Nadeln mit dünner Seide und dünnem Catgut; eine im stumpfen Winkel abgebogene Sonde, um das Rückenmark zu sondieren (wie z. B. die SCHMIEDENsche Sonde zum Nackenstich). Besondere Instrumente braucht man eigentlich nie, man kommt mit den üblichen, in jeder größeren Klinik vorhandenen fast immer aus.

Literatur.

GOSSMANN: Zu welchem Zeitpunkt hat die chirurgische Behandlung angeborener pathologischer Zustände einzusetzen? Klin. Wochenschr. Jg. 2, Nr. 2, S. 83. 1923.

Lundberg: Versuche mit volaren Gipsbetten bei Laminektomie. Acta chirurg. scand. Bd. 56, S. 386. 1923; Zo. 26, 216 u. Zentralbl. f. Chirurg. Jg. 51, Nr. 37, S. 2055. 1924.
Wertheimer: La cystostomie sus-pubienne dans le traitement des traumatismes du rachis. Lyon chirurg. Bd. 21, Nr. 3. 1924; Zo. 29, 20.

3. Hasenscharte.

Zeitpunkt der Operation. Der Zeitpunkt zur Operation ist im allgemeinen nach Helbing so früh wie irgend angängig zu legen, besonders bei Hasenscharten dritten Grades, weil hierbei durch die Schließung der Lippen die Neigung zu Bronchialkatarrhen wenigstens etwas herabgesetzt und die Verengerung der Gaumenspalte zum mindesten ermöglicht wird. Für die Veränderungen ersten und zweiten Grades ohne Spaltung des Alveolarfortsatzes empfiehlt Gossmann, das erste Halbjahr abzuwarten, damit sich das Kind kräftigen und die Oberlippe dicker werden kann. Wir operieren ganz unterentwickelte Säuglinge, die einen Eingriff vermutlich nicht aushalten würden, überhaupt nicht gleich, weil der dadurch angerichtete Schaden größer ist als die erhoffte Kräftigung. In den ersten Lebenstagen schon Hasenscharten anzugehen, empfiehlt sich auch bei gutem Kräftezustand nicht, weil dann bei gestillten Kindern die Mutter nicht da sein kann. Später kann sie mit aufgenommen werden. Überhaupt ist die Frage der Ernährung sehr zu beachten. Nie sollte ein Kind nur der Operation wegen entwöhnt werden. Wenn aber der Milchreichtum der Mutter nachläßt, muß die Übergangszeit abgewartet werden, weil die Kinder währenddessen besonders zu Darmstörungen neigen und anfällig sind. Vielleicht kann auch die Ernstsche Astoninkur mit Phosphor-Arsen-Strychnin den Allgemeinzustand bei älteren Kindern heben.

Eine besondere Desinfektion des Operationsfeldes ist unnötig, ja gefährlich, weil die Haut dieser kleinen Patienten zu zart ist, um gröbere Waschungen und Reizungen vertragen zu können, und leicht Ekzeme entstehen würden. Deshalb rät Lexer nur zu einfacher vorsichtiger Reinigung mit Seife. Ob die Jodierung der Schleimhaut nützlich und erlaubt ist, bleibe dahingestellt.

Lagerung: Das Kind wird nach Art einer Mumie auf ein flaches, hartes Kissen gebunden und von einer Schwester oder einem Wärter so auf den Schoß genommen, daß die Hilfsperson dem Operateur gegenüber auf einem Stuhl sitzt und das Gesicht des kleinen Patienten hält. Hängender Kopf ist nicht nötig. — Andere (z. B. Lexer) raten, das Kind am hochgestellten Kopfteil des Operationstisches mit Handtüchern oder breiten Binden festzuschnallen oder eine sackförmige Bandage (E. v. Bergmann) zu benutzen. Schließlich kommt noch in jede Wangentasche der Zipfel eines Gazestreifens, der das in die Mundhöhle fließende Blut aufsaugen soll.

Betäubung. Narkose ist bei ganz kleinen Kindern nicht nötig, bei älteren geben wir einige Tropfen Chloroform. Härtel spritzt etwas $^1/_2$proz. Novocain-Suprareninlösung zur Verminderung der Blutung ein. Auch Herm. Meyer spricht vor kurzem wieder der Lokalanästhesie das Wort (5—10 ccm). Bei kleinen Kindern genügt es manchmal, wenn ein Assistent beiderseits die zuführenden Gefäße mit den Fingern zusammendrückt. Einer Betäubung bedarf es in diesen Fällen kaum.

Als vorbereitender Akt macht sich bei gleichzeitiger einseitiger Gaumenspalte manchmal das Anlegen einer Klammer nötig, die den besonders vorspringenden Teil des Kiefers der anderen Seite zurückdrücken soll.

Literatur.

DRACHTER: Die Gaumenspalte und deren operative Behandlung. Dtsch. Zeitschr. f. Chirurg. Bd. 131, S. 1. 1914. — Ders.: Richtlinien für die Behandlung der angeborenen seitlichen Lippenspalte (sog. Hasenscharte). Zentralbl. f. Chirurg. Jg. 47, Nr. 9, S. 194. 1920.

DREVERMANN: Über die Behandlung der Kinder vor und nach operativen Eingriffen. Ergebn. d. Chirurg. u. Orthop. Bd. 18, S. 475. 1925.

GOSSMANN, J. R.: Zu welchem Zeitpunkt hat die chirurgische Behandlung angeborener pathologischer Zustände einzusetzen? Klin. Wochenschr. Jg. 2, Nr. 2, S. 83. 1923.

LEXER: Chirurgie des Gesichts. In: GARRÉ-KÜTTNER-LEXER: Handbuch der praktischen Chirurgie Bd. 1, S. 541. 5. Aufl. Stuttgart: F. Enke 1921.

MEYER, HERM.: Über die Behandlung der Hasenscharten. Bruns' Beitr. z. klin. Chirurg. Bd. 135, S. 137. 1925.

4. Gaumenspalte.

Wahl der Zeit zur Operation. Für die Operation der Gaumenspalte ist weniger eine längere Vorbereitung als die richtige Auswahl der Zeit wichtig, zu der man den Eingriff vornimmt. Die Ansichten darüber sind im einzelnen zwar verschieden, immerhin haben sich doch einige allgemeine Gesichtspunkte entwickelt, die Anerkennung gefunden haben. Einer der Erfahrensten auf diesem Gebiet, HELBING, empfiehlt, das Spätfrühjahr bis zum Sommer abzuwarten, da dann die Reizung der trockenen Stubenluft zu Katarrhen wegfällt. Im Lebensalter sollen die Kinder das 12.—15. Jahr nicht überschritten haben, aber auch Säuglinge können operiert werden. Vielleicht ist dann sogar der Funktionsausfall am geringsten und der Ausgleich durch das bevorstehende Wachstum am besten. Sehr genaue Vorschriften geben DRACHTER und GOSSMANN, die raten, daß man als vorbereitende Operation in der 6.—8. Woche die Hasenscharte (s. dort) angehen soll. Infolge davon verengert sich nach einiger Zeit der Spalt im Alveolarfortsatz und die Ränder des harten Gaumens rücken von vorn her näher aneinander. Auch werden dadurch die Katarrhe etwas vermindert, weil nicht mehr nur Mundatmung stattfindet. Jetzt ist der günstige und meines Erachtens früheste Augenblick zur eigentlichen Gaumenspaltenoperation gekommen und zwar zu Beginn des zweiten Lebensjahres. Außer DRACHTER und GOSSMANN treten CATES, TAVEL und EASTMAN, J. WOLFF und andere für die Frühoperation ein, LEXER hält das 2.—5. Lebensjahr für das geeignetste.

Die besondere Vorbereitung für den Eingriff selbst erfordert, wenn möglich, eine Beseitigung von Schleimhautkatarrhen durch Inhalationen und Pinselungen, bei älteren Kindern durch Mundspülungen. Auch die Ausbesserung schlechter Zähne ist manchmal nötig, sowie die Herausnahme gewucherter Rachen- und Gaumenmandeln, von denen aus besonders gern Infektionen unterhalten werden.

Schließlich möchte ich noch auf eine Beobachtung ERNSTS hinweisen, der feststellen konnte, daß in den Fällen, wo die Heilungsneigung fehlte oder verzögert war, eine Phosphor-Arsen-Strychninkur mit Astonin einen ausgezeichneten Einfluß ausübte und allem Anschein nach die Kräfte des Körpers hob oder wiederherstellte. Man nimmt dazu die MERCK-BÖHRINGER-KNOLLschen Astoninamphiolen und spritzt aller 1—2 Tage ein. Zu einer Kur gehören 20 Injektionen. Nach dem 10. Tag legt man eine Pause von 8—10 Tagen ein, ehe eine neue Reihe beginnt. Das Astonin enthält:

Natrium glyzerino-phosphoricum	0,1	Astonin schwach	0,1
Natrium monomethylarsenic.	0,05		0,075
Strychnin. nitricum	0,0005		0,00075

(Astonin schwach: 0,1 / 0,05 / 0,0005 — Astonin stark: 0,1 / 0,075 / 0,00075)

Lagerung: nach ROSE mit über den freien Rand des Operationstisches herabhängendem Kopf. Die Arme werden am Körper angewickelt. Ein Assistent hält den Kopf, der mit einer sterilen Mütze bedeckt wird, fest.

Schleimhautdesinfektion durch Jodpinselung ist meist nicht nötig.

Anästhesie: für gewöhnlich keine örtliche Betäubung, sondern Narkose in irgendeiner Form; bei uns ist Chloroform üblich. Beginn mit Maske, Fortsetzung mit einem doppelten Schlauch durch beide Nasenlöcher oder besser nur mit einem Schlauch durch ein Nasenloch, um das andere zum Herausdrücken des Blutes frei zu behalten. Gegebenenfalls Benutzung des Instrumentariums zur KUHNschen Intubation. Verschiedentlich (v. BRUNN, DREVERMANN, GUEISSAZ-DE-DARDEL, VIDA) wird auch die rektale Narkose empfohlen, durch die das Operationsfeld in keiner Weise beengt wird.

Zur Beleuchtung der Mundhöhle gebraucht LEXER eine Stirnlampe; wir ziehen mit HELBING Tageslicht vor.

Alle diese gegebenen Vorschriften beziehen sich in erster Linie auf die v. LANGENBECKsche Operation.

LANEsche Operation: am Tage der Geburt oder gleich nachher auszuführen.

BROPHYsche Operation: nur Säuglinge im 1.—3. Monat, weil da der Kiefer infolge des geringen Kalkgehaltes noch nachgibt. Nicht am hängenden Kopf.

Instrumente: Es ist für die Gaumenspaltenoperationen eine große Reihe besonderer Instrumente angegeben worden, von denen nur wenige eine Berechtigung haben. Empfehlenswert sind scharfe, über die Fläche abgeknickte Elevatorien und ein Mundspreizer, der für links und rechts selbsttätig feststeht. Besondere Nadelhalter und Nadeln sind meist nicht nötig, erleichtern allerdings in manchen Fällen den Eingriff.

Literatur.

CATES: A plea for early cleft palate operations. Americ. journ. of surg. Jg. 36, Nr. 9; Zo. **20**, 57.

DRACHTER: Die Gaumenspalte und deren operative Behandlung. Dtsch. Zeitschr. f. Chirurg. Bd. 131,S. 1. 1914.

DREVERMANN: Über die Behandlung der Kinder vor und nach operativen Eingriffen. Ergebn. d. Chirurg. u. Orthop. Bd. 18, S. 475. 1925.
GOSSMANN: Zu welchem Zeitpunkt hat die chirurgische Behandlung angeborener pathologischer Zustände einzusetzen? Klin. Wochenschr. Jg. 2, Nr. 2, S. 83. 1923.
GUEISSAZ-DE-DARDEL: L'anesthésie par éthérisation rectale chez l'enfant. Rev. méd. de la Suisse romande Bd. 43, Nr. 7. 1923; Zo. 24, 165.
HELBING: Die Technik der Uranostaphyloplastik. Ergebn. d. Chirurg. u. Orthop. Bd. 5, S. 85. 1913.
KUHN: Die Operation des Wolfsrachens mittels peroraler Intubation. Dtsch. Ztschr. f. Chirurg. Bd. 98, S. 475. 1909.

5. Kieferoperationen.

Die Vorbereitung zu Kieferoperationen erfordert fast stets die innigste Zusammenarbeit mit dem Zahnarzt, wenn man gute Ergebnisse erzielen will. Sowohl zur besseren Heilung bei nur vorübergehender Aufklappung wie vor allem bei der Entfernung eines Stückes aus dem Kiefer ist die vorherige Anpassung einer Prothese aus Zinn, Kautschuk usw., wenn auch nicht immer nötig, so doch von größtem Nutzen.

Da bei größeren Kieferoperationen meist die Mundhöhle eröffnet werden muß, ja oft der Eingriff am Knochen nur den Zugang zur Mundhöhle schafft, so ist auch der Mundpflege besondere Sorgfalt zu widmen. Gründliche Spülungen sind wichtig; auch Kalium chloricum 2proz. innerlich zu geben, empfiehlt sich. Pfröpfe in den Mandeln können vorher ausgedrückt und mit Jodtinktur oder 2proz. Argentum nitricum-Lösung betupft werden. Von einer Behandlung mit Vaccinen ist bei der Mannigfaltigkeit der Bakterienflora nicht viel zu erwarten. Wohl aber darf man, vor allem bei Krebs, eine Arsenbehandlung versuchen. MOURE erklärt sich ihre gute Wirkung dadurch, daß Carcinome häufig auf dem Boden einer Lues entstehen und daß Arsen überhaupt weitgehend die Bakterienflora abtötet.

Die präliminare endgültige oder einstweilige Unterbindung der Arteria carotis externa wird meist nicht als Voroperation, sondern mit dem Haupteingriff zusammen ausgeführt, sie erleichtert die Arbeit in dem stark durchbluteten Gebiet, besonders bei bösartigen Geschwülsten, ganz beträchtlich. Die Arteria lingualis zu unterbinden, wie in vielen Lehrbüchern vorgeschlagen wird, möchte ich dringend abraten, weil man sich dabei viel mehr in dem Bereich des infizierten oder zur Infektion neigenden Wundgebietes hält und es dadurch leichter zu eitriger Thrombose, Allgemeininfektion mit Metastasenbildung und Nachblutungen kommen kann.

Auch die Vorbestrahlung der Speicheldrüsen zur kurzdauernden Ausschaltung der Absonderung ist empfehlenswert und erspart dem Kranken den lästigen Speichelfluß. Das Nähere darüber findet sich im folgenden Abschnitt.

Die Schienung eines frischen Kieferbruches habe ich im Felde öfters ausgeführt, man hat dazu aber Ruhe und Zeit nötig und beschränkt sich bei großem Andrang besser auf die Anlegung einer Kinnschleuder, bis die endgültige Versorgung erfolgt.

An Instrumenten braucht man:
1. für die einfache Schienung:
   SAUER-SCHRÖDERsche Drahtbügel mit dünnerem, schmiegsamem Draht oder Klammerband und Hohlschrauben (zur Befestigung an den Zähnen;
   SAUERsche schiefe Ebene (zum Geraderichten eines verschobenen Kieferteils;
   ERNSTsche Häkchen (zum Ausüben eines Zuges), Gummibändchen.
2. Für die Resektion:
   mit der Hand oder elektrisch betriebene Bohrer mit verschiedenen Ansatzstücken;
   die GIGLIsche Drahtsäge oder eine Stichsäge;
   Draht verschiedener Stärke aus Silber, Bronze oder Stahl (rostfrei oder Klaviersaite);
   eine Flachzange, eine Kneifzange und eine schmale Zange (zum Biegen und Durchstecken der Drahtenden), wozu man auch einen Nadelhalter mit schmalem Maul nehmen kann; einen BORCHARDTschen, DEMELschen oder KIRSCHNERschen Drahtspanner und das Lötgerät.

Literatur.

MOURE, P.: Les soins préopératoires dans les opérations portant sur la curité buccale. Journ. méd. franç. Bd. 14, Nr. 11, S. 424. 1925; Zo. 34, 67.

6. Speicheldrüsen.

Speichelfluß. Bei Operationen an Speicheldrüsen, Kiefer und Mund macht sich öfters der Speichelfluß unangenehm bemerkbar. Deshalb sind eine ganze Anzahl von Verfahren angegeben worden, um diese lästige Beigabe dem Kranken zu ersparen. Das einfachste Verfahren zur vorübergehenden Ausschaltung, auch um Fisteln zur Ausheilung zu bringen, ist sicher die Röntgenbestrahlung. FRAENKEL gibt jederseits 4 Bestrahlungen in je 2 Feldern mit $^3/_4$ HED bei 4 mm Aluminiumfilter. Nach den ersten zwei Bestrahlungen wird eine Pause von 14 Tagen eingelegt. K. KLEINSCHMIDT verabreicht 1 HED mit harten Strahlen auf 1 Feld (Symmetrieapparat mit 42 cm Funkenstrecke, 0,5 mm Zinkfilter, 23 cm Tubusstand in 17 Minuten mit Glühkathodenröhre). Wenn es nötig ist, wird nach 3 Wochen nochmals $^3/_4$ HED gegeben, meist ist aber nach 2 Wochen der Erfolg vollkommen. Über dieselben befriedigenden Beobachtungen berichten KAESS in 2 Fällen und SCHÄDEL in 1 Fall von Kriegsverletzung. Ersterer gab 120—150 F. bei 24—25 cm Fokus-Hautabstand und 3 mm Aluminium, letzterer bei 25 cm Fokus-Hautabstand in 35 Minuten 160 Kv, 2 Milliampere mit 0,5 Zink und 1,0 Aluminiumfilter mit Intensivreform (Tubus).

Schwieriger ist das Verfahren von CARRIEN und VRANCEANU, die nach LÉRICHE die Resektion der Parotisäste des Nervus auriculotemporalis vorgenommen haben, ebenfalls mit vollem Erfolg, da nach einer Woche jede Absonderung aufhörte. KAESS sah dagegen einen Fall, wo diese Operation ergebnislos ausgeführt wurde, nachdem nur anfangs eine geringe Besserung eingetreten war. Schließlich hat STROPENI zum gleichen Zwecke Alkohol in den dritten Trigeminusast eingespritzt.

Bekämpfung des Durstes. In anderen Fällen kann es nötig sein, bei längerer Vorbereitungszeit den allzustarken Durst zu bekämpfen. Dafür hat sich Cesol oder Neucesol gut bewährt, von dem man nach HORWITZ 1 ccm (= 0,2) subkutan gibt und schon 10 Minuten später Erfolge beobachtet, die dann 4—6 (—24) Stunden anhalten. Cesol ist ein synthetisches Pyridinderivat und entspricht etwa dem Pilokarpin, aber ohne dessen Nebenschädigungen aufzuweisen. In 67vH. der Fälle wirkt es, indem es alle Drüsen zur Absonderung anregt.

Orchitis. Schließlich hat man versucht, die bei Mumps häufig, bei anderen Ohrspeicheldrüsenerkrankungen seltener auftretende Orchitis durch Serumeinspritzungen (20 ccm Diphtherieserum nach SALVANISCHI) zu verhüten, aber nach den Untersuchungen Rossos ohne jede Wirkung, da bei 44 Injizierten 12mal, bei 44 nicht Eingespritzten nur 9mal die Orchitis vorkam.

Postoperative Parotitis. Schwieriger ist die postoperative Parotitis zu bekämpfen. Sie kommt vielleicht nach FR. J. KAISER dadurch zustande, daß durch das Halten des Kiefers, was meines Erachtens nicht nur bei der Narkose ursächlich heranzuziehen ist, und durch den ausgeübten Druck ein Ort geringeren Widerstands in den Drüsen geschaffen wird, wo sich dann die infolge der Trockenheit des Mundes und des Ductus parotideus aufwärts wandernden oder im Blute kreisenden Erreger besonders leicht ansiedeln können. Als Verhütungsmaßregeln wären demnach zu nennen: schonende Behandlung des Kiefers und Vermeidung von Druck auf die Ohrspeicheldrüse, häufiges Ausspülen des Mundes und nötigenfalls Verabreichung von Cesol, um den Speichelfluß wieder in Gang zu bringen. Daß metastatische Vorgänge, wahrscheinlich auch Beziehungen der Drüsen mit innerer Absonderung eine Rolle spielen, scheint mir ziemlich sicher zu sein. Dafür sprechen schon die oben erwähnten Zusammenhänge zwischen Mumps und Orchitis, ebenso wie erfahrungsgemäß nach Operationen an den Eierstöcken besonders gern Parotitiden auftreten; waren doch sämtliche 5 Parotitiden, zu denen ich in letzter Zeit nach einer Frauenklinik gerufen wurde, im Anschluß an Eingriffe an den Eierstöcken entstanden und zwar zum Teil bei Patientinnen, die in Lumbalanästhesie operiert worden waren. Vielleicht sind das ähnliche Beziehungen wie bei der auffallend häufigen Metastasierung von Schild- und Vorsteherdrüsenkrebsen im Knochensystem, obwohl für diese bisher meist der anatomische Verlauf der Lymphbahnen angeschuldigt wird.

Literatur.

CARRIEN: Über den Wert der Methode von SALVANISCHI (Einspritzung von Diphtheriserum) bei der Prophylaxe der Mumps-Orchitis. Presse méd. 1922, Nr. 27; Münch. med. Wochenschr. Jg. 69, Nr. 24, S. 914. 1922.

FRÄNKEL, M.: Die Beeinflussung des übermäßigen Speichelflusses bei Encephalitis lethargica chronica durch temporäre Parotisausschaltung mittels Röntgenstrahlen. Dtsch. med. Wochenschr. Jg. 49, Nr. 19, S. 613. 1923.

HORWITZ: Postoperativ verminderte Speichelsekretion und ihre Bekämpfung. Arch. f. klin. Chirurg. Bd. 118, S. 788. 1921.

KAESS: Die temporäre Ausschaltung der Parotis mittels Röntgenstrahlen bei Behandlung der Speichelfistel. Zentralbl. f. Chirurg. Jg. 50, Nr. 1, S. 14. 1923.
KAISER, FR. J.: Über postoperative Parotitis. Münch. med. Wochenschr. Jg. 68, Nr. 43, S. 1385. 1921.
KLEINSCHMIDT, K.: Zur Behandlung der Speichelfisteln. Münch. med. Wochenschr. Jg. 70, Nr. 25, S. 809. 1923.
LÉRICHE: Behandlung der permanenten Parotisfisteln durch Entnervung der Speicheldrüse. Zentralbl. f. Chirurg. Jg. 41, Nr. 18, S. 754. 1914.
ROSSO: Die Wirksamkeit einer angeblich erfolgreichen Behandlungsmethode zur Verhütung der Orchitis nach Parotitis. Semana med. Jg. 28, Nr. 50; Zeitschr. f. urol. Chirurg. Bd. 9, Lit. S. 272. 1922.
SCHÄDEL: Bemerkungen zu KAESS: Die temporäre Ausschaltung der Parotis. Zentralbl. f. Chirurg. Jg. 50, Nr. 16, S. 640. 1923.
STROPENI: Alcoolizzazione della terza branca del trigemino come metodo di cura delle fistole salivari ribelli della parotide. Rif. med. Jg. 36, Nr. 17, S. 405; Zo. 8, 516.
VRANCEANU: Beiträge zur Behandlung der Parotisfisteln durch Entnervung der Drüse. Clujul med. Jg. 4, Nr. 3—4; Zo. 23, 192.

C. Vorbereitung zu Eingriffen am Hals.

Für die Vorbereitung zu Operationen am Halse sei als Beispiel ein Eingriff an der Schilddrüse geschildert. Ihm ähneln mit kleinen Verschiedenheiten mehr oder weniger die übrigen häufigsten Operationen wie Halsdrüsenexstirpation, Entfernung von Cysten und Geschwülsten, Freilegung von Gefäßen, Nerven oder sympathischen Ganglien.

1. Operationen an der Schilddrüse.

Wenn auch bei der Vorbereitung zu Schilddrüsenoperationen grundsätzlich die gewöhnliche Kolloidstruma und der Basedowsche Kropf zu unterscheiden sind, so haben doch beide einige Maßnahmen gemeinsam.

Die Lagerung geschieht am besten in halbsitzender Stellung mit dem S. 159 erwähnten Sattel, um auch bei Unruhe des Patienten ein Abgleiten und Störungen der Asepsis zu vermeiden. Ein flaches Kissen wird unter die Schulterblätter geschoben, und ein zweites füllt den Raum zwischen Rücken, Nacken und Kopf aus, der selbst etwas nach hinten geneigt ist. Aber man hüte sich vor einer zu starken Reklination wegen der Gefahr einer Trachealkompression. Oft üben dabei auch die straff gespannten Halsmuskeln einen kräftigen gleichmäßigen Druck auf den Kropf von allen Seiten aus, hindern ein Ausweichen und pressen ihn gegen die Luftröhre. Durch die Kompression der gesamten Schilddrüse einschließlich der Gefäße, besonders bei den wandschwächeren Saugadern, kommt es auch zu ausgesprochen hyperämischen Stauungserscheinungen und damit zu Schwierigkeiten bei der Operation. BRAUN und KULENKAMPFF operieren überhaupt meist in flacher Rückenlage.

Keimfreimachung des Operationsfeldes. Die Desinfektion des Operationsfeldes geschieht im allgemeinen mit 5proz. Jodtinktur, nur bei Basedowkranken und Patienten mit sehr empfindlicher Haut begnügt man sich mit Alkoholabreibungen. Die Haare müssen unterhalb des Ohres etwas ausrasiert werden, damit man bei seitlichen Einstichen für die Lokalanästhesie oder bei einer unerwarteten Verlängerung des Schnittes nach hinten nicht in Verlegenheit kommt. Die übrigen Haare werden mit einer in Sublimat getauchten und gut ausgedrückten Binde sicher eingewickelt.

Betäubungsverfahren. Die Betäubung ist meist durch eine örtliche Umspritzung oder Leitungsanästhesie hinreichend zu erzielen und gewährt durch die Möglichkeit, den Patienten zu beobachten, zum Aushusten und Sprechen (Nervus recurrens) zu veranlassen, viele Vorteile. Nur bei unruhigen oder der örtlichen Betäubung ganz abgeneigten Kranken benutzt man Allgemeinnarkose, die dann meist als sterile Narkose von einem besonders gewaschenen Assistenten ausgeführt wird. Wenn es geht, hält sich dabei der Narkotiseur hinter dem KOCHERschen Schirm, den ich bei der Lokalanästhesie meist für entbehrlich halte. Hier wird nur mit Mastisol ein zwei- bis dreifacher Gazeschleier von dem einen Ohr über das Kinn zum anderen Ohr des Kranken so festgeklebt, daß das Gesicht bis über die Augenbrauen bedeckt ist.

Instrumente. Außer den üblichen Weichteilinstrumenten sind besonders zahlreiche KOCHERsche Klemmen, Peans oder VON BERGMANNsche Schieber nötig. Außerdem KOCHERsche oder PAYRsche Rinnensonde, DESCHAMPSsche Unterbindungsnadel für rechts und links, CLEAVELANDsche Unterbindungszange und Kropfquetschzange, schmale leinene Bänder mit großer Nadel nach KULENKAMPFF zum Anseilen und Vorziehen des Kropfes. Bei Basedowkröpfen soll das Catgut jodfrei oder wenigstens jodarm sein. Die Instrumente zum Luftröhrenschnitt müssen auf einem Nebentisch bereit liegen. Alle anderen meist komplizierten Instrumente sind zu entbehren; wir operieren stets ohne sie und kommen gut aus.

Nach diesen allgemeinen Vorbemerkungen sollen die beiden großen Gruppen der Kolloidstrumen und der Basedowkröpfe noch eine gesonderte Besprechung erfahren.

a) Kolloidstrumen.

Man unterrichtet sich über die Ausdehnung eines Kropfes durch eine Röntgenaufnahme der Luftröhre und sollte dies vor keiner Operation unterlassen, weil sich dadurch mancher wichtige Hinweis auf tiefer liegende Lappen und die etwa notwendige Vergrößerung und Ausdehnung des Eingriffes ergibt. Einer Vorbestrahlung wird jetzt durchschnittlich nicht mehr das Wort geredet, weil man bei längere Zeit vorhergegangener Bestrahlung die Gefahr der Verwachsungen und bei erst kürzer zurückliegender den erhöhten Blutreichtum (KÖNIG) fürchtet.

Betäubungsverfahren. Die Anästhesie der Wahl ist hier die örtliche Betäubung, und zwar genügt für kleine oberflächliche Eingriffe (Knoten am Isthmus) manchmal eine einfache subcutane, aber unter das Platysma reichende Injektion; bisweilen muß man mit der Nadel bis an den Zungengrund herangehen. Bei größeren Operationen (Knoten der Seitenlappen oder diffusen Vergrößerungen) ist eine subcutane und subfasciale Einspritzung der Schnittlinie sowie eine Infiltration der Gegend um die großen Gefäße und unter den Kopfnicker nötig.

Diese Methode der einfachen Infiltration der Schnittlinie und des Raumes unter den Kopfnickern bevorzugt VOELKER auch bei größeren Strumen wegen des geringeren Novokainverbrauchs, wobei allerdings hin und wieder die Pole nicht ganz gefühllos sind. Deshalb ist für die sehr großen Kröpfe eine Leitungsanästhesie besser, die durch Anlegung von Depots in der Mitte des hinteren Kopfnickerrandes (KULEN-KAMPF) oder durch fächerförmige Verteilung an der Vorderseite des 3. und 4. Halswirbelquerfortsatzes leicht herzustellen ist. Ich habe öfters von je einer Injektionsstelle links und rechts aus völlige Anästhesie erzielt. Sicherer geht man, wenn man zum mindesten noch die seitlichen Weichteile und die Haut oder auch das ganze Operationsfeld umspritzt. Ganz ohne Nachteile ist die Leitungsanästhesie nicht, da es zu einer vorübergehenden Sympathikus- und Phrenikuslähmung kommen kann. Auch hat KULENKAMPFF vermutet, daß durch die seitlichen Öffnungen der Wirbel eine unmittelbare Durchwanderung des Novokains und Suprarenins in den Rückenmarkskanal stattfinden kann, womit sich eine Reihe unangenehmer Zufälle leicht erklären lassen würde.

Abgesehen davon, daß man sich bei der örtlichen Betäubung mit dem Kranken unterhalten und besonders die Schädigung des Nervus recurrens vermeiden kann, hat die Narkose noch andere Nachteile. So stört der Narkotiseur leicht bei der Nähe des Operationsfeldes, und der Operateur wird durch die Einatmung der Narkosedämpfe beeinflußt. Auch tritt erfahrungsgemäß manchmal schon bei Beginn der Narkose eine rasche Asphyxie ein, die ihren Grund bisweilen in einer Abknickung der Luftröhre infolge starker Überdehnung und Drehung des Halses hat. Schuld ist dabei oft die flache Lagerung des Kopfes mit starker Abbiegung nach hinten unten durch ein zu dickes, am Hals untergelegtes Kissen.

Ein präliminarer Luftröhrenschnitt oder eine vorherige Unterbindung der Schilddrüsengefäße ist selten nötig. Grundumsatzbestimmungen zeigen auch bei gewöhnlichen diffusen Kolloidkröpfen oft eine gewisse Steigerung des Stoffwechsels (HELLWIG).

b) Basedowkröpfe.

Bei der zweiten Gruppe, den Basedowkröpfen, kann bisweilen erst aus dem Erfolg einer gut durchgeführten Vorbereitung die Anzeige zum Eingriff gestellt werden. Die Beurteilung ist manchmal eine denkbar schwierige, und man erlebt immer wieder gerade hier die unangenehmsten Überraschungen durch plötzliche Todesfälle, selbst wenn man alle zur Verfügung stehenden Verfahren benutzt und alle Register ärztlicher Vorbereitungskunst gezogen hat. Zur genauen Unterscheidung der wirklichen Basedow- und Basedowoidkranken von den Patienten mit schweren neurasthenischen Erscheinungen ist die Bestimmung des Grundumsatzes mit dem KROGHschen Spirometer von Wichtigkeit, meist ausschlaggebend. Das Verfahren hat erst in den letzten Jahren auch in Deutschland Anklang und Nachahmung gefunden (HELLWIG u. a.). Der Sauerstoffverbrauch dient dabei als Maßstab für den Kalorienumsatz. Im allgemeinen zeigen Basedowkröpfe eine Erhöhung des Umsatzes über die Norm um 30—100 vH., Myxoedeme eine Verminderung. Erst wenn hierüber in zweifelhaften Fällen Aufklärung geschaffen ist, kann man ans Werk gehen.

Da eine sofortige Operation infolge des Zustandes des Patienten nicht ungefährlich ist, so ist eine längere Vorbereitung für die Operation selbst wünschenswert und notwendig. Ich möchte aber betonen, daß man hier auch nicht zu viel des Guten tun darf, weil die Kranken manchmal durch den Kliniksaufenthalt und die Furcht vor dem bevorstehenden Eingriff noch aufgeregter werden. Auch soll man die Vorbereitung nicht zu lange fortsetzen, wenn man keine Erfolge sieht. Der gewissenhafte Chirurg hat sich dann nur zu überlegen, ob der Patient trotzdem operabel ist oder nicht. Er wird sich auch den günstigsten Zeitpunkt aussuchen und deshalb bei Frauen die Tage vor und nach dem Unwohlsein und die wärmeren Monate vermeiden, in denen die Erscheinungen meist schlimmer sind. Man kann aber mit der Vorbereitung schon vor der Aufnahme in die Klinik beginnen, wenn man mit Röntgen vorbestrahlt, ein Verfahren, das ja auch von mancher Seite als alleinige Therapie vorgeschlagen worden ist (STRAUSS, WEBER u. a.). KRECKE empfiehlt auch die Bestrahlung der Thymusdrüse 4—5 mal mit $1/_3$ HDE bei je 3 Wochen Zwischenraum.

Die Erscheinungen, deren Bekämpfung uns insbesondere am Herzen liegt, sind die der mehr oder weniger hochgradigen Erregung, in deren Gefolge wieder eine Schädigung verschiedener Organe wie z. B. des Herzens eintritt. Dem entsprechen die Versuche, die zur Behandlung dieser Komplikationen vorgeschlagen worden sind.

α) **Beruhigungsmittel.** Eine erste Gruppe von Chirurgen steht auf dem Standpunkt, beruhigend auf den Kranken einwirken zu wollen, was in der verschiedensten Weise geschehen kann. Wir beginnen mit den einfachsten Mitteln und nennen an vorderster Stelle die Bettruhe in Gestalt einer 10—14tägigen Liegekur, während deren man eine Eisblase auf das Herz und einen mit Eis gefüllten Ring um den Hals zur Herabsetzung der Produktion der Schilddrüse (PARRISIUS und SCHLACK) verordnet, in Ermangelung dessen einen feuchten Verband. Auch ist ein kühles oder sogar kaltes Bad zu empfehlen. Aufregungen aller Art, starke geistige Anstrengungen sind zu vermeiden. Eine meiner Patientinnen beruhigte sich erst, als der Besuch ihres überängstlichen Mannes verboten wurde. Zu dieser Erholung gehört auch die Sorge für guten Schlaf durch Adalin, Bromural, Veramon, Veronal usw. Herztonika sind nicht wünschenswert, sondern werden durch Sedativa ersetzt und zwar gibt man z. B. Tinctura Valerianae aether. 30,0 D.S. 3 mal täglich 15 Tropfen oder Arsen in Gestalt der FOWLERschen Lösung: Kal. arsenicos. 30,0 D.S. 3 mal täglich 2 Tropfen zu nehmen, ansteigend um je einen Tropfen täglich bis zu 7 Tropfen und wieder zurück. Strychnin sei ebenfalls empfohlen.

Neuerdings ist von KLEINSCHMIDT aus der PAYRschen Klinik Chininum hydrobromicum vorgeschlagen worden, das 75 vH. Chinin und 18 vH. Brom enthält, die Reizbildung und Reizleitung hemmt und damit zuerst den Blutdruck, dann auch die Pulsfrequenz herabsetzt. Es wirkt nach WENKEBACH der Digitalis antagonistisch und vermindert aus den oben erwähnten Gründen auch die Tachykardie der Basedowkranken. Man verordnet es 8 Tage vor der beabsichtigten Operation in Pulvern zu 0,25 g. Dadurch wurde bei 50 Fällen im allgemeinen die Zahl der Pulsschläge um 10—15 herabgesetzt und auch postoperativ ein rasches Absinken erzielt. Zwei Fälle besserten sich nicht; bei ihnen verlief der Eingriff tödlich, so daß man vielleicht aus dem Erfolg oder Mißerfolg der Vorbereitung mit Chinin eine gewisse Vorhersage stellen kann. Ich habe es ebenfalls verschiedene Male versucht, konnte aber in einigen Fällen trotz sehr genauer Pulsmessung keine oder keine besondere Änderung beobachten; in einigen anderen klang die Wirkung vom 10. Tage an ab, so daß ich eine länger dauernde Behandlung nicht empfehlen würde. Anfangs von amerikanischer Seite (PLUMMER, COOKE), später auch in Europa ist eine Vorbehandlung mit LUGOLscher Lösung oder mit Jodtinktur (JACKSON, LILIENTHAL) sehr empfohlen worden. Man gibt zum Beispiel 4 Tage lang 6 Tropfen oder 10 Tage lang bis zu 10 Tropfen, jedenfalls beginnt man mit sehr niedrigen Mengen und steigt nur allmählich, wenn man keine Nachteile bemerkt.

β) **Hebung der Herzkraft.** Dem gegenüber nimmt eine andere Gruppe von Chirurgen den Standpunkt ein, daß in erster Linie die Herzkraft zu heben ist, und empfiehlt dementsprechend eine systematische Vorbereitung mit Digitalis, eine Digitalisation. In einigen unserer so behandelten Fälle ging die Pulszahl bei dieser Behandlung herab, wie ich bestätigen kann.

Zusammenfassend ist zu sagen, daß ein operativer Eingriff erst dann ausgeführt werden darf, wenn sich der Gesamtzustand des Kranken gehoben hat, insbesondere soll nach KRECKE der Puls nicht über 110 sein. Ich selbst bevorzuge zur Vorbereitung die Beruhigungsmittel jeder Art, auch versuchsweise Chinin, und gebe erst in den letzten 48 Stunden vor der Operation Digipuratum, da es mir fraglich erscheint, ob man schon vorher die Reservekräfte erschöpfen darf und sie nicht besser für den Eingriff selbst und die Nachbehandlung bereit stellt.

γ) **Blutungsgefahr.** Endlich sind noch einige Erscheinungen zu bekämpfen, die mit der BASEDOWschen Erkrankung in engem Zusammenhang stehen. Da ist vor allem die Blutungsgefahr zu nennen. Ob sie nur auf einer mangelhaften Gerinnungsfähigkeit oder auch auf einer schadhaften Dichtung der Gefäßwände beruht, ist noch nicht sicher entschieden, obwohl dann die Möglichkeit zur Ausarbeitung sicher wirkender Verfahren eher gegeben wäre. Immerhin kann man entweder längere Zeit vorher Calcium lacticum pulverisiert 3 mal täglich eine Messerspitze geben oder einen Tag vorher die Milz oder die Nebennieren bestrahlen ($^1/_3$ HED). Über die Berechtigung zu dieser Methode sind in letzter Zeit verschiedentlich Zweifel aufgetaucht;

vielleicht wirkt sie, wenn nicht unmittelbar gerinnungsfördernd, so doch mittelbar im Sinne von W. BUDDE und KÜRTEN als unspezifischer Reiz. Auch SCHINZ hat sich aus der CLAIRMONTschen und NÄGELIschen Klinik zu diesen Fragen geäußert und schreibt nur der Blutungszeit einen wesentlichen Einfluß zu. WILMS hat zur Herabsetzung der Blutung eine starke künstliche präoperative Blutung oder einen Aderlaß vorgeschlagen. BIRCHER gibt vorher 200—300 ccm Blut.

Schließlich wäre noch die präliminare Unterbindung einer Schilddrüsenarterie oder mehrerer kurz anzuführen, doch ist dies schon ein operativer Eingriff für sich, der aber insofern Bedeutung hat, als nicht nur die Durchblutung herabgesetzt wird, sondern wahrscheinlich auch zugleich vasodilatatorische und sekretorische Fasern (BONN) unterbunden werden. Ein weiteres Mittel, die Schilddrüse zum Schrumpfen zu bringen, ist die von PORTER vorgeschlagene Injektion von heißem Wasser. Den Blutdruck selbst zu senken, ist im allgemeinen nicht nötig, da von WIEMANN festgestellt ist, daß bei Strumaoperationen ein lebhafter Abfall auf 41—80 mm Hg eintritt, und zwar besonders bei Beginn der Anästhesie, aber auch nachher noch zu beobachten ist.

Betäubung. Im allgemeinen ist Narkose vorzuziehen, für die eine Hilfsperson gewaschen und das nötige Instrumentarium steril vorbereitet sein muß. SAUERBRUCH, auch VOELCKER, bevorzugen das Chloroform, von dem man nicht zuviel braucht und das auch wenig Schleimabsonderung hervorruft. SCHMIEDEN empfiehlt den Äther.

Literatur.

BONN: The preliminary thyroid operations. California a. Western med. Bd. 22, Nr. 8; Zo. 29, 290.

CZERMAK, H.: Zur Klinik des Kropfes (präoperativ). Arch. f. klin. Chirurg. Bd. 122, S. 843. 1923.

HELLWIG, A.: Die Benutzung der Grundumsatzbestimmungen für die Schilddrüsenchirurgie. Klin. Wochenschr. Jg. 2, Nr. 45, S. 2061. 1923.

HILDEBRAND: Erfahrungen und Studien über die Basedowschen Kröpfe und ihre operative Behandlung. Arch. f. klin. Chirurg. Bd. 111, S. 1. 1919.

JACKSON, A. S.: Jod als Hilfsmittel für die Chirurgie bei der Behandlung des Basedow. Lancet 1925. S. 759; Münch. med. Wochenschr. Jg. 73, Nr. 16, S. 673. 1926.

KLEINSCHMIDT: Vor- und Nachbehandlung Basedowkranker mit Chininum hydrobromicum. Zentralbl. f. Chirurg. Jg. 50, Nr. 37, S. 1425. 1923.

KRECKE, A.: Vorbehandlung der Basedowkranken vor der Kropfresektion. Ebenda Jg. 52, Nr. 16, S. 866. 1925.

LILIENTHAL: Preoperative treatment of patients with exophthalmic goiter. With special reference to LUGOL's solution of iodine. Americ. journ. of surg. Bd. 37, Nr. 12, S. 315. 1923; Zo. 26, 399.

PARRISIUS und SCHLACK: Der Einfluß von Kälte und Wärme auf die Schilddrüse. Klin. Wochenschr. Jg. 2, Nr. 25, S. 1168. 1923.

STRAUSS, O.: Über die Strahlenbehandlung der Basedowschen Kröpfe. Med. Klinik Jg. 19, Nr. 41, S. 1372. 1923.

WEBER, H.: Die Behandlung der Struma parenchymatosa mit Röntgenstrahlen. Strahlentherapie Bd. 14, S. 642. 1923.

WIEMANN: Weitere Ergebnisse von Blutdruckmessungen in Novokain-Suprarenin-Anästhesie. Dtsch. Zeitschr. f. Chirurg. Bd. 170, S. 140. 1922.

2. Halsdrüsenausräumung.

Bei geschwollenen Halsdrüsen, besonders tuberkulöser Art, sollte man sich stets vor einer Operation fragen, ob man nicht auf andere Weise auch zum Ziel kommen kann, ob nicht z. B. eine Röntgenbestrahlung leichter und für den Kranken angenehmer und sicherer den gleichen Erfolg erzielt. Wie man sich im einzelnen dazu stellt, ist Sache des erfahrenen Chirurgen, hängt aber auch von den zur Verfügung stehenden Hilfsmitteln ab. Es ist vorgeschlagen worden, die Bestrahlung als vorbereitenden Eingriff auszuführen, und man erhofft sich dadurch eine gewisse Abgrenzung der einzelnen Drüsen. Das ist wohl richtig, hat aber auch den Nachteil, daß man dann häufig nach Schrumpfung der Drüsenpakete mit beträchtlichen bindegewebigen Verwachsungen zu kämpfen hat. In schwächerem Maße wirkt die Höhensonne, der man wahrscheinlich überhaupt nur einen allgemeinen kräftigenden, aber keinen wesentlichen örtlichen Einfluß zugestehen muß.

Zu überlegen wäre aber noch, ob man vorhandene Fisteln erst zur Ausheilung bringen soll oder nicht. Die Ansichten sind darüber geteilt. Handelt es sich um kleine oberflächliche Fisteln oder um nahe vor dem Durchbruch stehende, gelb durchschimmernde Erweichungsherde, so empfehle ich, diese erst in ganzer Ausdehnung zu spalten, gründlich besonders an der Vorderwand und den Seitenteilen vorsichtiger wegen der Gefahr der Venenverletzung, aber doch auch energisch an der Rückseite auszukratzen, so daß von den tuberkulösen Granulationen nichts Wesentliches zurückbleibt und man gewissermaßen nur noch eine flache Mulde zurückläßt, die mit Jodoformgaze tamponiert wird. Nach 2—4 Tagen wechselt man den Verband und füllt die Höhle mit etwas weniger Gaze aus. Dasselbe wiederholt man nach einigen Tagen und erzielt so eine rasche Heilung ohne erneute Fistelbildung. Die einfache Spaltung genügt nicht! Bei größeren, tiefer liegenden Abscessen empfiehlt es sich, vor der Drüsenausräumung wenigstens zu punktieren und Jodoformglyzerin einzuspritzen, wodurch eine Anregung zur Bindegewebsneubildung und Abgrenzung gegen die Umgebung geschaffen wird. Der Einstich der Nadel erfolgt zur Vermeidung von Fisteln schräg durch die darüberliegenden Weichteile hindurch.

Lagerung. Wie zur Strumaoperation, aber mit kräftig nach der gesunden Seite gedrehtem Kopf.

Betäubung. Am besten Narkose, obwohl auch in vielen Fällen die örtliche Anästhesie gut anwendbar ist.

3. Luftröhrenschnitt.

Luftröhrenschnitt als Voroperation. Der Luftröhrenschnitt ist im allgemeinen ein so dringlicher Eingriff, daß man keine Zeit hat, einen Patienten lange vorzubereiten. Im Gegenteil muß man oft unter so primitiven Verhältnissen arbeiten, daß man froh ist, wenn die Tracheotomie überhaupt noch zur rechten Zeit kommt und ohne Schwierigkeiten gelingt. Nur wenn sie als Voroperation zu großen Strumektomien, Zungengrund- und Kehlkopfoperationen ausgeführt wird, kann man in Ruhe vorgehen und sich insbesondere die zusagendste

Gegend aussuchen. Wir wählen dann meist die Tracheotomia inferior unterhalb des Isthmus, die zumal bei einem Querschnitt die kosmetisch besseren Ergebnisse zeitigt und bei Entzündungen im Bereich des Kehlkopfes ohne strumöse Komplikationen genügend weit vom Krankheitsherd entfernt ist. Der obere Luftröhrenschnitt kommt für die unmittelbare Bronchoskopie und für die Erweiterungsbehandlung von Trachealstenosen in Betracht, vor allem aber als Notoperation, und zwar dann meist nicht mit dem für den Enderfolg befriedigenderen Querschnitt, sondern mit einer Längsincision, bei der man nicht so leicht Gefahr läuft, die ebenfalls längsziehenden, oft dick angeschwollenen Venen zu verletzen. Nur in seltenen Fällen kommt die Tracheotomia media durch einen Kropf hindurch in Betracht.

Lagerung. Mit leicht erhöhtem Oberkörper ähnlich wie zu Strumaoperationen, aber nicht ganz so stark nach hinten abgebogen. Die Patienten müssen, wenn die Zeit dazu reicht, festgebunden werden; bei Kindern werden die Arme am besten an den Leib angewickelt. Im Notfall genügt es, wenn eine Hilfsperson sich in einem Stuhl stark zurücklehnt, das Kind in den Schoß nimmt, den Kopf zwischen Brust und eigenem Kinn festhält und die Arme des kleinen Patienten an seinen Leib drückt. Natürlich ist das nur ein Notbehelf.

Betäubung. Wenn überhaupt nötig, örtliche Anästhesie oder einige Tropfen Chloroform oder Äther.

Instrumente. Die zum Luftröhrenschnitt nötigen Instrumente sollen in jedem Krankenhause an leicht zugänglicher und jedem bekannter Stelle keimfrei bereit liegen. In vielen Fällen wird es gut sein, sie auf die betreffende Abteilung zu bringen, wo man fürchtet, daß ein Kranker tracheotomiert werden muß. Am besten sind sie alle in einem sterilen Tuch eingeschlagen und werden in einer emaillierten Blechschale aufbewahrt, die die Form einer photographischen Entwicklungsschale hat. Durch Lösung einer einzigen Sicherheitsnadel und Auseinanderklappen des schützenden Tuches muß alles offen und fertig sein.

Man benötigt außer den üblichen Weichteilinstrumenten:

zwei abgebogene stumpfe Haken,

zwei zweizinkige scharfe Haken nach ROSER,

Sperrhäkchen nach BOSE,

SCHÖNBORNsche Haken zum Zurückdrücken der Thymus- oder der Schilddrüse,

gebogene Kornzange,

Kanülen verschiedener Größe mit zwei $1/3$—$1/2$ cm breiten Bändchen am Schutzschild; von ihnen soll das eine noch einmal so lang sein wie das andere, um es seitlich am Halse knüpfen zu können, ohne die Kranken aufrichten zu müssen. Ein Knoten ist meist nicht nötig, eine feste Schleife genügt;

einige Gänsefedern zum Reinigen der Kanülen. KÜHL empfiehlt, die Federn vor dem Gebrauch in Kochsalzlösung oder Borwasser zu legen, da sie das Auskochen schlecht vertragen. Nach Benutzung werden sie in Sodawasser gut gereinigt, in 3proz. Karbollösung desinfiziert, getrocknet und zu erneutem Gebrauch bereit gelegt.

D. Vorbereitung zu Eingriffen am Brustkorb.

1. Ösophago-, Broncho-, Gastroskopie.

Während die Bronchoskopie größtenteils vom Facharzt ausgeführt wird, hat sich der Chirurg auf die Ösophagoskopie immer noch ein gewisses Anrecht gewahrt, so daß ganz kurz darauf eingegangen werden soll. Andererseits sind eigentlich die Unterschiede zwischen den beiden Verfahren so gering, daß KILLIAN mit Recht sagt, sie könnten zusammen abgehandelt werden. Auch die neuerdings wieder in Aufnahme gekommene Gastroskopie ist bisher in der Hauptsache Betätigungsgebiet für Chirurgen und Innere geblieben (ELSNER, LOENING, SCHINDLER, SCHNEIDER, STERNBERG, ALEX. STIEDA usw.).

Lage. Die Ösophago-Bronchoskopie kann man in örtlicher Betäubung oder in Allgemeinnarkose ausführen. Im ersteren Falle bevorzugt man die sitzende Stellung, im zweiten die VON MIKULICZsche linke oder die rechte Seitenlage oder die Rückenlage. Kinder sind in Seitenlage besonders leicht zu untersuchen, weil dabei die Widerstände geringer sind. LEDOUX empfiehlt eine Senkung des die obere Körperhälfte tragenden Tischteiles um 30 Grad unter die Horizontale.

Vorher gibt man 0,01—0,02 Morphium, bei Kindern je nach dem Alter 10—15 Tropfen 1proz. Lösung von Codeinum phosphoricum, wodurch der Hustenreiz herabgesetzt wird und man an Narcoticum spart. Scopolamin ist nicht erwünscht.

Zur Anästhesierung bereitet man sich Wattepinsel vor. Die Watte muß an den Trägern vollständig fest sitzen, was durch einen Ring geschieht. Nichts ist unangenehmer, zumal für den Anfänger, als wenn plötzlich der leere Tupferhalter zurückkommt. Die Watte wird mit einer Mischung von 2 Tropfen Adrenalinlösung 1 : 1000 und 2 Tropfen 3proz. Borlösung getränkt und außerdem noch mit 20proz. Kokainlösung gut durchfeuchtet. Mit diesem Gemisch wird die hintere Rachenwand einschließlich des Kehlkopfeinganges bestrichen. Das Weitere geschieht am besten unter Leitung des Kehlkopfspiegels oder durch die Röhre selbst und gehört schon zur besonderen Technik. Näheres darüber findet sich bei ALBRECHT, BRÜNINGS und KILLIAN.

Instrumente. An Instrumenten werden gebraucht:
Kehlkopfspiegel,
Röhrenspatel,
Instrumente verschiedener Größe nach BRÜNINGS oder KILLIAN,
Wattetupfer,
Schleimabsauger nach KILLIAN oder WESSELY oder eine Wasserstrahlpumpe,
1proz. Adrenalinlösung, 3proz. Borlösung, 20proz. Kokainlösung.

Literatur.

Brünings und Albrecht: Direkte Endoskopie der Luft- und Speisewege. Neue deutsche Chirurgie Bd. 16.

Killian: Ösophagoskopie und Bronchoskopie. In: Bier, Braun, Kümmell: Chirurgische Operationslehre Bd. 2. 4. Aufl. Leipzig: J. A. Barth 1922.

Ledoux: Note sur la position à donner au patient dans l'examen broncho-oesophagoscopique. Scalpel Bd. 74, Nr. 28; Zo. 14, 75.

Stieda, Alex.: Der gegenwärtige Stand der Gastroskopie. Erg. d. Chirurg. u. Orthop. Bd. 4, S. 387. 1912.

Schindler: Lehrbuch und Atlas der Gastroskopie. München: J.F.Lehmann 1923.

Starck: Lehrbuch der Ösophagoskopie. 2. Aufl. Würzburg: C. Kabitzsch 1914.

2. Speiseröhre.

a) Krebs. Bei den Eingriffen an der Speiseröhre kommen praktisch eigentlich nur drei Erkrankungen in Betracht: die Wandausstülpungen (Divertikel), Fremdkörper im Ösophagus und der Krebs. Bei dem letzteren enthalten wir uns wegen der Gefahr der Blutung und des Durchbruches nach Möglichkeit jeder unnötigen Betätigung und beschränken uns darauf, den Kranken durch Einläufe, intravenöse Einspritzungen von physiologischer Kochsalzlösung, Kalorose und ähnlichem in einen leidlichen Zustand zu bringen und der starken Austrocknung entgegenzuarbeiten. Insbesondere kann nicht lebhaft genug davor gewarnt werden, unmittelbar nach einer Speiseröhrenspiegelung eine Magenfistel anzulegen. Das ist mindestens in den ersten zwei Wochen danach oft der fast sichere Tod des Patienten. Ob es durch Zug am Ösophagus während des Eingriffs oder durch die Befestigung des Magens an der vorderen Bauchwand zu Einrissen in der Schleimhaut oder zur Sprengung des Schutzwalls um die Geschwulst in Verbindung mit den bei der Ösophagoskopie stattgefundenen Einwirkungen kommt, kann ich nicht mit Sicherheit sagen, möchte aber bemerken, daß es mir zweimal gelungen ist, bei Kranken, die so gestorben waren und makroskopisch auf dem Sektionstisch nichts Besonderes zeigten, Staphylo- und Streptokokken im Mittelfellraum nachzuweisen.

b) Divertikel. Etwas mehr kann man bei den Speiseröhrendivertikeln wagen. Obwohl nach Starck in 10 vH. der Fälle die Einführung einer Sonde in den Sack nicht gelingt, muß man doch den Versuch machen. Man kann dann die Sonde von außen fühlen und gegebenenfalls das Divertikel auf die Haut abzeichnen. Auch die Messung der Längsausdehnungen, die mit Röntgenkontrastfüllung allein in den oberen Abschnitten auch bei Lagewechsel nicht immer gut herauskommen, wird versucht, um den Operationsplan entsprechend einrichten zu können. Danach wird der Sack noch gründlich gespült.

c) Fremdkörper. Bei der Ösophagotomie zur Entfernung von Fremdkörpern bedarf es meist keiner besonderen Vorbereitungen.

Lagerung. In flacher oder erhobener Seitenlage mit Drehung des Kopfes nach der gesunden Seite.

Betäubung. Meist örtlich möglich.

Literatur.

Kulenkampff: Zur Ätiologie, Diagnose und Therapie der sogenannten Pulsionsdivertikel der Speiseröhre. Bruns' Beitr. z. klin. Chir. Bd. 124, S. 487. 1921.

Rumpell bei Starck: Die Divertikel der Speiseröhre. Leipzig 1900.

3. Brustdrüse.

a) Gutartige Erkrankungen. Gutartige Erkrankungen der Brustdrüse (Adenome, Fibrome, Cysten) bedürfen für gewöhnlich keiner
Vorbereitung zur Operation und können oft ambulant und poliklinisch
behandelt werden.

b) Bösartige Erkrankungen. Für die bösartigen Leiden steht neben
den üblichen allgemeinen Maßnahmen die Frage der Röntgen- oder
Radiumvorbestrahlung im Vordergrund. Die Ansichten darüber
haben lange Zeit geschwankt, und auch die Aussprache auf dem letzten
Röntgenkongreß hat noch keine Einigung über die Vorbestrahlung
gebracht. WINTZ hat auf Grund von 227 Fällen genaue Angaben über
sein Vorgehen gemacht. Er bestrahlt immer vor, wendet sich aber gegen
die Probeexcision wegen der Gefahr der Metastasierung. Er fordert
eine genaue Untersuchung von Blut, Herz, Nieren und Lungen
(Röntgenaufnahme!). Dabei sieht er eine Bronchitis wegen der besonders großen Gefahr der Lungeninduration vom einfachen Reizhusten
bis zur schweren schwartigen Umbildung als Gegenanzeige an. Er
läßt 14 Tage vor der beabsichtigten Operation bestrahlen. Seine Erfolge sind befriedigend. In gleicher Weise hat QUICK in zahlreichen
Fällen gesehen, daß durch die Bestrahlung vorher inoperable Krebse
operationsreif wurden. Nach seiner Meinung fördern die Strahlen die
Heilung einmal wegen ihres degenerativen Einflusses auf die Krebszellen
und dann wegen ihrer hyperplastischen Wirkung auf das Bindegewebe
und die regionären Lymphdrüsen. Ihm schließt sich BOGGS an, der
ebenfalls eine Verminderung der Rückfälle und eine herabgesetzte Bildung von Tochtergeschwülsten beobachtete. Bei Operationen ohne
Vorbestrahlung fand er dagegen durch die Ausschwemmung der
Keime eine vermehrte Metastasierung, verstärktes wildes Wachstum
der zurückbleibenden Reste und Zerstörung des Schutzwalls von Bindegewebe und kleinzelliger Infiltration. Dadurch ist der Körper so geschwächt, daß er auf eine Nachbestrahlung schlechter reagiert. Wir
stehen mit der Mehrzahl der deutschen Chirurgen, wie persönliche
Nachfragen ergaben, auf dem Standpunkt, daß ein operabler Krebs
auch sofort unter das Messer gehört und dabei eine Vorbestrahlung
keinen wesentlichen Erfolg verspricht. Inoperable Karzinome —
und deren gibt es hoffentlich mit fortschreitender chirurgischer Technik
und zunehmendem kulturellen Hochstand der Bevölkerung immer
weniger — werden gewöhnlich überhaupt nur bestrahlt und nicht etwa
teilweise eingegangen.

Hat sich vor der Operation die Diagnose nicht genau stellen lassen,
so kann man sie noch während des Eingriffes durch rasche Untersuchung eines zur Probe herausgeschnittenen Stückes sichern. Dann
muß alles dafür bereit stehen und der Histologe sich im Operationssaal
zur Verfügung halten (LUDWIG).

Lagerung bei Radikaloperationen. Auf dem Rücken. Dabei
liegt die kranke Seite durch ein flaches Kissen erhöht am Rande des
Operationstisches. Der Arm wird zur Entfaltung der Achselhöhle nach

oben außen abduziert, aber wegen der Gefahr der Plexuslähmung nicht in Hyperabduktion gebracht. Es ist deshalb auch besser, den Arm nicht ganz zu strecken, sondern im Ellenbogengelenk in leichter Beugung zu halten.

Die Abdeckung erfolgt so, daß der Arm vom Ellenbogen an mit Handtüchern und Binden eingewickelt und dabei mit einigen Kreisgängen ein Zügel eingebunden wird, der über die Hand hinausreicht. An ihm kann eine Hilfsperson, ohne die Operation zu stören, den Arm halten. Hat man dazu niemanden zur Verfügung, so wird der Arm mit der erwähnten Schleife an einem Ständer, z. B. einem solchen für Kochsalzinfusionen, aufgehängt.

Literatur.

Boggs: Ante-operative radiation of carcinoma of the breast. Americ. journ. of roentgenol. Bd. 9, Nr. 8. 1922; Zo. 22, 260.

Ludwig: Die histologische Untersuchung von Brustdrüsentumoren während der Operation. Münch. med. Wochenschr. Jg. 70, Nr. 32, S. 1049. 1923.

Quick: Preoperative and postoperative X ray in carcinoma. Americ. journ. of roentgenol. Bd. 7, Nr. 12; Zo. 12, 538.

Wintz: Die Röntgenbehandlung des Mammacarcinoms. Leipzig: G. Thieme 1924.

4. Lungen.

Die Anzeigen zu Eingriffen am Rippenfell und an den Lungen können nur in engstem Einvernehmen von inneren Medizinern und Chirurgen gestellt und die nötigen Vorbereitungen müssen gemeinsam getroffen werden. Insbesondere wird man sich gern zur physikalischen Untersuchung der Atmungsorgane und zur Beurteilung der Herz- und Kreislaufverhältnisse des gesamten Rüstzeugs des inneren Klinikers bedienen. Denn nirgends ist es so wie hier notwendig, daß eine sehr genaue Prüfung und Abwägung dessen, was man dem Patienten zumuten darf, vorhergegangen ist. Darauf weist auch der Kundigste auf diesem Gebiet, Sauerbruch, mit Nachdruck hin. Wenn man die früher (S. 5 ff.) erwähnten Versuche zur Feststellung der Leistungsfähigkeit von Herz und Lungen ausgeführt hat, so wird man damit auch einen gewissen Maßstab für die an sich schwer zu schätzende innere Widerstandskraft des Organismus gewonnen haben.

Prüfung des Herzens. Sind bei der Prüfung des Herzens schwere Insuffizienzerscheinungen, Unregelmäßigkeiten der Schlagfolge oder beträchtliche Kreislaufstörungen gefunden worden, so sieht man von einem Eingriff ab, falls nicht eine dringende Anzeige besteht, oder schiebt ihn wenigstens hinaus, wenn man glaubt, durch innere Mittel die Verhältnisse bessern oder beheben zu können. Eine gewisse Gefahr bleibt der Eingriff dann trotzalledem.

Bei Erkrankungen der Atmungswege scheiden Patienten mit akuten Katarrhen der Luftröhre und des Nasenrachenraums aus. Ich möchte auch raten, nach deren Ablauf, wenn möglich, eine genügend lange Zeit verstreichen zu lassen, bis man sich an die Operation wagt. Vor allem wenn eine Grippe vorangegangen ist, bleiben auffallend lange heimliche, schwer erkennbare Schädigungen und Schwächen zurück, so daß man kaum vorsichtig genug sein kann. Maier und Chiari haben 1922 ganz allgemein auf diesen Punkt hingewiesen, nachdem wir auch schon im Felde ähnliche böse Erfahrungen gemacht hatten. Man tut am besten, wenn man die Kranken erst noch einmal fortschickt und nach einigen Wochen wiederbestellt, weil erfahrungsgemäß das Warten in der Klinik, die Ungeduld des Kranken und oft auch Rücksichten auf den Geldbeutel des Patienten den Arzt verleiten könnten, schließlich doch früher einzugreifen, als er es unter anderen Verhältnissen getan hätte.

Chronische Herz- und Lungenleiden sind keine Gegenanzeige, zumal wenn eine sorgfältige Vorbereitung stattfindet. Für das Herz wird im allgemeinen Digitalis das Richtige sein. Chronische Katarrhe, die leicht im Anschluß an die Operation zu Lungenentzündungen führen können, werden durch Inhalieren (unter Zusatz von 1 Tropfen Terpentinöl), durch Kalium jodatum 8,0 : 200,0 (3 mal täglich ein Eßlöffel) und dergleichen gebessert, auch eine kurze Bettruhe wirkt manchmal Wunder und kräftigt Herz und Lungen, während sie andererseits bei älteren Leuten eine gute Vorbereitung für das bevorstehende Krankenlager ist und etwaige Neigung zu Hypostasen erkennen läßt.

Zur allgemeinen Beruhigung gibt man Morphium (Morph. hydrochlor. 0,05 : 50,0 Aq. Menthae, 1—2 mal täglich einen Teelöffel) oder als milderes Mittel bei sehr aufgeregten Patienten Brom in irgendeiner Form, z. B. Kalium bromatum 10,0 : 150,0 2 mal täglich einen Eßlöffel.

Das Abführen kann sich in sehr mäßigen Grenzen halten. Sauerbruch empfiehlt 1—2 Tage vorher flüssige Kost in geringen Mengen zu geben, um den lästigen Meteorismus und die Plage mit dem Stuhlgang zu vermeiden. Gerade die Blähungen werden meines Erachtens durch dauernde mäßige Nahrungszufuhr, die sich nicht nur auf Flüssigkeiten beschränkt, am besten bekämpft.

Phrenicoexairese. Als vorbereitende Operation, insbesondere für nachfolgende Thorakoplastiken, ist die Phrenicotomie oder besser Phrenicoexairese in vielen Fällen vorgeschlagen worden, um durch Hochtritt und Stillstand des Zwerchfells die betreffende Brustkorbhöhle zu verkleinern und ruhig zu stellen. Eigene Nachuntersuchungen an 20 Fällen von Lungentuberkulose haben gezeigt, daß der dadurch erzielte anatomische Erfolg in 90 vH. der Fälle als sehr gut oder gut zu bezeichnen ist, d. h. daß das Zwerchfell bis zu mehreren Fingern breit hoch gedrängt wurde und ganz oder fast ganz stillstand. In den Fällen, wo bei Lungentuberkulose die Phrenicoexairese als Einzeleingriff ohne Verbindung mit anderen Verfahren ausgeführt wurde, entsprach den guten röntgenologischen Befunden leider in keiner Weise der Heilverlauf, so daß entgegen gerade neueren Veröffentlichungen (Th. Landgraf) man der Sauerbruchschen Schule beipflichten muß, die die Phrenicoexairese als Einzeloperation ablehnt. Sie wirkt aber sicher unterstützend bei gleichzeitigen anderen Eingriffen. Goetze empfiehlt die radikale Phrenicusexstirpation.

Ein anderer Vorschlag, und zwar zur Vermeidung der unangenehmen Erscheinungen, die durch einen plötzlich operativ gesetzten offenen Pneumothorax hervorgerufen werden, ist von ARCE gemacht worden. Er empfiehlt bei freiem Pleuraspalt in drei Sitzungen und mit 2—3 Tagen Zwischenraum je 300—1000 ccm Sauerstoff oder Stickstoff einzublasen. Dann zieht sich das Lungengewebe um die erkrankten Teile zurück, so daß ein Echinokokkus z. B. leicht auffindbar ist und die Erscheinungen des operativ angelegten Pneumothorax nicht mehr so unvermittelt auftreten. Dieses Verfahren käme vielleicht auch in anderen Fällen in Betracht, wo kein Überdruckapparat zur Verfügung steht. H. BRAUN hat es vor kurzem angewendet, um einen Mediastinaltumor röntgenologisch besser hervortreten zu lassen. Andererseits kommt es hin und wieder bei Punktionsversuchen zum künstlichen Pneumothorax, der besonders bei Kindern wegen des zarten Mittelfells recht beängstigend sein kann. Zu dessen Vermeidung schlagen PIUTTI und ROMINGER vor, daß man nur mit einer Spritze einstechen soll, in der sich physiologische Kochsalzlösung befindet.

Schließlich kann es sich noch vor Operationen wegen Empyemen, insbesondere solchen, die mit den Bronchien in Verbindung stehen, oder wegen Lungenabszessen empfehlen, eine Punktion und Absaugung des Eiters vorzunehmen, um sich den Eingriff zu erleichtern und vor allem eine Überschwemmung der Luftwege mit Eiter zu verhindern.

Lagerung. Eine einheitliche Lagerung, wie sie etwa in der Rückenlage für die Bauchchirurgie gegeben ist, gibt es für Eingriffe am Brustkorb nicht. Einfache Rippenresektionen lassen sich meist leicht in sitzender Stellung ausführen, sonst in erhöhter Seitenlage. Die meisten Operationen werden bei erhöhtem Oberkörper vorgenommen, wobei je nach dem Ort des erkrankten Herdes der Patient in verschiedene Stellungen gebracht und vor allem mit Hilfe von Kissen und Riemen so erhalten werden muß. Dazu genügt oft ein einfacher Operationstisch, besser ist natürlich ein großer verstellbarer Tisch. SAUERBRUCH benutzt ein dreiteiliges Modell, an dem sich zwischen Rumpf und unteren Gliedmaßen ein bewegliches Beckenstück befindet. — Von Bedeutung ist noch, daß die Arme von der Brustwand weggezogen werden und der Zugang zum Kopf für die Narkose stets frei bleibt. Lungenabszesse und Patienten mit sehr starker eitriger Absonderung operiert man besser in Beckenhochlagerung, um eine Überschwemmung der Luftwege mit Eiter und damit eine Erstickung zu vermeiden. Weitere Einzelheiten finden sich bei SAUERBRUCH.

Betäubung. Als Betäubungsverfahren kommt für die einfache Rippenresektion immer noch die Lokalanästhesie in erster Linie in Betracht; für alle großen Eingriffe jedoch die Allgemeinnarkose, um die von dem Brustfell ausgehenden Schockwirkungen nach Möglichkeit auszuschalten. Äther kann man bei den meisten chirurgischen Lungenleiden auch verwenden, zumal wenn man durch Verabfolgung von Atropin die Schleimabsonderung herabsetzt; vor Chloroform ist dagegen zu warnen.

Instrumente:
 für Rippenresektionen:
   einfach gebogene Raspatorien und Elevatorien,
   rechts und links gebogene Elevatorien nach Doyen (zum Ab-
     schieben der Beinhaut von der Rückseite der Rippen),
   Listonsche Knochenschere oder Shoemakersche Rippenschere;
 für Lungenoperationen:
   Rippensperrer,
   Lungenspatel,
   Lungenfaßzange,
   Kompressionszange,
   Quetschzange.

5. Operationen am Herzen.

Im Anschluß hieran wäre über Operationen am Herzen noch
kurz zu sagen, daß selbstverständlich bei den chronischen Erkrankungen (Obliteratio oder Concretio pericardii) die Anzeige nur
mit dem Internen zusammen zu stellen ist, daß er auch am besten
die Vorschläge zur medikamentösen Vorbehandlung macht. Bei allen
Fällen aber, besonders den frischen und alten Verletzungen (Steck-
schüssen), halte man die Spritze zur intrakardialen Injektion bereit,
wenn auch hier die unmittelbare Herzmassage in ihr Recht treten kann.
Hin und wieder könnten die vorbereitende Herzbeutelpunktion, wenn
der Herzblock zu beängstigend wird, oder die Herzpunktion selbst
(Gang) zur Entlastung in Betracht kommen.

Literatur für Herz- und Lungenoperationen.

Arce: Preliminary pneumothorax in lung surgery. Surg., gyn. a. obstetr. Jg. 36,
  Nr. 5; Zo. 23, 382.
Braun, Heinrich: Über zwei aus dem hinteren Mediastinum entfernte Tumoren.
  Bruns' Beitr. z. klin. Chirurg. Bd. 136, S. 1. 1926.
Gang: Punktion des Herzens als therapeutischer Eingriff. Med. Klinik Jg. 19,
  Nr. 47, S. 1550. 1923.
Monteleone: Le iniezioni intravenose di cloruro di calcio contro il vomito e la
  diarrea dei tuberculosi. Policlinico, sez. prat. Jg. 30, Nr. 2; Zo. 22, 154.
Piutti und Rominger: Gefahren der Probepunktion der Pleurahöhle bei Säug-
  lingen. Münch. med. Wochenschr. Jg. 70, Nr. 16 S. 500. 1923.
Sauerbruch: Chirurgie der Brustorgane. Bd. 1 u. 2. 2. Aufl. Berlin: Julius
  Springer 1920 u. 1925.
Volkmann, Joh.: Über die Erfolge von 21 Phrenikoexairesen bei Lungentuber-
  kulose. Zentralbl. f. Chirurg. Jg. 52, Nr. 41, S. 2324. 1925 (7. Tagung d.
  mitteldtsch. Chirurg.-Ver.).

E. Vorbereitung zu Eingriffen im Bauch.

1. Allgemeine Vorbereitung zu Bauchoperationen.

Bei der Vorbereitung zu Eingriffen in der Bauchhöhle sollen uns
zuerst einige allgemeine Gesichtspunkte beschäftigen, die nicht so sehr
auf besondere Operationen Bezug nehmen, als vielmehr Laparotomien
allein mehr oder weniger eigen sind.

Verhütung der Bauchfellentzündung. An vorderster Stelle
steht dabei die Verhütung der Bauchfellentzündung, diese wichtige Frage,

die immer wieder die Chirurgen zu neuen Versuchen angeregt hat, ohne daß wir sagen könnten, schon ein sicheres Ziel vor Augen zu sehen. Natürlich wird sich mit weiterer Verbreitung guter technischer Kenntnisse die Durchschnittsziffer der sekundär im Anschluß an eine Operation auftretenden Peritonitiden senken, aber auch andere Nahtmethoden als die jetzigen werden kaum allein eine wesentliche Besserung bringen. Spielen doch dabei Faktoren mit, deren Beherrschung zur Zeit gar nicht in unserer Hand liegt. Jeder Operateur kennt die unangenehmen Fälle von Nahtinsuffizienz bei dem Magencarcinom älterer und stark heruntergekommener Leute. Die Naht ist sehr genau, vielleicht zwei- oder dreifach angelegt, und doch entwickelt sich nach einigen Tagen eine schleichende Bauchfellentzündung, als deren Ursache auf dem Sektionstisch Lücken zwischen den einzelnen Stichen nachweisbar sind, weil jegliche Neigung zur Verklebung fehlt. Trifft ein solches Ereignis gerade den jungen, mit diesen Verhältnissen unbekannten Assistenten, der sich eben an einer Gastrojejunostomie versucht hat, so ist das ein schmerzlicher Anfang, da er natürlich die Schuld zuerst bei sich suchen wird. Hier wäre der eine Punkt gegeben, wo man vielleicht angreifen könnte: eine Hebung der Verklebungskräfte des Bauchfelles zu erzielen. Dieser Weg ist mit irgendwelchem Erfolg bisher nicht betreten worden, abgesehen davon, daß Joh. v. Mikulicz empfohlen hatte, Natrium nucleinicum, das eine Leucocytenvermehrung hervorrufen soll, einzuspritzen. Miyaka hatte ursprünglich 50 ccm 2proz. Nukleinsäurelösung vorgeschlagen; später richteten Aschner und von Graff sich genauer danach, auf je 75 kg Körpergewicht 1 g Natr. nuclein. subcutan zu injizieren, wodurch unangenehme Nachwirkungen vermieden wurden. Besser scheint die intraperitoneale Verabreichung während der Operation zu sein. Körte gab zum gleichen Zweck antitoxisches Serum. Über sichere Erfolge ist nicht zu berichten.

Der zweite Punkt ist, eine ausbrechende oder eben ausgebrochene Bauchfellentzündung im Keime zu ersticken. Um dies zu erreichen, sind Hunderte von Tieren geopfert worden. Bei den Versuchen ging man von der Erfahrung aus, daß die tuberkulöse Peritonitis weniger zu Infektionen neigt; ob infolge herabgesetzter Aufsaugungsfähigkeit des Bauchfells oder infolge eines örtlichen Schutzes, sei dahingestellt. Jedenfalls wollte man diese Peritonitis künstlich durch Einspritzung reizender Mittel nachahmen. Dazu ist von Borchard einfaches Öl, von Glimm und Höhne 10proz. Kampferöl benutzt worden, das in Mengen von 30—50 ccm etwa 4 Tage vor der Operation unmittelbar durch die Bauchwandschichten hindurch injiziert wird. Vorher gibt man wegen der Kollapsgefahr Morphium-Skopolamin und an der Einstichstelle 10 ccm angewärmter $^1/_2$proz. Novokain-Suprareninlösung. Es entwickelt sich dann eine fibrinöseitrige Bauchfellentzündung steriler Art mit leichten Verklebungen. Würde man das Kampferöl erst bei der beabsichtigten Operation selbst injizieren, so käme man gerade in eine Zeit verminderter Widerstandsfähigkeit. In der Chirurgie hat das Verfahren wenig Anklang gefunden, auf gynäkologischer Seite ist es bei verjauchenden Gebärmutterkrebsen, frischen puerperalen Pro-

zessen usw. empfohlen worden. In der Hauptsache liegen aber Tierversuche vor. Gerade aus einer Frauenklinik ist von RÜBSAMEN ein
Todesfall berichtet worden, und HAPPICH und andere warnen vor dem
Verfahren. Über beweisende Erfolge bei Menschen ist jedenfalls nichts
mitzuteilen.

Einen einfachen und weniger gefährlichen Vorschlag hat FÜRST
gemacht, der Gebärmutterhalskrebse 3—6 Wochen vorher bestrahlte
und dann keine Bauchfellentzündung mehr zu fürchten hatte. Vielleicht
ist dies Verfahren unter Abänderung der Versuchsanordnung auch auf
andere Eingriffe in der Bauchhöhle anwendbar. Immerhin bleibt die
Beurteilung, wo wirklich ein Erfolg zu verzeichnen ist, stets recht
schwierig.

Sicherer wird man daran sein und ruhiger schlafen, wenn man in
zweifelhaften Fällen bei der Operation lieber ein Rohr einlegt, als daß
man sich auf eine ungewisse Prophylaxe verläßt. Die soweit möglich
am tiefsten Punkt anzulegende Drainage bedarf manchmal auch schon
einer Vorbereitung, und zwar dann, wenn man durch Mastdarm oder
Scheide nach unten ableiten will. Für den Mastdarm empfehle ich,
die Kornzange schon vor Beginn des eigentlichen Eingriffs einzuführen,
wenn der Patient auf dem Tische liegt und in Narkose ist. Man bringt
sich in Ruhe den After durch Spreizen der Beine zu Gesicht, ohne für
die Asepsis fürchten zu müssen, und schiebt das Instrument so weit
hinauf, daß man nachher nicht in Schleimhautfalten hängen bleibt und
zur Not auch eine nicht ärztlich geschulte Hilfsperson die Spitze der
Kornzange dem Operateur einfach entgegendrücken kann. Bei Drainage
durch die Scheide empfiehlt FARR, die Vagina mit langen sterilen
Gazestreifen auszustopfen, wodurch die Gebärmutter gehoben wird.
Dabei kann man durch Befestigung des Drains mit einem sterilen
Seidenfaden an dem obersten Streifenende von einem anderen ohne
Störung der Asepsis das Gummirohr nach unten durchziehen lassen.

Gegen die Bauchfellverwachsungen kennen wir keine Prophylaxe außer einem entsprechend vorsichtigen Verhalten und schonen-
den Vorgehen während des Eingriffs selbst; nur ist es wünschenswert,
daß man durch voroperative Verabreichung von Heißluft- oder Licht-
bädern für eine gute Durchblutung und bald wieder einsetzende Beweglichkeit der Darmschlingen sorgt. Gleitmittel wie Humanol, Glyzerin usw. werden meist erst bei der Operation benutzt. Ob es einmal
gelingt, durch biologische Behandlung im Sinne von NAUMANN und
PAYR Verwachsungen zu verhüten, etwa durch Fermente oder dergleichen, steht noch in weitem Felde.

Über das Abführen wird bei den einzelnen Abschnitten noch das
Nähere gesagt werden. Es geschieht durch Magenausheberungen und
-spülungen, Verabreichung innerer Mittel oder durch Einläufe. Auf die
ersteren sollte man bei Magenoperationen und bei Darmverschluß nie
verzichten, von letzteren dann Gebrauch machen, wenn man an den
tieferen Darmteilen operiert oder der Kot schwer seinen Abgang finden
will, während man unter den inneren Mitteln je nachdem die Wahl
hat, welchen Zweck man im einzelnen erreichen und welche Darm-

abschnitte besonders treffen will. Über die Magenspülung wird im nächsten Abschnitt, über die Darmeinläufe im Abschnitt Dickdarm zu sprechen sein, hier nur noch ein Wort über die Auswahl unter den inneren Mitteln.

BIJLSMA, MAGNUS, RUITINGA und VAN DER WIELEN geben in einer Monographie einen ausführlichen Überblick über die gebräuchlichen Mittel. Ihre Angaben stimmen zum größten Teil mit der bei uns üblichen Art der Verwendung überein. Sie gruppieren sie nach ihrer Wirkung auf den Körper in:

1. Anthrachinonabkömmlinge, die die Fortbewegung im proximalen Dickdarm fördern, bei Tieren die Antiperistaltik aufheben und den Entleerungsreflex vom Coecum aus auslösen.

2. Drastika verstärken die Dünndarm- und Kolonbewegungen, fördern die Absonderung im Dünndarm sowie im proximalen und distalen Dickdarmabschnitt und heben die Antiperistaltik auf.

3. Rizinusöl verzögert die Magenbewegung, verstärkt die Peristaltik des übrigen Darmteils und hebt die Antiperistaltik auf.

4. Kalomel verstärkt alle Magendarmbewegungen, auch die Antiperistaltik und läßt bisweilen im Dünn- und Dickdarm Schleimabsonderung stattfinden.

5. Schwefel erhöht die Fortbewegung sowie die Antiperistaltik im proximalen, bisweilen auch im distalen Kolon.

6. Vom Phenolphthalein sind die Verhältnisse beim Menschen noch nicht ganz geklärt.

7. Abführende Salze verstärken alle Darmbewegungen, durch hypertonische Lösungen werden aber die Magenbewegungen verzögert, im Dünndarm wird jedoch die Wasserabsonderung gesteigert und dann erst werden die Dünndarmbewegungen verstärkt.

Aus diesen Ergebnissen lassen sich nun folgende besondere klinische Anzeigen stellen:

a) Zur einmaligen Entleerung des Darmes als Vorbereitung zu einer Operation, Röntgenaufnahme, Cystoskopie oder Pyelographie und dergleichen genügen die Salze, Rizinusöl oder Kalomel, für letzteres sind Nierenleiden eine Gegenanzeige. Kolikschmerzen können bei allen Abführmitteln auftreten außer bei Rizinusöl, Schwefel und Kalomel, die auch keine Hyperämie im kleinen Becken machen. — Wechsel ist empfehlenswert.

b) Bei chronischer Verstopfung sei man mit Abführmitteln zurückhaltend. Man regele die Diät, benutze die physikalische Therapie (Massage usw.) oder beachte auch Paraffin, Agar-Agar usw. Ich empfehle auch hier Cristolax, ein wohlschmeckendes trockenes Paraffin-Malzextraktpräparat zu gleichen Teilen.

Darmblähungen. Zur Vermeidung allzustarker Darmblähungen besonders nach kräftigem Abführen, raten KÖRTE und KÜHL zu Pulvern von Bismuthum subnitricum 1,0, von denen man am Abend vorher ein Stück in Oblate gibt. Dadurch ziehen sich die Därme zusammen, was das Arbeiten in der Bauchhöhle überhaupt erleichtert. In verstärktem Maße ist das bei Verwendung von Tierkohle der Fall.

Nach der Vorschrift von SOMALO gibt man drei Tage vor der Operation
Rizinusöl zur Verminderung der Darmflora, dann Natrium sulfuricum
und schließlich bei schlackenarmer Kost morgens und abends je einen
Löffel Vaselinöl, um eine zu große Anhäufung von Stuhlmassen zu vermeiden. Drei Stunden nach Verabreichung des Abführmittels bekommt
der Kranke jeden Tag 25 g Tierkohle.

Wie weit das Abführen an dem nachoperativen Meteorismus schuld
ist, hat O'KEEFE festzustellen versucht und dabei gefunden, daß bei
vorherigen Gaben von Rizinusöl und nachfolgenden Tropfeinläufen mit
Glykose und Natriumbikarbonat, wie sie in Amerika zur Verhütung der
Acidose sehr gebräuchlich sind, in 62,5 vH. unangenehme Erscheinungen
auftreten. Nach Weglassen des Öls sank die Zahl auf 33,3 vH. KORTZE-
BORN rät für die Behebung der postoperativen Darmatonie zur nicht
allzu gewaltsamen Dehnung des Afterschließmuskels auch schon vor
der Operation.

Die normale Lagerung ist die Rückenlage, je nachdem mit leicht
erhöhtem Oberkörper oder mit Beckenhochlagerung. Meist legt man
ein flaches Kissen unter den Rücken. Auch die Seitenlage oder die
Bauchlage kommt bei der Eröffnung von nach hinten durchgebrochenen
Bauchspeicheldrüsenvereiterungen oder von Abszessen bei
Dickdarmkrebsen usw. in Betracht.

Die Betäubung der Wahl wird meist noch die Allgemeinnarkose
sein, obwohl ihr für viele geeignete Fälle von der Splanchnikusanästhesie
und der örtlichen Einspritzung Abbruch getan wird.

Keloidbildungen. Eine kurze Erwähnung verdienen noch die
unangenehmen Keloidbildungen in den Narben. Eine gewisse Anlage
dazu ist bei manchen Personen vorhanden und steht vielleicht in Beziehung zum vegetativen Nervensystem, z. B. dem Morbus Basedow.
Man kann diese Keloide nicht nur durch Röntgenbestrahlung wegbringen, sondern auch durch Bestrahlung der frischen Narbe oder
vielleicht auch des Operationsfeldes in ihrer Entwicklung hemmen,
wenn bei der Untersuchung eines Kranken gefunden wird, daß er zu
Keloidbildung neigt. Der Erfolg war mir vor kurzem bei einer Patientin sehr eindeutig, bei der ich früher einmal die Gallenblase entfernt
hatte und bei der eine breite Keloidnarbe entstanden war. Ich bestrahlte, als die Patientin mit einer akuten Blinddarmentzündung wieder
eingeliefert wurde, sofort nach der Operation die Narbe, und es ist,
wie ich mich ein Jahr später bei einer Nachuntersuchung überzeugen
konnte, ein in die Augen springender Unterschied zwischen den beiden
Narben vorhanden: die junge Narbe ist zart und strichförmig, die alte
breit auseinandergezogen. In einem anderen Fall, dessen Abbildung
auf der nächsten Seite beigefügt ist, war auf der linken Seite ein
Leistenbruch operiert worden, und trotz glatter Heilung hatte sich eine
breite Keloidnarbe entwickelt. Ich bestrahlte deshalb die andere Seite
nach der Operation sofort prophylaktisch nach und erzielte eine fast
strichförmige, die Hautoberfläche überhaupt nicht überragende Narbe. —
Wir bestrahlen zur Verhütung des Keloids mit $^1/_3$ HED bei 0,5 mm
Zink- und 3 mm Aluminiumfilter und wiederholen das gegebenenfalls nach

3—4 Wochen, während RIEDER und HAMMER zur Beseitigung des schon entwickelten Keloids harte Strahlen mit 35—40 cm Funkenstrecke bei 0,5 mm Zink- und 1 mm Aluminiumfilter empfehlen. Jedesmal wird 1 HE und diese 3—5 mal in 4—6wöchentlichen Zwischenräumen gegeben.

Knochenbildung in Narben. Gegen die Knochenbildung in Narben haben wir bisher kein Schutzmittel. Ob man mit den zur Behandlung empfohlenen Mitteln (Röntgenstrahlen, Natrium cacodylicum nach MADDREN, PAYRscher PREGL-Pepsinlösung) auch prophylaktisch etwas erreichen kann, ist zweifelhaft.

Lungenkomplikationen. Eine besondere Gefahr bilden bei Bauchoperationen die Lungenkomplikationen, die nach der neuesten Zusammenstellung von LAMBERT und RAZEMON in 6 vH. aller intraperitonealen Eingriffe auftreten, in 10 vH. der Oberbauch- und in 15 bis 20 vH. der Magenoperationen, von denen wiederum 30 vH. tödlich ausgehen.

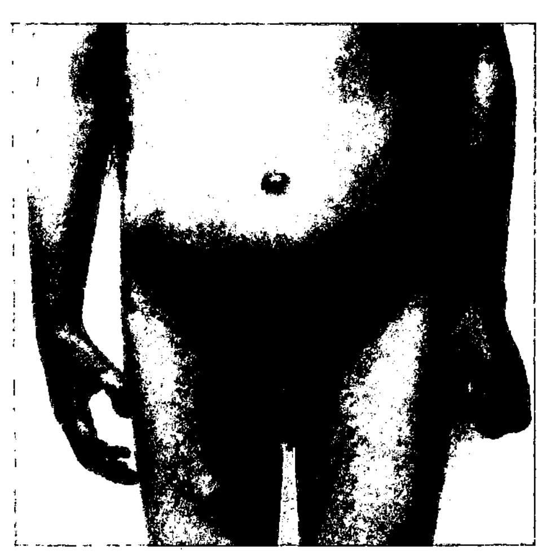

Abb. 3. Narben nach beiderseitiger Leistenbruchoperation, links nicht bestrahlt, rechts prophylaktisch nachbestrahlt.

Vermutlich hängt dieses eigentümliche Verhältnis mit den Resorptionsbedingungen des Zwerchfells zusammen, das die Keime auf dem Lymphwege um so leichter weiterträgt, je näher ihm der infektiöse Herd (Eröffnung des Magendarmkanals) liegt. Andererseits sind nach einfachen Gallenblasenentfernungen Lungenkomplikationen wieder nicht so häufig. Auf Einzelheiten und auf die für die Behandlung zu ziehenden Schlußfolgerungen ist schon früher hingewiesen worden.

<h2 style="text-align:center">Literatur.</h2>

ASCHNER und v. GRAFF: Klinische und experimentelle Beiträge zur Vorbehandlung von Laparotomien mit subcutaner Injektion von Nukleinsäure. Mitt. a. d. Grenzgeb. d. Med. u. Chirurg. Bd. 22, S. 10. 1911.

BIJLSMA, MAGNUS, RUITINGA, VAN DER WIELEN: Monographie des Rijksinstituts voor Pharmakotherapeut. Oonderzock. Leiden 1923; Klin. Wochenschr. Jg. 4, Nr. 19, S. 951. 1925.

FARR: Some helpful surgical adjuncts and methods. Surg. clin. of North America Bd. 3, Nr. 5, S. 1175. 1923; Zo. 25, 307.

HAPPICH: Schädliche Wirkungen des Kampfers. Münch. med. Wochenschr. Jg. 59, Nr. 12, S. 641. 1912.

HÖHNE: Schutz des Tierkörpers gegen Infektion. Arch. f. Gynäkol. Bd. 93, S. 563.

KÖRTE: Allgemeines über Bauchoperationen. In: GARRÉ, KÜTTNER, LEXER:

Handbuch der praktischen Chirurgie Bd. 3. 5. Aufl. Stuttgart: F. Enke 1923.
KORTZEBORN: Die prinzipielle Sphincterdehnung nach Laparotomien. Zentralbl.
    f. Chirurg. Jg. 52, Nr. 19, S. 1018. 1925.
KÜHL: Handbuch der Narkose und der Vorbereitung von Operationen. Ham-
    burg: W. Gente 1921. S. 43 ff.
LAMBERT et RAZEMON: Les complications pulmonaires dans les interventions
    abdominales. Progrès méd. Nr. 10, S. 335. 1925; Zeitschr. f. ärztl. Fortbild.
    Jg. 22, Nr. 12, S. 371. 1925.
v. MIKULICZ, JOH.: Resistenzvermehrung des Peritoneums gegen Infektion.
    Arch. f. klin. Chirurg. Bd. 73, S. 347. 1904.
NAUMANN: Biologische Behandlung der Adhäsionen. Arch. f. klin. Chirurg.
    Bd. 134, S. 1. 1925.
VOLKMANN: JOH.: Über Narbenverknöcherung. Med. Klinik Jg. 19, Nr. 29,
    S. 1019. 1923.
VOLKMANN, Joh.: Zur Vermeidung der Keloidbildung. Arch. f. klin. Chirurg.
    Bd. 140. 1926 (50. Tagung d. dtsch. Ges. f. Chirurg.).

2. Magen.

BIER sagt über die Vorbereitung zu Eingriffen am Magen in seiner
Operationslehre ganz richtig, daß wir von der Fülle der früher zu diesem
Zweck gemachten Vorschläge jetzt glücklicherweise fast ganz abgekommen sind und uns meist auf eine Reihe kurz dauernder Maßnahmen beschränken können. Wenn von mancher Seite noch immer
eine mindestens einwöchige Vorbereitung gefordert wird, so ist dies entschieden übertrieben. Auf keinem Gebiet der Chirurgie ist es so wichtig wie gerade hier, zu wissen, was man nicht tun darf. Und schließlich
gibt es wieder manche Magenerkrankungen, die zur Erzielung eines
guten operativen Erfolges eine sachgemäße Vorbereitung dringend
nötig haben, so daß es doch nicht unwichtig ist, sich mit diesen Fragen
zu beschäftigen.

a) Einfache Magenoperationen.

Das, was man vor jeder einfachen Magenoperation erreichen will,
ist Sauberkeit des Magens und eine gewisse Leere des Darmkanals. Somit
stehen Spülungen und Abführen im Vordergrund, und andere Punkte,
die später noch erörtert werden sollen, treten stark zurück. Ich nehme
den Standpunkt ein, daß am Morgen vor dem Operationstag ein großer
Löffel Rizinusöl, Brustpulver oder dergleichen verabreicht werden soll,
wodurch zum mindesten eine gründliche Entleerung erfolgt. Damit
ist auch der Dickdarm gerade durch Rizinusöl soweit entlastet, daß er
nicht bei einer etwaigen Gastrojejunostomia retrocolica posterior einen
Druck auf die Dünndarmschlinge ausüben kann und es nicht zu Abfluß-
störungen kommt, eine Tatsache, die wohl zu beachten ist und für
die Notwendigkeit des Abführens spricht. Bei längerer Vorbereitung
geben manche (PATERSON u. a.) jeden Abend 2, jeden Morgen 1 Eßlöffel Paraffinum liquidum bester Qualität von hohem spezifischem
Gewicht und großer Viskosität. Es wirkt ohne größeren Flüssigkeits-
verlust und belästigt den Kranken nicht unnötig.

Magenspülung. Am gleichen Abend, also am Tage vor der Operation, wird eine Magenspülung hinzugefügt, am besten 2—3 Stunden
nach dem Abendessen. Dann bleibt der Patient nüchtern.

Man läßt den Kranken auf einem bequemen Stuhl Platz nehmen, an dem er sich seitlich festhalten kann, bindet ihm, um eine Beschmutzung der Kleider zu vermeiden, eine große Gummischürze vor, die vom Hals bis zu den Füßen reicht, und macht ihn auf die Unannehmlichkeiten der Einführung des Schlauches vorher aufmerksam, besonders darauf, daß er durch ruhiges Atmen das Erstickungsgefühl am leichtesten bekämpft und die Spülung erleichtert. Der Arzt tritt vor den Kranken, legt den Daumen der linken Hand von der äußeren Backe aus zwischen die Zahnreihen des geöffneten Mundes, während die übrigen vier Finger am Unterkieferrand liegen, und führt nun den vorher mit Wasser benetzten Schlauch, den man wie einen Federhalter in der Hand hat, ein. Man schiebt ihn, leicht gebogen, an der hinteren Rachenwand abwärts und sucht sofort den Widerstand am Kehlkopfeingang zu überwinden. Dann gleitet man meist rasch in die Tiefe. Ist die am Schlauch in 40 cm Entfernung von der Spitze aus angebrachte Marke erreicht, so geht man noch einige Zentimeter weiter, damit auch die beiden Öffnungen des Schlauches sicher im Mageninhalt liegen, andererseits aber nicht zu tief, über 45 cm hinaus, damit man sich nicht in der Schleimhaut verfängt und Verletzungen macht. Ich sah erst vor kurzem, wie ein Magengeschwür perforierte, als von einer geübten Schwester der Magen zur Vorbereitung gespült wurde. Der Patient darf nicht allzu sehr pressen, um sich nicht zu überanstrengen, sondern nur soviel, daß der Arzt sich überzeugen kann, ob Mageninhalt entleert wird. Dann setzt man sofort einen großen Glastrichter von mindestens 25 cm Durchmesser auf die äußere Schlauchöffnung auf, gießt unter Hochheben $1/2$—1 l lauwarmes Wasser oder physiologische Kochsalzlösung ein und wartet ab, bis der Rest eben im Schlauch verschwinden will. Nun senkt man den Trichter und läßt den verdünnten Mageninhalt, der so leichter aus dem Magen angesaugt wird, in einen großen bereit stehenden Eimer laufen. Ist allem Anschein nach mindestens die eingegossene Menge zurückgekommen, so hebt man den Trichter wieder, füllt mit der Spülflüssigkeit und beginnt von neuem. Dies wird so lange fortgesetzt, bis das Wasser klar zurückläuft. Dann drückt man den Schlauch an seinem oberen Ende zu, damit nichts beim Herausziehen im Zimmer verspritzt wird, und holt ihn ohne rohes Vorgehen vorsichtig heraus.

Ist der Schlauch nicht zu dick und sind keine anatomischen Hindernisse da, so kann man ihn auch durch die Nase einführen, wodurch die Atmung verhältnismäßig frei bleibt. Dieses Verfahren ist besonders bei Kindern empfehlenswert.

So erzielt man nicht nur eine Reinigung des Magens, vermeidet operative Störungen durch Restinhalt, beugt auch nicht nur der Atonie vor, sondern hat noch den Vorteil, daß der Kranke, wenn nach der Operation die Einführung des Magenschlauches nötig werden sollte, schon daran gewöhnt ist und sich nicht so sehr sträubt, was für die Sicherheit der Naht schädlich sein könnte. Am weitesten sind manche Ausländer (BROWN) gegangen, die den Schlauch von der letzten Spülung her kurz vor der Operation liegen lassen und auch während des Eingriffs

und nachher nicht gleich entfernen, um sofort mit Magenwaschungen
zur Beseitigung des Äthers, kleinen Nähreinläufen und ähnlichem
beginnen zu können. — Dies wäre das Vorgehen bei einer einfachen
Magenoperation ohne wesentliche Komplikationen (Resektion nach
Billroth I oder II und deren verschiedenen Abänderungen, Gastrojejunostomie, Gastrostomie).

b) Blutende Magengeschwüre oder Krebse.

Schon etwas vorsichtiger muß man sein, wenn es sich um ein blu-
tendes Geschwür oder Carcinom handelt. Für diese Fälle ist von
manchen Chirurgen eine Spülung überhaupt abgelehnt worden, während
sie andere dann, wenn es sich um eine starke gleichzeitige Retention
handelt, unter gewissen Vorbehalten zugestehen wollen. Man muß
jedenfalls schon bei Einführung des Schlauches einige Vorsicht walten
lassen und zum Spülwasser 20—30 Tropfen der 1 prom. Suprareninlösung
zusetzen. Den Gebrauch von Wasserstoffsuperoxyd möchte ich dagegen
widerraten, da ich nach seiner Verwendung bei verhältnismäßig frischen
Wunden öfters leichte Temperatur- und Pulssteigerungen gesehen habe,
die ich mir nicht anders als dadurch erklären kann, daß sich durch das
Wasserstoffsuperoxyd kleine Gerinnsel lösen und in den Kreislauf gelangen. Ähnliches könnte auch beim Magen vorkommen. Gegen den
Zusatz von Natriumbikarbonat ist aber nichts zu sagen. Auch Preso-
jodlösung ist empfehlenswert. Hammesfahr gißt nach Reinigung des
Magens 100 ccm davon ein und läßt einen nach mehrmaligem Pressen
zurückbleibenden Rest ruhig darin. Erfolgt beim Aushebern eine
Blutung auch nur geringeren Grades, so hört man sofort auf und wartet,
ob sie durch Bettruhe zum Stehen kommt, gibt sicherheitshalber Morphium, eine Eisblase auf die Magengegend und läßt höchstens noch
Eisstückchen schlucken. Im übrigen wendet man, wenn nötig, die
Reihe der bei den Blutungen besprochenen Maßnahmen an.

c) Gutartige Pylorusstenose mit starker Retention.

Eine große Rolle spielt die Frage der Spülungen noch bei den Fällen
von gutartiger Pylorusstenose mit starker Retention. Hier tritt vor
allem die Infektiosität des Mageninhaltes in den Vordergrund, und wir
dürfen uns nicht mit einer einmaligen Waschung des Magens begnügen,
sondern müssen systematisch vorgehen.

Bei den schweren Fällen von Pylorusstenose der Säuglinge
behandelt Gossmann 4—5 Tage konservativ vor. Die dauernd abstei-
gende Gewichtskurve gibt dann die Anzeige zur Operation. Seitz,
Spanier u. a. widersprechen allerdings diesem Standpunkt, und nach
dem, was ich in der hiesigen Universitätsklinik (Goebel, Stoeltzner)
gesehen habe, braucht man sich wohl in der Tat nicht so rasch zu entscheiden. Als Grenze gilt für gewöhnlich die Questsche Zahl, worunter
die Abnahme des Gewichts um ein Drittel des Geburtsgewichts ver-
standen wird.

Bei den gutartigen Pylorusstenosen der Erwachsenen
richtet man sich etwas nach dem Allgemeinbefinden; eine Vorbereitung

von einigen Tagen ist aber fast immer nicht nur wünschenswert, sondern sogar nötig, um den infektiösen Mageninhalt, Blut-, Wismut- oder Bariumreste zu entfernen. Vor allem soll man solche Patienten nicht mit Abführmitteln quälen, die LAMBRET, PAUCHET u. a. auch sonst ablehnen, da sie nach mehr oder weniger langer Zeit wieder erbrochen werden und doch nicht oder nur in kleinen wirkungslosen Mengen in den Darm übertreten. Statt dessen eignen sich besser Darmspülungen. Bei sehr großen und manchmal sehr tief stehenden Mägen bringt man oft den Inhalt nicht ganz heraus. Für diese Fälle empfiehlt NECK, daß man die Ausheberung im Liegen macht, am Schluß den Kranken in Beckenhochlagerung bringt und die Sonde langsam herauszieht, wodurch sich auch die letzten Reste entleeren. Anders geht KELLING vor, der Luft einbläst und dann wieder absaugt.

Ganz neue Auffassungen über den Einfluß des Pylorusverschlusses auf den Körper vertreten amerikanische Untersucher (HADEN, ORR u. a.). Sie haben gefunden, daß bei Pylorusverschluß die Alkalireserve des Blutes ansteigt, das Kohlensäurebindungsvermögen des Plasmas zunimmt und der Chloridspiegel des Blutes sinkt. Letzteres wird als das wichtigste angesehen, da die Blutchloride eine Art Schutzwirkung zur Bekämpfung der Toxämie besitzen. Man unterstützt nun ihre Kräfte durch verschieden starke Natriumchloridlösungen. Schon erkrankte Tiere, die so behandelt wurden, blieben am Leben, und es gelang auch, den Ausbruch der Toxämie durch vorherige Einspritzung zu vermeiden. Eine einfache Schätzung des Gehaltes an Chloriden im Blut ist durch Vergleich normaler und kranker Harne dann möglich, wenn beiden etwas Argentum nitricum zugesetzt und der entstandene Niederschlag beobachtet wird. Beim Menschen gibt man 1 g Chlornatrium auf 1 kg Körpergewicht und zwar entweder als 1—2proz. Lösung unter die Haut oder 5proz. in die Vene.

d) Bösartige Stenosen mit starker Retention.

In dem retinierten Inhalt solcher Mägen hat sich eine ausgedehnte Bakterienflora entwickelt, die manchmal noch schlimmer bei den Stenosen durch bösartige Geschwülste ist, da sich hier die Massen des Speisebreies mit den jauchigen Zerfallsprodukten des Carcinoms selbst vermengen. Eine Ursache dafür ist die Verminderung oder das Fehlen der Magensalzsäure, die entschieden sonst einen gewissen Schutz gewährt. Man spült dann gern mit doppelschwefelsaurer Chininlösung 1 : 5000, Natriumbikarbonat, übermangansaurem Kali, Presojod oder setzt nach STICH zum Spülwasser auf ein Teil Wasser 2 Teelöffel Acidum hydrochloricum purum und ein Teil Pepsinum siccum zu. Auch regelmäßige Verabreichung von Acidolpepsin oder anderen Salzsäurepräparaten ist empfehlenswert. Über Erfolge mit den GREGOIREschen Jodpinselungen und Vakzinen aus Staphylokokken, Pneumokokken, Tetragenes, Mikrococcus katarrhalis und Pyocyaneus hat man bisher noch nicht viel gehört. LAMBRET berichtet darüber. Auch ein Enterococcus THIERZELIN soll sich in diesen Fällen in Magen und Lungen finden. Im übrigen darf man aber wohl behaupten, daß bei maligner Pylorus-

stenose das dauernde Fortschreiten des Prozesses während einer langen
Vorbereitungszeit mindestens ebenso gefährlich ist wie die Infektion
des Mageninhaltes. Wenn gar HART sagt, daß früher die Vorbereitung
nur 2 Tage beanspruchte und jetzt wenigstens 10, so ist das als grundsätzliche Forderung kaum anzuerkennen. Man darf außerdem gewisse
soziale und pekuniäre Gesichtspunkte nicht außer Betracht lassen, da
die Patienten meist nicht in der Lage sind, sich lange im Krankenhaus
aufzuhalten, wenn sie Selbstzahler sind. Auch die Verordnung steriler Nahrung (HART) geht entschieden zu weit. Dagegen kann man
einen Versuch mit dem Vorschlag KELLINGS machen, gegen die Infektiosität des Mageninhaltes beim Krebs eine Kost zu geben, die reich an
organischen Säuren ist (Zitronensaft, Apfelsuppe, saure Milch, Kephir;
Milch ist sonst im allgemeinen wegen Gerinnung im Magen nicht anzuraten).

e) Perforiertes Magengeschwür.

Eine besondere Besprechung verdient die Frage, ob man bei per-
foriertem Magengeschwür vor der Operation aushebern und spülen
soll. Ersteres ist in letzter Zeit von BRÜTT, GANDUSIO, POTOSCHNIG
und ROEDELIUS empfohlen worden. ROEDELIUS tritt auch für Spülung
ein, wenn unmittelbar im Anschluß daran operiert wird, und lobt das
einfachere Arbeiten sowie die Vermeidung von Erbrechen und Aspiration. Ich selbst habe im allgemeinen nur aushebern lassen und immer
noch eine gewisse Scheu vor der Spülung nicht verlieren können, da man
doch nicht sicher davor ist, mehr Mageninhalt in die freie Bauchhöhle
hineinzubringen.

Magenverätzung. Dagegen macht man bei Verätzung, nachdem
der Magen primär ausgepumpt ist, keine Spülung wegen der Perfora-
tionsgefahr. Ich empfehle auch, dabei nicht zu lange mit der Anlegung
einer Jejunostomie zu warten, wenn dauernd weiter erbrochen
wird, da sich sonst leicht tödliche Spontanblutungen einstellen können.
Wir haben vor kurzem eine Patientin verloren, bei der man mit der
Jejunostomie wegen der nicht mehr zunehmenden Verschlechterung ge-
zaudert hatte. Als sie einen Kollaps bekam und nun noch rasch die
Jejunostomie angelegt wurde, zeigte sich, daß eine frische Blutung
eingetreten war, der die beträchtlich geschwächte Patientin erlag.

Außerdem kommt die Jejunostomie noch als Voroperation
für die Resektion bei sehr reduzierten Magencarcinomkranken in
Betracht, selten zur Erholung vor der Gastrojejunostomie. Im allgemeinen darf aber wohl hier der Standpunkt VOELCKERS vertreten
werden, eine Jejunostomie allein sei nur unter besonderen Verhältnissen noch angezeigt. Wenn ein bösartiger Prozeß schon so weit
fortgeschritten ist, daß kein anderer Eingriff möglich ist, so hilft man
dem Kranken durch eine solche Palliativoperation eben nicht mehr
wesentlich.

Bekämpfung von Kollaps und Infektion. Im übrigen besteht
die Vorbereitung zur Magenoperation in dem Kampf gegen Kollaps
und Infektion, die nicht nur vom Magen, sondern auch von anderen
Seiten aus drohen.

Viel zu wenig wird für gewöhnlich auf Mund- und Rachenhöhle geachtet, die einer regelmäßigen Reinigung unterzogen werden sollen, da sich gerade von hier aus eine Menge von Infektionskeimen in die Luftwege einschleichen und zu bedrohlichen Veränderungen führen können. Man versorgt etwaige schlechte Zähne, pinselt nicht entfernbare Stümpfe mit Jodtinktur oder läßt mit karbolhaltigem Zahnpulver bürsten.

Ob man Antipneumokokkenserum, polyvalente Vakzine oder Optochin (PAUCHET) geben will, ist Sache des einzelnen Chirurgen. Die Lungen selbst kräftigt man durch Atemübungen, die zugleich für das Herz von Wichtigkeit sind. Auf die verschiedenen Verfahren, um die Herzkraft zu heben, die Nieren funktionsfähig zu machen oder zu erhalten (Diurese), brauche ich hier nicht nochmals einzugehen, da sie hinreichend bekannt sind. Es sei aber erwähnt, daß Angelsachsen und Franzosen einen gewissen Wert auf die Alkalisierung des Harns legen und deshalb entweder alkalische Wässer trinken oder öfters am Tage je 1 g Natrium bicarbonicum und Laktose 0,3 nehmen lassen.

Die Hebung des Ernährungszustandes erfordert noch einige Worte. Ist der Kranke in der Lage, zu trinken, gibt man ihm reichlich Flüssigkeit in den verschiedensten Formen. Verarbeitet dagegen der Magen nicht ordentlich, so muß auf andere Weise nachgeholfen werden entweder mit Tröpfcheneinläufen von 5—10proz. Traubenzuckerlösung, physiologischer Kochsalzlösung und dergleichen (siehe S. 36, Abschnitt über künstliche Ernährung) oder durch subkutane und intravenöse Infusionen, wozu man ebenfalls Traubenzuckerlösung oder Calorose nehmen kann. Durch reichliche Flüssigkeitszufuhr und Durchspülung werden die im Körper aufgestapelten Toxine zum Teil ausgeschwemmt. Aber wegen der Infektiosität und des Bakterienreichtums der Faeces sterile Klistiere zu geben, wie HART vorschlägt, scheint mir doch etwas zu weit zu gehen. Dagegen kann man den Vorschlag unterstützen, noch am Morgen des Operationstages 1—2 Tassen Tee nehmen oder 1 bis 2 Stunden vor dem Eingriff $\frac{1}{2}$ l physiologischer Kochsalzlösung rektal verabreichen zu lassen, was mir um so wichtiger erscheint, als ich auf dem Standpunkt stehe, während der ersten 24 Stunden nach einer Magenoperation im allgemeinen keine Flüssigkeitszufuhr zu gestatten. Darauf ist es wohl mit zurückzuführen, daß wir eigentlich nie postoperative Magenatonien erleben.

Für stark ausgeblutete Menschen mit Kollaps kommt noch als bestes Tonikum eine Bluttransfusion in Betracht.

Eine seltene, aber um so unangenehmere Komplikation erlebte COLMERS bei einem operierten Magencarcinom in Gestalt einer Nahtinsuffienz, die durch die Durchwanderung eines Spulwurmes verursacht worden war. COLMERS meint deshalb, man solle nicht vergessen, auch auf Wurmeier und Eosinophilie zu untersuchen.

Den Wärmeverlust bei Säuglingen, die ja besonders empfindlich sind, vermeidet man nach BIER am besten durch Einwickeln der Kinder in Watte.

Nicht zu vergessen ist schließlich eine psychische Vorbereitung, die gerade bei Magenkranken, die sich oft schon jahrelang mit ihrem Leiden herumquälen, nicht unwichtig ist. Wenn man sich die vielfachen Untersuchungen mit ihren Unannehmlichkeiten und die Aufregungen, ob ein Eingriff nötig sein wird oder nicht, vorstellt, dann versteht man, daß die Patienten oft seelisch stark herunterkommen und ihnen eine psychische Vorbereitung, körperliche und geistige Ruhe meist recht gut tun. Andererseits erhöht man durch eine zu lange Wartezeit den Erregungszustand und macht manchen Kranken operationsscheu. Diese innere Unruhe überträgt sich häufig noch auf die Narkose, und ich glaube, daß man im allgemeinen einem heruntergekommenen Patienten mehr hilft, wenn man eine tiefe, vollständig ruhige Narkose gibt, als wenn man nur oberflächlich (ALFRED STIEDA) narkotisiert und jede Minute Gefahr läuft, durch Aufwachen, Bewegungen oder Erbrechen gestört zu werden, was den Kranken anstrengt und den Operateur unruhig macht. Außerdem vermindert eine tiefe Narkose eher den Schock, als daß sie ihn erhöht.

Besondere Instrumente:

6—10 VON MIKULICZsche Bauchfellklammern (zum Fassen des Peritoneums),

2 breite stumpfe Haken; sehr praktisch sind auch solche mit einem Gewicht, das einen selbständigen dauernden Zug ermöglicht, oder die Bauchwandsperrer nach LÄWEN u. a.,

<table>
<tr><td>2 gerade Magenklemmen</td><td rowspan="4">ohne Schuh nach KOCHER oder DOYEN,
mit Schuh nach NUSSBAUM,</td></tr>
<tr><td>2 gebogene Magenklemmen</td></tr>
<tr><td>2 gerade Darmklemmen</td></tr>
<tr><td>2 gebogene Darmklemmen</td></tr>
</table>

runde Darmnadeln (wir nähen allerdings alles mit scharfen Nadeln), Quetschzange für Magen und Darm nach GRASER oder anderen (zum aseptischen Verschluß der Magen- und Darmlichtungen), Murphyknopf (zur Anastomosenbildung, nur noch wenig in Gebrauch).

Literatur.

BERKMANN: Preoperative menagement in cases of gastric retention. Med. clin. of North America (Mayo clin.) Jg. 5, Nr. 2; Zo. 17, 33.

BIER: Operationen am Magen. In: BIER, BRAUN, KÜMMELL: Chirurgische Operationslehre. Bd. 3. 4. Aufl. Leipzig: J. A. Barth 1922.

BROWN, W. L. and BROWN, P.: Postoperative vomiting, distension and peritonitis. Further observations on treatment by continued drainage and lavage with the duodenal tube. Journ. of the Americ. med. assoc. Bd. 83, Nr. 6, S. 419. 1924; Zo. 30, 858.

BRÜTT: Zur Frage der inneren Einklemmung nach hinterer Gastroenterostomie. Zentralbl. f. Chirurg. Jg. 48, Nr. 9, S. 302, 1921.

COLMERS: Zentralbl. f. Chirurg. Jg. 50, Nr. 48—49, S. 1773. 1923 (Eosinophilie und Wurmeier).

GANDUSIO und POTOTSCHNIG: Über die Magenausheberung vor Operation der Ulcusperforation. Ebenda Jg. 48, Nr. 47, S. 1712. 1921.

GOSSMANN: Indikationen zu operativen Eingriffen bei Säuglingen. Münch. med. Wochenschr. Jg. 70, Nr. 14, S. 446. 1923. (Münch. Ges. f. Kinderheilk., 16. XI. 1922.)

HAMMESFAHR, Innere Anwendung von Presojod in der Magenchirurgie. Zentralbl. f. Chirurg. Jg. 53, Nr. 18, S. 1180. 1926.

HARET: De la nécessité de l'unification du repas opaque pour l'étude de l'évacuation gastrique. Journ. de radiol. Bd. 11, Nr. 3; Zo. 19, 406.

HART: Preparatory treatment of patients for operations upon the gastro-intestinal tract. Journ. of the Michigan state med. soc. Bd. 22, Nr. 5; Zo. 24, 89.

HAUTEFORT: Etude pré-opératoire du malade en chirurgie gastro-intestinale. Journ. méd. franc. Bd. 14, Nr. 11, S. 416. 1925; Zo. 34, 445.

KELLING und BOAS: Diätetik der Magen- und Darmkrankheiten nebst Diätetik und Nachbehandlung bei Operationen am Magen-Darmkanal. II. Aufl. Leipzig: Gg. Thieme 1926.

LAMBRET et LARDENNOIS, GEORGES: Soins pré- et postopératoires, choix de l'anesthésie en chirurgie gastro-intestinale. Presse méd. Jg. 32, Nr. 85 u. 86. 1924; Zo. 30, 556.

NECK: Über die Beseitigung des Mageninhaltes bei Magenoperationen. Zentralbl. f. Chirurg. Jg. 50, Nr. 20, S. 808. 1923.

ORR, THOMAS, and RUSSEL L. HADEN: Reducing the surgical risk in some gastro-intestinal conditions. Journ. of the Americ. med. assoc. Bd. 85, Nr. 11, S. 813—814. 1925.

PATERSON: The treatment of patients before and after abdominal operations. Practitioner Bd. 115, Nr. 2, S. 128. 1925; Zo. 32, 831.

PAUCHET: Comment on prépare et on soigne un operé gastrique. Clinique Nr. 5. 1922; Zo. 18, 512. — Ders.: Comment on prépare et soigne les opérés gastriques. Le succès d'une intervention gastrique dépend d'une technique impeccable autant que de soins préparatoires et consécutivs corrects. Arch. franco-belges de chirurg. Jg. 26, Nr. 4, S. 369. 1923; Zo. 24, 56. — Ders. u. DELORT: La chirurgie de l'appareil digestif avant, pendant et après l'acte opératoire. Journ. de méd. de Paris 5. VIII, S. 303. 1920.

RÖDELIUS: Über die Magenausheberung vor Operation der Ulcusperforation. Zentralbl. f. Chirurg. Jg. 48, Nr. 25, S. 883. 1921.

SCHWAB: Die Vorbereitung des Kranken zur Laparotomie. Med. Klinik Jg. 4, Nr. 23, S. 863. 1908.

SOURDAT: Comment on prépare un estomac à l'opération? Gaz. des hôp. civ. et milit. Jg. 93, Nr. 61. 1920; Zentralbl. f. Chirurg. Jg. 48, Nr. 22. 1921 und Zo. 10, 174.

STICH: Operationen am Magen. In: STICH und MAKKAS: Fehler und Gefahren bei chirurgischen Operationen. Jena: G. Fischer 1923.

STIEDA, ALFRED: Über Vor- und Nachbehandlung bei Magenoperationen. Arch. f. klin. Chirurg. Bd. 63, S. 715. 1901.

3. Blinddarmentzündung.

a) Akute Blinddarmentzündung.

Bei der frischen akuten Appendizitis gibt es keine besondere Vorbereitung; sie wird operiert, sowie der Patient in die Klinik kommt, die Diagnose sicher steht oder wenigstens wahrscheinlich ist. Höchstens muß man, falls der Kranke eben gegessen hat, den Magen aushebern.

Rasieren des Unterbauches einschließlich der Schamhaare; letztere zum mindesten auf der erkrankten, also meist rechten Seite.

Lagerung auf dem Rücken, mit einem ganz flachen Kissen unter dem Kreuz.

Instrumente. Appendixquetschzange nach PAYR, ZWEIFEL oder anderen neben den gewöhnlichen Instrumenten zum Bauchschnitt.

b) Subakute Blinddarmentzündung.

Über die Vorbereitung bei der subakuten Form sind die Ansichten geteilt, wenn man nicht gleich eingreifen will. SPRENGEL wendet sich gegen das Opium mit der Begründung, daß man, wenn es im Hause brennt, nicht den Strick zur Lärmglocke abschneiden soll. Er ist eher für leichte Laxantien. WOHLGEMUTH liebt nur dann Abführmittel, wenn das Bauchfell nicht beteiligt ist, oder bei gleichzeitigem Dünn- oder Dickdarmkatarrh. Er schließt sich damit SONNENBURG an, der Rizinusöl bei Appendicitis simplex oder katarrhalis auch diagnostisch gestattet. Gehen darauf die Erscheinungen nicht sofort zurück, so hält er dies für eine Anzeige zur Operation.

c) Chronische Blinddarmentzündung.

Wir haben oft die Erfahrung gemacht, daß man durch das Abführen vor der Operation bei einer chronischen Blinddarmentzündung leichte Temperaturanstiege bekam, die auch die Berechtigung zum Eingreifen bestätigten. Dementsprechend geben wir bei subakuten und chronischen Formen am Morgen vor der beabsichtigten Operation einmal eine Dosis Rizinusöl ohne weitere Darmspülungen und sind damit stets ausgekommen.

d) Appendizitischer Abszeß.

Beim appendizitischen Abszeß ist ebenfalls ein leichtes Abführmittel erlaubt, durch das bestehende Verwachsungen sicher nicht gelöst werden.

Literatur.
SONNENBUEG: Pathologie und Therapie der Perityphlitis. Leipzig 1908.
SPRENGEL: Appendicitis. Deutsche Chirurgie Bd. 46. 1906.
WOHLGEMUTH: Appendicitis und Abführmittel. Fortschr. d. Med. Jg. 40, Nr. 24—25, S. 425. 1922; Zo. 19, 182.

4. Dünn- und Dickdarm, Mastdarm; Darmverschluß.

Es gibt wohl nur wenige Operationen, die so dringend einer sorgfältigen, mehrtägigen Vorbereitung bedürfen wie die des Dickdarms und Mastdarms, und auch bei wenigen Erkrankungen ist es manchmal so schwer wie gerade hier, einen guten Erfolg zu erzielen, von dem doch nicht nur das augenblickliche und spätere Operationsergebnis, sondern Leben oder Sterben abhängt.

Die Hauptgefahr, die bei Eingriffen am Dick- und Mastdarm, insbesondere beim Krebs, droht, ist die der Nahtinsuffizienz und anschließenden Bauchfellentzündung, die bei der hohen Infektiosität des Inhaltes der tieferen Darmabschnitte fast stets den Tod nach sich zieht und nur verhältnismäßig selten in Gestalt eines abgeschlossenen Abscesses örtlich beschränkt bleibt oder sich einen Weg nach außen sucht. Das wichtigste Vorbeugungsmittel dagegen ist eine gründliche Entleerung durch systematisches Abführen. Dies muß aber doch zugleich so geschehen, daß die meist schon an sich heruntergekommenen Kranken nicht noch mehr entkräftet werden. Man wird dem dadurch gerecht, daß die Patienten entweder während des Abführens subkutan oder intravenös statt auf oralem Weg ernährt werden oder daß man erst einmal den kranken Darmteil durch eine Voroperation ausschaltet, die meist in der Anlegung eines künstlichen Afters besteht. Dies letztere Verfahren wird vor allem bei gleichzeitigem, unvollständigem oder völligem Darmverschluß das gegebene sein, wenn es nicht möglich oder wenigstens nicht rätlich ist, in einer Sitzung zu operieren. Auch gelingt es eben wegen des Verschlusses nicht immer, abzuführen, und man wird vielleicht auch nicht einmal mit Sicherheit vorher den genauen Sitz der Verengerung feststellen können. Hier möchte ich noch ausdrücklich davor warnen, bei unvollständigem Darmverschluß oder bei Verdacht darauf von oben eine Kontrastmahlzeit zu geben, die häufig zu sofortigem, vollständigem Ileus führt. Besteht der letztere schon, so wird ja wohl überhaupt niemand an eine Füllung von oben denken, sondern es kommt nur ein Mastdarmeinlauf in Betracht.

Dort also, wo aus den oben erwähnten Gründen eine Vorbereitung nicht stattfinden kann, macht man — je nachdem — oberhalb des Hindernisses einen künstlichen After oder lagert, wenn es sich um eine Geschwulst handelt, den kranken Darmteil vor, legt dann an dem vorgelagerten Stück oder oberhalb durch einen besonderen Schnitt einen künstlichen After an und trägt bald darauf den Tumor ab. Man überläßt es einem weiteren Eingriff, den künstlichen After zu schließen. Soll dieser Verschluß ausgeführt werden, so stößt man dabei öfters auf Schwierigkeiten, weil die Wundumgebung durch die austretenden Massen weitgehend gereizt wird. Dies ist um so mehr der Fall, je höher oben am Darm, insbesondere am Dünndarm, die Fistel oder der künstliche After liegt. Zur Adsorption dieser Säfte (Magen, Zwölffingerdarm, Dünndarm, Bauchspeicheldrüse) empfiehlt GRUETER das Bestreuen der Wundumgebung mit Tierkohle. Auch die Verwendung eines Puders von Acidum boricum subtil. pulv. 100,0, Kalomel 0,3 ist günstig.

Die Darmentleerung beginnt bei regelrechter Vorbereitung am ersten Abend mit der Verabreichung von einem großen Löffel Rizinusöl, das gerade auf den Dickdarm besonders einwirkt und dem am zweiten Tage im Laufe des Vormittags noch ein anderes Mittel hinzugefügt werden kann, wenn Rizinusöl nicht wieder vertragen wird. An diesen beiden Tagen kann nebenbei die gewöhnliche Verpflegung erfolgen. Am dritten Morgen wird eine hohe Darmspülung vorgenommen, und es kann noch einmal ein Abführmittel gegeben werden. Gleichzeitig gestattet man nur noch Flüssigkeitszufuhr; am Abend wird die letzte Darmspülung gemacht. Am Morgen des Operationstages bleibt der Kranke nüchtern oder erhält höchstens eine Tasse Tee, starken Kaffee oder etwas Alkohol. Es wird nicht wieder gespült. Der Mastdarm muß jetzt leer sein und darf auch kein Spülwasser mehr enthalten. Operiert man an der Sigmaschlinge in Beckenhochlagerung, so ist oft bei der Eröffnung des Darms das Zurücklaufen etwa noch im Darm vorhandener Schleim-, Blut- und Wassermassen äußerst unangenehm. Ich empfehle deshalb, entweder vor der Operation (oder durch eine Hilfsperson während des Eingriffs unter Nachprüfung mit Hand und Auge) die Ampulle vorsichtig mit Gaze auszustopfen. Das hat zugleich den Vorteil, daß man an diesen Gazestreifen das zentrale Dickdarmende befestigen und herunterziehen kann, wenn man eine Resektion gemacht hat und eine Einstülpung des oberen Darmteiles in den unteren ausführen will. Zur Ruhigstellung können 15 Tropfen Opiumtinktur verordnet werden.

Meist ist nach dieser Vorbereitung, die auf die Kräfte des Patienten Rücksicht nimmt, genug geschehen, da nach 24—36 Stunden im allgemeinen der Speisebrei durch den ganzen Darm durchgetrieben ist. In seltenen Fällen, wo eine wochenlang anhaltende Verstopfung vorhergegangen ist und vielleicht eine teilweise oder intermittierende Verengerung besteht, reicht diese vorgeschlagene Zeit zum Abführen nicht hin. Besonders im Coecum finden sich manchmal eingedickte Kotmassen, die schwer in Bewegung zu bringen sind. Dafür empfiehlt DRUECK 60—80 g Glyzerin mit nachfolgendem Einlauf von $^1/_2$ l Seifenwasser. Dehnt sich die Vorbereitungszeit notgedrungen länger aus, so muß man wegen des hohen Wasserverlustes um so vorsichtiger sein, um nicht den Kranken zu sehr zu schwächen. Man achte dann besonders auch auf eine hinreichende Ernährung, wenn man nicht die Anlegung eines künstlichen Afters vorzieht.

Der Ersatz der Nahrung auf parenteralem Wege kann in der subkutanen Zuführung von physiologischer Kochsalzlösung oder der intravenösen Injektion von 5 proz. Traubenzuckerlösung bestehen, wie das in dem früheren Abschnitt über die Infusionen schon beschrieben wurde. Die rektale Ernährung ist ja häufig nicht möglich.

Um eine gründliche Spülung zu ermöglichen, hat SCHELLBERG ein konisches, anfangs biegsames, dann aber starres Gummirohr angegeben. Damit kann man bis zum Coecum retrograd so spülen, daß beim Einführen des Rohres etwas Wasser eingelassen wird. Dadurch werden Darmzusammenziehungen ausgelöst, so daß sich der Darm gewissermaßen selbst ziehharmonikaartig über das Spülrohr stülpt, während es unter nunmehrigem Stoppen des Zuflusses vorgeschoben wird. Außen ist ein Dreiwegehahn angebracht.

Ob auch eine Desinfektion des Darminhaltes möglich ist, lasse ich dahingestellt, von amerikanischer Seite sind z. B. Thymol und Jodtinktur empfohlen worden. Bei uns haben diese Mittel wenig Anklang gefunden.

Schließlich verweise ich noch auf die Verhütung der postoperativen Harnverhaltung gerade bei Mastdarmoperationen (s. S. 29).

Darmverschluß.

Schließlich sei noch kurz die Vorbereitung bei Darmverschluß zusammengefaßt, zum Teil wie sie W. BRAUN-WORTMANN-BRAASCH in ihrem Buch empfohlen haben.

Abführmittel von oben zu geben, ist im allgemeinen nicht wünschenswert, da sie im Gegenteil unmittelbar vor dem Hindernis noch mehr Kot zum Anstauen bringen. Nur Einläufe, insbesondere hohe Einläufe, sind zu empfehlen, während die Glyzerineinspritzungen nicht wirkungsvoll genug sind, weil sie nur die in den untersten Darmabschnitten angehäuften Stuhlmassen weiter befördern, wie schon S. 24 erwähnt wurde.

Digitalis 2,0, Coffein 0,2; bei sehr vorgeschrittenen Fällen auch 1—1 $^1/_2$ l physiologischer Kochsalzlösung unter die Haut.

Kein Morphium oder Skopolamin, wohl aber Atropin.

Magenausheberung nicht vergessen!

Betäubungsverfahren. Örtliche Anästhesie nur bei genau bekanntem Sitz des Verschlusses und voraussichtlich einfachem, leichtem Zugang. Sonst ist immer Allgemeinnarkose vorzuziehen, und zwar lieber Chloroform als Äther, da durch die Coffeingabe eine Gefahr für die zentralen Apparate nicht mehr besteht. CHLUMSKY empfiehlt auch die Lumbalanästhesie, während die Splanchnicusanästhesie wegen der damit verbundenen Blutdrucksenkung unerwünscht ist. Bei der Lumbalanästhesie lösen sich manche Formen von Ileus.

Beckenhochlagerung ist wegen des Rückflusses des Darminhaltes in den Magen, die Speise- und Luftwege möglichst zu vermeiden.

Die Instrumente sind die für Darmoperationen üblichen. Manche Chirurgen benutzen besondere Vorrichtungen oder Apparate, um den Darm aseptisch zu durchtrennen (HARTERT, PERTHES, MOSCOWICZ usw.).

Glasrohr nach MIXTER mit Gummischlauch zum Einbinden in den künstlichen After, SCHELLBERGsches, MAYOsches oder KIRSCHNER-KÖNIGsches Rohr zur Entleerung des Darminhaltes bei Ileus.

Literatur.

BRAUN, W., WORTMANN, BRAASCH: Der Darmverschluß. Berlin: Julius Springer 1924.

CARTER, R. F.: The preoperative and postoperative treatment of colon malignancy. New York med. Journ. Bd. 116, Nr. 11; Zentralbl. f. Chirurg Jg. 52, Nr. 14, S. 766. 1924.

DRUECK: Preparation of the patient for a rectal operation. Americ. med. Bd. 30, Nr. 2, S. 102. 1924; Zo. 27, 264.

GRUETER: Zur Behandlung der durch hohe Dünndarmfisteln entstandenen Bauchdeckenekzeme. Zentralbl. f. Chirurg. Jg. 50, Nr. 24, S. 968. 1923.

SCHELLBERG: Technik der Dickdarmspülung. Internat. journ. of surg. 1923, Nr. 1; Zo. 22, 317.

VOLKMANN, JOH.: Zur peristaltikanregenden Wirkung des Glyzerins. Zentralbl. f. Chirurg. Jg. 50, Nr. 48/49, S. 1769. 1923 (3. Tagung d. mitteldtsch. Chirurg.-Ver. 10. VI. 1923).

5. Eingriffe am After (Analfissur, Mastdarmfistel, Hämorrhoiden), Spaltung eines Douglasabscesses.

Hämorrhoiden. Die Vorbereitung zu den oben genannten Eingriffen besteht in der Hauptsache in einem gründlichen Abführen, das ich auch in den Fällen von Hämorrhoiden empfehle, wo nur Einspritzungen in den Knoten mit konzentrierter Karbolsäure, wie sie VOELCKER bevorzugt, mit Alkohol, Sublimat oder ähnlichem gemacht werden sollen.

Zur Einspritzung von Karbolsäure (Acidum carbolisatum concentratum liquefactum) bedient man sich einer nur 1 ccm fassenden Spritze, die eine Einteilung in zehntel und halbzehntel Kubikzentimeter zeigt. Bei den kleinen Mengen, die man injiziert, ist es angenehm, wenn sich der Stempel durch eine auffallende Farbe, z. B. blau, von dem Kolben und der Lösung abhebt. Man kann natürlich ebensogut dem Karbol einige Tropfen Methylenblau oder dergleichen zusetzen. Außerdem ist eine Schale mit etwas Alkohol zum Neutralisieren überschüssigen Karbols nötig.

Das Abführen hat unbedingt dann sehr sorgfältig zu geschehen, wenn eine Abtragung mit dem Brenner oder die ausgedehnte WHITEHEADsche Operation beabsichtigt ist.

Mastdarmfistel. Häufig bedarf die Haut des Afters einer Pflege, zumal wenn sie bei nässenden Mastdarmfisteln in der Umgebung einen Ausschlag zeigt. Ein Juckreiz wird oft durch Sitzbäder beträchtlich gelindert oder beseitigt.

Analfissur. In derselben Weise möchte ich für Schließmuskel dehnungen bei Analfissur ein kurzes Abführen vorschlagen.

Douglasabscesse. Bei Spaltung von Douglasabszessen genügt das Abführen im allgemeinen nicht, ist auch häufig gar nicht empfehlenswert. Hier ist es besser, durch einen Einlauf den unteren Darmabschnitt zu entleeren. Dabei muß das Einlegen des Rohrs behutsam vor sich gehen, um Nebenverletzungen zu vermeiden.

Ob man in den eben genannten Fällen von Analfissur, Mastdarmfistel und Hämorrhoiden auch noch 15 Tropfen Tinctura Opii simplicis vor dem Eingriff geben soll, wird verschieden beurteilt. Ich persönlich tue es stets, weil dadurch die unangenehmen Tenesmen gleich nach dem Eingriff gemildert werden. Wenn man dann durch kleine, aber häufige Gaben von Rizinusöl rechtzeitig dafür sorgt, daß am fünften Tag der Stuhlgang breiig ist, so ist die Gefahr einer zu schmerzhaften Defäkation nicht sehr groß.

Zur Verhütung der postoperativen Harnverhaltung sind gerade bei diesen Eingriffen am hinteren Körperende die nötigen Vorbereitungen (Üben des Wasserlassens im Liegen, Urotropininjektionen usw.) zu treffen, wie das in dem einschlägigen Abschnitt beschrieben wurde.

An besonderen Instrumenten werden gebraucht:

1. Zu Hämorrhoidenoperationen:
　　bei Einspritzungen:
　　　　feine Glasspritze mit Einteilung in $^1/_{10}$ Bruchteile von 1 ccm;
　　　　Acidum carbolisatum liquefactum concentratum;
　　　　Alkohol (zum Neutralisieren überschüssigen Karbols); oder Sublimat (1 vH.) oder 80 proz. Alkohol (zum Einspritzen),
　　bei Operationen:
　　　　LANGENBECKsche Flügelzange zum Abbrennen der Knoten,
　　　　Balkenfaßzange zum Vorziehen der Knoten,
　　　　Brenner.

6. Hernien.

Für alle Hernien, an welcher Stelle des Körpers sie auch auftreten (Leistengegend, Nabel, Schenkelpforte usw.), läßt sich die Vorbereitung gemeinsam besprechen, weil für alle die gleichen Grundsätze gelten.

Auf die Anzeigenstellung (GOHRBANDT) soll hier nicht näher eingegangen, nur darauf hingewiesen werden, daß man besonders bei Kindern die bestehenden Gefahren in Gestalt von jugendlichem Alter, Narkoseeinwirkung und etwa eintretender Infektion genau abwägen muß. Deshalb sollen vorhandene Hautausschläge, Furunkel usw. gerade bei Kindern, die schwerer rein zu halten sind als Erwachsene, erst völlig beseitigt sein, ehe man an eine Operation herangeht. Bei Nabel- brüchen dicker Leute achte man auf die Tiefe des eingezogenen Nabels und auf die Falten unter stark überhängenden Brüsten, weil sich dort erfahrungsgemäß gern wunde Stellen finden. Außerdem müssen ältere Leute oft erst einige Zeit bei Bettruhe beobachtet werden, um festzustellen, ob sie das Liegen vertragen und nicht eine hypostatische Pneumonie bekommen. Das Herz kräftigt man durch Verabreichung von 3mal täglich 8—12 Tropfen Digipuratum. Etwaige Bronchitiden werden mit Jodkali 3mal täglich einem Eßlöffel einer Lösung 8,0 : 200,0 behandelt. Eine Darmentleerung ist bei Kindern meist nicht nötig, manchmal ist sie sogar gefährlich, weil sie dem kleinen Körper zu viel Wasser entzieht.

Sehr große Brüche. Liegt ein sehr großer Bruch Erwachsener vor, so ist ein gründliches Abführen unbedingt nötig. Man muß ja den Bauch für die Wiederaufnahme der Darmschlingen, die lange Zeit außerhalb lagen, erst vorbereiten, weil der Bauchinnenraum tatsächlich verkleinert ist. Der Bruchsack sehr großer Hernien erweitert sich wahr- scheinlich nicht durch einfache Dehnung, sondern durch Nachgleiten, viel- leicht auch durch selbständiges Wachstum. Da man nun die Bauchhöhle plötzlich nicht größer machen kann, muß eben der Inhalt verringert werden. Dies geschieht besonders leicht durch Verabreichung von täg- lich etwa 20—25 g Tierkohle. Sind die Därme wirklich so gut wie leer, so ist Platz geschaffen, und die Nähte halten wenigstens einmal in der ersten Zeit. Damit ist schon viel gewonnen. Daß der Operierte nach- her weniger umfangreiche, dafür aber um so mehr konzentriertere Nahrungsstoffe zugeführt erhalten soll, sei nur deshalb erwähnt, weil man den Kranken schon vor dem Eingriff an die kleineren Mengen gewöhnen muß und beim Abführen nicht damit trösten darf, daß er ja alles in wenigen Tagen wieder nachholen könne.

Vorbereitung mit Bruchband oder Pelotte. Eine weitere Vorbereitung liegt manchmal in der Verordnung eines Bruchbandes oder bei einer Nabelhernie einer Pelotte, die vorher mehrere Monate getragen werden können. Eine solche Pelotte stellt man sich sehr leicht dadurch her, daß man ein Gazestück mehrfach zu einer Kugel oder einer dicken Scheibe zusammenlegt und mit Heftpflaster über dem Nabel befestigt, nachdem der Bruchinhalt in Rückenlage des Kranken zurückgebracht worden ist.

Auch die Vorbereitung mit Beckenhochlagerung ist vielfach empfohlen worden. SOKOLOFF erwähnt einen besonders schweren Fall, wo es ihm gelang, durch wochenlang fortgesetzte und täglich 15 bis 20 Minuten dauernde Repositionsversuche in Beckenhochlagerung einen Bruch zurückzubringen, dann den Patienten einige Wochen erst in TRENDELENBURGscher, später in horizontaler Stellung zu halten, so allmählich die Druckverhältnisse zu ändern und auch das Herz den neuen Kreislaufverhältnissen anzupassen. Am Schluß wurde der Kranke mit Erfolg operiert.

Bei eingeklemmten Brüchen besteht noch die Gefahr des Erbrechens und der Schluckpneumonie, die es wünschenswert machen,
den Magen vorher auszuhebern.

Lagerung: im allgemeinen flache Rückenlage, aber auf einem
Tisch, der Beckenhochlagerung erlaubt, die sich oft am Schluß des
Eingriffs zur Zurückbringung der Eingeweide als nützlich erweist. Dabei
muß man aber bei eingeklemmten Brüchen, die meist nicht vorbereitet
sind und deshalb zu Erbrechen neigen, ein Austreten des Magen- und
Darminhaltes in die Speise- oder die Luftröhre durch vorheriges Aushebern, wie schon erwähnt, oder durch die Einführung des KAUSCHschen
Ballons vermeiden. Für besonders schwierige Fälle, bei denen die Naht
unter zu hoher Spannung stehen würde, hat WATSON die sogenannte
Klappmesserlage empfohlen, das heißt eine Erhöhung des Rückens
um etwa 25 Grad bei gleichzeitiger Beugung der Kniee durch unter-
gelegte Kissen. Diese Stellung muß manchmal auch nach der Operation 10 Tage bis 3 Wochen beibehalten werden, schützt dann aber
durch die Verminderung der Spannung um 25—50 vH. vor einem Durchschneiden der Nähte.

Die Instrumente sind die bei Weichteiloperationen üblichen; bei
eingeklemmten Brüchen bedienen sich manche Chirurgen noch des
Herniotoms. Außerdem müssen die Sachen zur Darmresektion und -naht,
wenn ein Verdacht in dieser Richtung besteht, und Vorrichtungen zur
Entleerung des gestauten Darminhaltes bereit liegen (KIRSCHNER-
KÖNIGsches oder MOYNIHANsches Glasrohr mit Saugapparat).

Literatur.

GOHRBANDT: Wann sollen Kinderhernien operiert werden? Klin. Wochenschr.
    Jg. 1, Nr. 37, S. 1835. 1922.
SOKOLOFF: Zur Frage über die Vorbereitung zur Operation der übergroßen
    Inguinalhernien. Kasansky med. journ. Jg. 17, Nr. 2. 1922; Zo. 27, 221.
WATSON, LEIGH F.: The jack-knife position for patients after operations for
    abdominal hernia. Ann. of surg. Bd. 80, Nr. 2, S. 239. 1924; Zo. 30, 824.

7. Milzoperationen.

Die für die allgemeine Diagnosenstellung bei Milzerkrankungen notwendigen Untersuchungsverfahren wie Beobachtung des
Blutbildes, Bestimmung des Blutfarbstoffgehaltes, der Blutungs- und
Gerinnungszeit, der Hämolyse usw. sind für die Vorbereitung selbst
nur von geringer Bedeutung. Den Schwierigkeiten des Eingriffs,
den Verwachsungen, der Größe der Geschwulst und der Blutungsgefahr kann man nur zum Teil begegnen.

Verwachsungen. Von der Wahrscheinlichkeit von Verwachsungen könnte man sich höchstens durch die Prüfung der Beweglichkeit des Organs und die Anlegung eines Pneumoperitoneums nach
Rautenberg und Goetze überzeugen und den Operationsplan entsprechend einstellen.

Blutung. Dagegen läßt sich die Größe der Geschwulst und
meist zugleich die Blutung etwa bei Milzexstirpationen und -resek-
tionen (JOH. VOLKMANN) durch vorhergehende dauernde oder einst-

weilige Unterbindung der zuführenden Gefäße, auch in einer Voroperation (W. BUDDE), herabsetzen. Während des Eingriffs selbst kann man ohne Schädigung für die Lebensfähigkeit mit einer HÖPFNERschen Gefäßklemme (LOTSCH), oder, da diese meist zu klein ist, mit einer Magenklemme die vorübergehende Abklemmung versuchen, wie ich experimentell gezeigt habe. Derartige Versuche stammen von BISCHOFF, BRSCHOZOWSKI, LOTSCH, JOH. VOLKMANN und anderen.

Verkleinerung des Milzumfangs. HUBER hat dann, ausgehend von den Mitteilungen FREYS, OEHMES usw., die vorhergehende subkutane Einspritzung von Suprarenin (1 mg der Lösung 1 : 1000) zur Verkleinerung der Milz empfohlen, und zwar gibt er vor und während der Operation in Abständen von 30 Minuten und nachher noch zweimal je 1 mg, um eine beträchtliche Verblutung in die Bauchhöhle zu vermeiden. Durch diese Adrenalininjektion ziehen sich die Milzgefäße zusammen, und das Blut wird in andere Gebiete abgeleitet. Es ist also wohl mit einer Blutdrucksteigerung im übrigen Kreislauf zu rechnen. HERFARTH spritzte erst bei eröffneter Bauchhöhle in die Milz selbst ein und beobachtete nach wenigen Minuten eine deutliche Verkleinerung.

Gegen dieses Verfahren wendet sich FR. O. HESS mit der Begründung, daß bei gleichzeitiger Anwendung von Adrenalin und Chloroform oder Äther das Herz sehr gefährdet sei, da schon an sich öfters ein systolisches Geräusch an der Spitze nach Suprareningaben auftrete. Vielleicht kommt man, wenn man sich doch die zusammenziehende und verkleinernde Wirkung des Sympathicus auf die Milz zunutze machen will, mit der Splanchnikusreizung aus. Auch die Einspritzung von Novokain-Suprarenin an den Milzstiel während des Eingriffs selbst macht eine Verkleinerung des Organs.

Literatur.

BISCHOFF: Über das Unterbinden der Gefäße bei Milzexstirpationen. Dtsch. Zeitschr. f. Chirurg. Bd. 183, S. 396. 1823.

BRSCHOZOWSKI: Ligatur der Milzarterie als Mittel zur Verhütung von Blutverlust bei Milzexstirpationen. Zentralbl. f. Chirurg. Jg. 51, Nr. 37, S. 2040. 1924.

FREY, W.: Zur Frage der funktionellen Milzdiagnostik mittels Adrenalins. Zeitschr. f. d. ges. exp. Med. Bd. 3, S. 416.

HESS, FR. O.: Milzexstirpation in Blutleere. Arch. f. klin. Chirurg. Bd. 129, S. 654. 1924. (gegen HUBER).

HUBER: Milzexstirpation in Blutleere. Arch. f. klin. Chirurg. Bd. 128, S. 654. 1924 (Suprarenin.)

LOTSCH: Blutleere Milzoperationen. Arch. f. klin. Chirurg. Bd. 126, S. 145. 1923. Verhandl. d. 47. Tagung d. dscht. Ges. f. Chirurg. (Mit Lit.)

OEHME: Über die diagnostische Verwendung von Adrenalin, besonders bei Milztumoren. Dtsch. Arch. f. klin. Med. Bd. 122, S. 101. 1917.

v. STUBENRAUCH: Zur Milzchirurgie, die Ligatur der Arteria lienalis. Dtsch. Zeitschr. f. Chirurg. Bd. 172, S. 374. 1922.

VOLKMANN, JOH.: Zur chirurgischen Anatomie der Milzgefäße. Zentralbl. f. Chirurg. Jg. 50, Nr. 11, S. 436. 1923. — Ders.: Anatomische und experimentelle Beiträge zur konservativen Chirurgie der Milz. Arch. f. klin. Chirurg. Bd. 125, S. 231. 1923. — Ders.: Zur Unterbindung der Milzschlagader bei perniciöser Anämie. Münch. med. Wochenschr. Jg. 72, Nr. 4, S. 129. 1925.

VOLKMANN, JOH.: Blutleere bei Milzoperationen. Arch. f. klin. Chirurg. Bd. 140. 1926. (Verhandl. d. 50. Tagung d. deutsch. Ges. f. Chirurg.)

8. Leber- und Gallenkrankheiten.

Es ist eine jedem Chirurgen geläufige und sehr unangenehme Erfahrungstatsache, daß Patienten mit Erkrankungen der Leber und der Gallenblase oft recht labil sind.

Schätzung der Funktionsfähigkeit der Leber. Als Zeichen einer Schädigung der Leber sieht man im allgemeinen den Urobilin- und Urobilinogennachweis im Harn an.

Urobilin gibt bei Zusatz gleicher Mengen des SCHLESINGERschen Reagens (1 g Zinkazetat in 10 proz. Alkohol) zum Harn grüne Fluoreszenz. Urobilinogen zeigt bei Zugabe von einigen Tropfen einer 2 proz. Dimethylparaminobenzaldehydlösung (EHRLICHS Reagens) in 5 proz. Salzsäure eine Rotfärbung.

Eine brauchbare und leicht anzustellende Untersuchung auf Gallenfarbstoffe ist die Schwefelblumenprobe nach HAY. Wenn man ein Häufchen Sulfur depuratum auf den in ein Petrischälchen gegossenen Harn streut, so haben sich bei positivem Ausfall nach 20 Minuten Körnchen zu Boden gesenkt und hat sich ein Randschleier gebildet. Der Ausfall ist bei hämolytischem Ikterus negativ.

Ein sehr einfaches und bequemes Verfahren zur Schätzung der Lebertätigkeit ist das von ROCH. Es beruht auf der Undurchgängigkeit des gesunden Organs gegenüber Methylenblau.

Man gibt um 8 Uhr morgens 2 mg Methylenblau in einer Kapsel, dann sammelt man den Harn um 12 Uhr mittags (I), 4 Uhr nachmittags (II), 8 Uhr abends (III) und um 8 Uhr des nächsten Morgens (IV). Die verschiedenen Portionen werden in Reagenzgläsern von je $2^1/_2$ cm Durchmesser verglichen. Das Ergebnis soll sein:

	bei gesunder Leber	bei kranker Leber
Probe I	hin und wieder etwas blau	oft blau
Probe II	ganz ausnahmsweise blau	stets blau
Probe III	niemals blau	bisweilen blau
Probe IV	niemals blau	selten blau

In Deutschland scheint als einziger COHN das Verfahren durchgeprüft zu haben. Er kommt allerdings im Gegensatz zu den französischen Untersuchern zu einem ablehnenden Entscheid. Immerhin dürften sich noch weitere Untersuchungen empfehlen, zumal da die Leberfunktionsprüfung vom Standpunkt der chirurgischen Prognose aus noch recht im argen liegt.

Ein weiteres wichtiges Zeichen der Leberinsuffizienz ist die Azidose, die die Prognose meist wesentlich verschlechtert und deshalb vor dem Eingriff durch Kohlehydratzufuhr behoben werden sollte.

Alle umständlichen Untersuchungen, die Laboratoriumsbetrieb erfordern, finden sich sehr übersichtlich mit ihrer praktischen Auswertung bei LEPEHNE zusammengestellt, auf dessen Arbeit ich verweisen möchte.

Ist die Leber zu sehr in ihrer Funktion gestört, so kann es zu dem mehr oder weniger entwickelten Bild der postoperativen Cholämie kommen, die von LAQUA nicht als eine Überschwemmung oder Vergiftung des Körpers mit Gallenstoffen aufgefaßt wird, sondern als ein

Funktionsausfall. Die beste Vorbeugung liegt erstens einmal in der genauen klinischen Untersuchung gerade bei den Spätfällen, dann in der frühzeitigen Operation und schließlich in der Anwendung innerer Mittel.

Gefahr der Narkose. Zu den in der Krankheit selbst begründeten Gefahren treten noch Schädigungen durch die Narkose. Leider sind ja gerade Gallenoperationen außer in Splanchnicusanästhesie (nach H. BRAUN oder KAPPIS) nur schwer in örtlicher Betäubung ausführbar, weil besonders der Zug an der Leber und am Zwerchfell schlecht vertragen wird, so daß man meist zur Narkose greifen muß. Man hüte sich aber vor Chloroform, das die Leberzellen schwer beeinflußt und nach G. HERXHEIMER zur akuten gelben Leberatrophie führen kann. Auch jede sonstige mechanische Schädigung des Organs vermeide man. Alles muß sorgfältig vorbereitet sein, um ruhig, sicher und schnell operieren zu können. Die beste Assistenz ist gerade gut genug.

Gefahr der Cholämie. Wie läßt sich nun die Cholämie, insbesondere die cholämische Blutungsgefahr beseitigen oder wenigstens vermindern? PETRÉN glaubt, daß dann Gefahr in Verzuge sei, wenn die Gerinnungszeit des Blutes $1/3$ bis $1/2$ länger als normal ist. MAYO empfiehlt als allgemeine Vorbereitung die normale Blutzuckermenge wieder herzustellen und das Leberglykogen durch Vermehrung der Kohlehydrate in der Nahrung oder durch subkutane Infusionen einer 2—3proz. Glykoselösung (24stündlich 2—3000 ccm) zu vermehren. Bei gleichzeitiger Beseitigung einer etwaigen Wasserverarmung durch reichliche Flüssigkeitszufuhr werden die Gallenstoffe schneller ausgeschieden.

Neben all den Vorschlägen, die gegen Blutungsgefahr überhaupt gemacht worden sind, ist gerade für Leberleiden eigentlich nur ein Mittel ziemlich allgemein anerkannt, das ist das Calcium. Man kann es per os als Calcium chloratum in Lösung oder Calcium lacticum 3mal täglich eine Messerspitze voll oder 3—4—5mal täglich 1,0 g geben. HELLER empfiehlt 3,0 g als Einlauf zu verabfolgen oder den Inhalt einer EBSTEINschen Ampulle intravenös einzuspritzen (hypertonische Kochsalzlösung und Calciumchlorat). CLAIRMONT wie auch wir gebrauchen am häufigsten nach DENKS Vorschlag Calcium lacticum, von dem man unbeschadet bis zu 40 g täglich und zwar am besten morgens nüchtern verordnen kann. Eines dieser Mittel soll verabreicht werden, wenn die Gerinnungszeit über 7 Minuten beträgt. MAYO führt unmittelbar auf den Gebrauch der Calciumsalze die beträchtliche Abnahme der Sterblichkeit bei seinen Gallenwegeoperationen zurück. Er rechnet nach WALTERS und BOWLER auf je 60 kg Körpergewicht 5 ccm der 10 proz. Lösung intravenös. Schädigungen wurden nicht beobachtet. Auch Gallensalze selbst und Ochsengalle sind gegen die cholämischen Blutungen gegeben worden. Diese Arzneimittel muß man mindestens 5 Tage nehmen lassen, in schweren Fällen und wenn der Eingriff nicht sehr dringend ist, noch länger. Besser als alles dies wirkt aber eine Blutübertragung, die einen Tag vor der beabsichtigten Operation ausgeführt wird. Man soll nicht erst bis nach dem Eingriff warten, wenn das Blut sickert und sickert, der Patient schwächer und schwächer wird und schon von der Operation selbst stark mitgenommen ist; obwohl man auch da noch gute Erfolge erzielt, wie uns erst kürzlich wieder ein Fall von schwerster Cholämie bei Papillentumor zeigte. Besonders für große Eingriffe an der Leber selbst wie Leberresektionen ist die Blutüberpflanzung empfehlenswert. Wir benutzen meist ebenso wie E. Hempel das Öhleckersche Verfahren. W. Braun injiziert bei chronischem Choledochusverschluß vor der Operation 200 ccm Natriumcitratblut zur Hebung der Blutgerinnung.

Das Herz soll stets mit Digipuratum (3mal täglich 8—12 Tropfen) gekräftigt werden. Bei Leberleiden setzt die postoperative Herzschwäche oft sehr plötzlich — am vierten Tage — ein, nachdem man das langsame Versagen manchmal kaum beachtet und deshalb keine rechtzeitigen Gegenmaßnahmen in den ersten Tagen nach der Operation ergriffen hat.

Die Lagerung erfolgt in Rückenlage auf einem dicht oberhalb der Lendengegend abgeknickten Tisch, der das Hervortreten der Leber und die Senkung der Eingeweide erleichtert. Noch besser ist es, wenn ein besonderes kleines Bänkchen von etwa 10 cm Breite unter der Lebergegend emporgedreht und am Schluß der Operation zur Erleichterung der Bauchdeckennaht wieder gesenkt werden kann. Ähnlich wirkt ein aufblasbares Kissen, das ebenfalls keine Umlagerung erfordert. Steht dem Operateur ein großer moderner Tisch nicht zur Verfügung, so kann er sich durch Unterschieben eines Kissens unter den unteren Abschnitt der Brustwirbelsäule helfen, und wenn man noch zugleich den Körper etwas schräg stellt (Kopf erhöht), so bringt man sich die Leber gut zu Gesicht. Jedenfalls muß die Lagerung so eingerichtet sein, daß ein Zurückbringen des Körpers in die normale Rückenlage möglich ist.

Instrumente:
Für Eingriffe an den Gallenwegen:
 Gallenlöffel, Gallensteinfaßzangen (zum Herausholen der Steine
  aus dem Ductus hepaticus und choledochus);
 biegsame Sonden (zum Austasten der tiefen Gallenwege);
 dünnes, aber kräftiges Gummirohr oder ein T-Stück (zur Drainage
  bei gleichzeitigem Abfluß in den Darm).
Bei Leberresektionen (nach Anschütz):
 große seitlich abgeplattete Nadeln von verschiedener Krümmung und abgestumpftem Ende (zur intrahepatischen Leberligatur nach Kusnezoff und Pensky);
 Lebernadeln nach Kader (ein deschampsartiges Instrument).

Literatur.

Anschütz: Über die Resektion der Leber. Rich. v. Volkmanns Samml. klin. Vortr. Nr. 356/357.
Braun, W.: Chirurgische Eingriffe bei akuter und subakuter Leberatrophie. Klin. Wochenschr. Jg. 1, Nr. 51, S. 2510. 1922.
Cohn: Über die Leberfunktionsprüfung durch perorale Verabreichung von Methylenblau. Klin. Wochenschr. Jg. 1, Nr. 51, S. 2522. 1922.

Dupuy de Frenelle: Pour diminuer le risque opératoire. Paris: A. Maloine et fils 1924. S. 7 (Leberfunktion).
Heller, E.: Die chirurgischen Erkrankungen der Leber und des Gallensystems. In: Kirchner und Nordmann: Die Chirurgie, Lief. 3.
Herxheimer, G.: Über akute gelbe Leberatrophie und verwandte Veränderungen. Zieglers Beitr. z. pathol. Anat. u. allg. Pathol. Bd. 72, S. 56 u. 349. 1924.
Kehr: Technik der Gallensteinoperationen. München: J. F. Lehmann 1905. — Ders.: Die Praxis der Gallenwegechirurgie. Ebenda 1913. — Ders.: Chirurgie der Gallenwege. Neue deutsche Chirurgie Bd. 8.
Körte: Beiträge zur Chirurgie der Gallenwege und der Leber. Berlin: Aug. Hischwald 1905.
Lepehne: Die Leberfunktionsprüfung, ihre Ergebnisse und ihre Methodik. Halle, C. Marhold 1923. (Samml. zwangl. Abhandl. a. d. Geb. d. Verdauungs- u. Stoffwechselkrankheiten, 8. Bd, 4. Heft.)
Petrén: Untersuchungen über die Blutgerinnung bei Ikterus. Bruns' Beitr, z. klin. Chirurg. Bd. 120, S. 501. 1920.
Thöle: Chirurgie der Lebergeschwülste. Neue deutsche Chirurgie Bd. 7.
Walters and Bowler: Preoperative preparation of patients with obstructive jaundice. An experimental study of the toxicity of intravenous calcium chloride used in the preparation of patients. Surg., gynecol. a. obstetr. Bd. 39, Nr. 2, S. 200. 1924; Zo. 32, 48.

F. Vorbereitung zu Eingriffen an den Urogenitalorganen.

1. Cystoskopie und Pyelographie.

Für die Blasenspiegelung, Cystographie und Nierenbeckenspülung oder -füllung bedarf es keiner zu umfangreichen Vorbereitungen. Immerhin ist einige Vorsicht geboten, nachdem Sgalitzer und Hryntschak vor kurzem einen Todesfall nach Pyelographie bei schwer geschädigtem Herzen (Aortenaneurysma) und Thymus persistens (48jährige Frau) erlebt haben. Wahrscheinlich handelte es sich dabei wie in anderen seltenen Fällen (Fedoroff) um einen reflektorischen Herzstillstand.

Die einfache Blasenspiegelung und die unmittelbare Füllung mit schattengebenden Mitteln durch Katheter kann meist ohne weiteres ausgeführt werden. Für die Füllung mit Luft genügt im allgemeinen ein Reinigungseinlauf, während die Nierenbecken- untersuchung, insbesondere die röntgenologische, eine gründlichere Vorbereitung erfordert, um störende Schattenbildung zu vermeiden. Man fange schon mindestens 24 Stunden vorher an, abzuführen, und zwar am besten mit Rizinusöl, da es sich ja vor allem um die Entleerung des Dickdarms handelt. Am frühen Morgen des Untersuchungstages darf auch noch ein Reinigungseinlauf gegeben werden, der natürlich rechtzeitig wieder abgeflossen sein muß. Fehlerquellen entstehen durch starken Dickdarmmeteorismus. Zum Teil beseitigt man ihn nach Dietlen durch Vermeidung blähender Speisen oder die eben erwähnten Einläufe. Einen Vorschlag hat Pokorny (nach Jacksch-Warthenhorst) mit der Verabreichung von Tierkohle gemacht. Man geht so vor, daß man zuerst den Patienten durchleuchtet, um nachzusehen, ob überhaupt Gasblasen vorhanden sind. Wenn ja, gibt man von Carbo animalis purissimus einen Eßlöffel auf $^{1}/_{2}$ Glas Wasser und zwar 2 Stunden vor jeder Mahlzeit. Dies muß man im Notfall 24 bis 48 Stunden fortsetzen. Wir haben in letzter Zeit auch mit Tierkohle- einläufen gute Erfolge erzielt.

ZIEGLER und HIRSCH haben vor kurzem in einer zusammenfassenden Arbeit die Frage der Beseitigung des Meteorismus eingehend auch vom theoretischen Standpunkt aus geprüft und schlagen auf Grund ihrer Untersuchungen und praktischer Erfahrungen folgenden Gang der Vorbereitung vor: 2—3 Tage vorher wird die VON NOORDENsche Antigärungskost gegeben, ferner 2 Tage lang 2stünlich vor jeder Mahlzeit je 3—4mal am Tage 1 Eßlöffel Carbo animalis purissimus in ¹/₂ Glas Wasser. Außerdem wird frühmorgens unmittelbar vorher ein Einlauf mit Seifenwasser gemacht.

Will man die Leistungsprüfung mit Indigkarmin vornehmen, so empfiehlt es sich, dem Patienten einen halben Tag vorher keine Flüssigkeit zu geben, denn je konzentrierter der Harn ist, um so leichter ist die Ausscheidung zu erkennen.

Zur unmittelbaren Kontrastfüllung der Blase mittels Katheter bedienen wir uns der 15 proz. Bromnatriumlösung, die auch für das Nierenbecken genügt. Besser ist aber dazu das Umbrenal, ein Jodlithiumpräparat, das, auf Körperwärme gebracht, eingespritzt wird und schlagartige Schatten gibt. Weniger gut als die kristalloiden sind die kolloidalen Mittel (Kollargol usw.), da sie mit den Wandzellen der Harnwege infolge ihrer Permeabilität Verbindungen eingehen und zu Schädigungen führen (v. LICHTENBERG).

Bei der mittelbaren Darstellung der Harnwege, (DIETLEN, v. LICHTENBERG, JOH. VOLKMANN) durch intravenöse, orale oder rektale Verabreichung schattengebender Mittel ist die Vorbereitung eine etwas andere. Sie beginnt am ersten Tag mit Abführen, zugleich erhalten die Patienten 1 g Calcium oder Natrium jodatum per os, um eine etwaige Idiosynkrasie gegen Jod festzustellen. Am zweiten Tag wird die Darmentleerung fortgesetzt, und es werden 3mal je 1 g Calcium oder Natrium jodatum zum zweiten Frühstück, Mittag und Abendbrot verabreicht. Am dritten Tag früh nur etwas Flüssigkeitsaufnahme, dann zeitig intravenöse Einspritzung der 10 proz. Jodnatriumlösung. Man hält sich für Blasenbilder 80—120, für Nierenbeckendarstellungen 150 bis 180 ccm Lösung bereit.

Anästhesie. Auf eine Allgemeinanästhesie in irgendeiner Form verzichten wir fast immer, geben auch kein Morphium oder Skopolamin, da gerade etwaige Schmerzäußerungen des Kranken darauf hinweisen, wie weit wir gehen dürfen und wann man Gefahr läuft. Für ganz seltene Fälle lassen manche Urologen es zu, daß man einen Chloräthylrausch benutzt. Er hat aber den Nachteil, daß er sich nicht gut so lange ausdehnen läßt, wie eine gründliche Untersuchung dauert, oder daß man bei frühzeitigem Aufhören mit der dann einsetzenden Unruhe des Kranken zu kämpfen hat. Lumbalanästhesie wird von NEUGEBAUER wegen der dadurch hervorgerufenen Verminderung der Harnabsonderung ganz abgelehnt. JOSEPH empfiehlt Suppositorien nach folgendem Rezept:

Heroin   0,01
Extr. Belladonnae   0,03
Cacao q. s. ut fiat supp. No. I.
DS. 1 Stunde vorher zu nehmen.

Zur Anästhesierung der Harnröhre benutzen wir 1 proz. Kokainlösung, die stets aus Pulvern zu 0,2 Cocainum hydrochloricum durch Auflösen in 20 ccm Aqua destillata frisch hergestellt wird. Andere ziehen 1 proz. Novocain- oder Alypinlösung vor, die man auch zu 80 bis 100 ccm intravesikal geben kann, obwohl im allgemeinen eine besondere Betäubung der Blase nicht nötig ist. Neuerdings haben wir Psicain in $^{1}/_{4}$ proz. Lösung viel benutzt und sind damit auch zufrieden gewesen. Nach den Untersuchungen verschiedener Verfasser ist es, wie auch von H. BRAUN bestätigt wurde, bei geringerer Menge gleich wirksam und weniger schädlich.

Die Reinigung der äußeren Geschlechtsteile erfolgt durch Abwischen mit Tupfern, die mit 1 proz. Oxycyanat- oder Sublimatlösung getränkt sind.

Erweiterung der Harnröhre. Wenn das Orificium externum der Harnröhre beim Manne zu eng ist, um Instrumente einzuführen, spaltet man es mit einem kleinen Schnitt nach oben. Kommt man auch dann noch nicht in die Harnröhre oder wegen Verengerungen nicht weiter, so ist oft eine besondere Vorbehandlung mit Dehnung der Harnröhre entweder forziert mit dem Dilatator oder allmählich mit Bougies ansteigender Stärke notwendig. Dazu muß man die Harnröhre von vornherein anästhesieren. Macht man erst vergebliche Versuche ohne Betäubung, so ist die Schleimhaut mit dem Gleitfett bedeckt und nimmt nicht mehr so gut das Kokain an. Das letzte eben einführbare Bougie bleibt 15—20 Minuten liegen, und man beginnt am folgenden Tag erst wieder mit dem nächst kleineren. Am dritten Tag setzt man am besten aus, damit die Harnröhre nicht zu sehr gereizt wird. Vor kurzem hat MARSELOS berichtet, daß es ihm durch die sogenannte diathermische Dilatation gelingt, rascher zum Ziel zu kommen als auf den bisher üblichen Wegen. Er hat massive Katheter von der Stärke 1—20 in gerader Form für die vordere, gebogene für die hintere Harnröhre herstellen lassen, an die der eine Pol angeschlossen wird, während der andere in vier Teile geteilt, durch vier Fäden mit den Elektroden des Penis, Bauches, Dammes und Rückgrates verbunden wird. Hat man bis 19 erweitert, so kann man zu den thermophoren Kathetern Nr. 20 von ROUCAYROL übergehen und dann meist bequem die üblichen Bougies benutzen.

Ist der Harn in der Blase ganz klar, so genügt das Ablassen und einbis zweimalige Spülen; trüber Urin erfordert aber eine längere gründliche Spülung. Wir benutzen dazu destilliertes Wasser, das auf Körperwärme gebracht ist. Bei beträchtlichen Blutungen ist eine dünne Silbernitratlösung (1 : 1000 und stärker) noch besser. Auch Zusatz von Suprarenin zum Spülwasser ist empfohlen worden.

Alle Instrumente werden vor Beginn der Blasenspiegelung genau nachgesehen, damit später keine Verzögerung entsteht. Insbesondere werden die Lampen nachgeprüft. Wir gebrauchen, um dem Patienten unangenehme Gefühle und Verbrennungen zu ersparen, als Beleuchtungsquelle nicht den Stadtstrom, sondern eine kleine Trockenbatterie, wie sie zu elektrischen Taschenlampen gehört, oder eine etwas größere

Batterie, die mehrere Male aufgegossen werden kann. Die Harnleiter-katheter werden vor dem Auge des Untersuchers von der Schwester durchgespritzt und die Kontakte und Stellschrauben des Blasenspiegels nachgeprüft. Zuletzt erfolgt das Bestreichen des Instruments mit Katheterpurin oder einem anderen sterilen Fett, wobei man nach Möglichkeit das Fenster der Optik unberührt läßt.

Instrumente:

weiche Katheter verschiedener Größe; TIEMANN-Katheter (für Prostatiker);

Katheterpurin, steriles Öl oder Vaseline;

Pinzetten, Tupfer (auch strangförmig ausgezogene Tupfer zum Abbinden der Harnröhre);

Pulver von Cocainum hydrochloricum zu 0,2; Porzellanschälchen zum Auflösen, was mit Aqua destillata erfolgt;

eine 150 ccm fassende Spritze und große Glasgefäße mit destilliertem Wasser. (Für die fortlaufende Spülung der hinteren Harnröhre braucht man einen auf einem Gestell stehenden Irrigator, der durch einen genügend langen Schlauch mit Glaszwischenstück an der Wasserzuführung des Urethroskops angeschlossen werden kann.)

einfaches Blasencystoskop, Ureterencystoskop, Urethroskop oder die jeweiligen besonderen Instrumente.

Indigkarmintabletten, die in einem Reagenzglas mit 20 ccm Wasser durch einmaliges Aufkochen aufgelöst werden.

Lagerung auf einem geeigneten Tisch in Rückenlage mit etwas erhobenem Oberkörper. Die Oberkleider können anbehalten werden; die Röcke, Unterröcke oder Beinkleider werden ausgezogen. Über die Strümpfe, die der Kranke nicht abzulegen braucht, sind sterile weite sackartige Leinenstrümpfe zu stülpen. Die Beine werden kräftig gespreizt und in Beinhalter gelegt. Hat man keinen besonderen Cystoskopietisch , so zieht man den Kranken an die Schmalseite eines gewöhnlichen Tisches, auf den man eine wasserdichte, fest gepolsterte Unterlage gebracht hat, und befestigt die so stark wie möglich gebeugten und an den Leib herangezogenen Beine so, daß man in die Kniekehle einen gepolsterten Stock drückt. Man bindet ihn fest und hält ihn durch unter dem Nacken des Patienten durchziehende Gurte oder Riemen in seiner Lage, so daß die Steinschnittlage gewahrt bleibt.

Zusammengefaßt ist also der Gang der Vorbereitung folgender: $^1/_2$ Tag vorher Abführen, keine Flüssigkeitszufuhr, Lagerung, Reinigung der äußeren Geschlechtsteile. Einspritzung von 20 ccm (bis 80 —100 ccm für die Blase) frisch bereiteter 1 proz. Cocainlösung mit der Tripperspritze in die Harnröhre (beim Manne), bei empfindlichen Frauen in die Blase. Abbinden der Harnröhre im Sulcus glandis mit einem auseinandergezogenen Tupfer. 5—10 Minuten warten. Einführen eines weichen Gummikatheters von 18 Charriere oder bei jüngeren Personen entsprechend dünner und Entleerung der Blase. Dabei bekommt man schon einen Überblick über die in der Harnröhre und Blase vorliegenden Verhältnisse und läuft nicht Gefahr, mit dem gröberen Cystoskop Verletzungen zu setzen. (Der gewonnene Harn wird aufgehoben und sofort nach Beendigung der Blasenspiegelung chemisch, mikroskopisch und bakteriologisch untersucht.) Spülung mit destilliertem Wasser. Füllung mit 150—250 ccm je nach Fassungsvermögen. Entfernung des Katheters unter Abklemmen des äußeren Endes, damit der im Katheter befindliche Harn nicht herumspritzt. Einführen des Blasenspiegels.

Literatur.

BAENSCH: Die Pyelographie. Ergebn. d. Chirurg. u. Orthop. Bd. 16, S. 755. 1923.

CASPER: Handbuch der Zystoskopie. 3. Aufl Leipzig: Gg. Thieme 1911.

JOSEPH: Lehrbuch der Zystoskopie. Berlin: Julius Springer 1922.

KIELLEUTHNER: Einführung von Instrumenten in Harnröhre und Blase. In: VOELCKER und WOSSIDLO: Chirurgische Operationslehre. 2. Aufl. Leipzig: G. Thieme 1925.

LEHMANN: Die Gefahren der Pyelographie. Zeitschr. f. urol. Chirurg. Bd. 10, S. 420. 1922.

v. LICHTENBERG: Zur gefahrlosen Ausführung der Pyelographie. Ebenda Bd. 8, S. 24. 1922.

MARSELOS: Eine neue Therapie gonorrhoischer Harnröhrenstrikturen. Zeitschr. f. Urol. Bd. 19, S. 417. 1925.

POKORNY: Ein neues Hilfsmittel zur Beseitigung des störenden Meteorismus in der Nierenröntgenographie. Fortschr. a. d. Geb. d. Röntgenstr. Bd. 32, S. 53.

VOLKMANN, JOH.: Zur röntgenographischen Darstellung der Harnwege durch intravenöse Verabreichung schattengebender Mittel. Dtsch. med. Wochenschr. Jg. 50, Nr. 41, S. 1413. 1924 und Fortschr. a. d. Geb. d. Röntgenstr. Bd. 32, 1. Kongreßheft (Verhandl. d. dtsch. Röntgenges. Bd. 15. S. 35. 1924).

WILDBOLZ: Lehrbuch der Urologie. Berlin: Julius Springer 1924.

ZIEGLER und HIRSCH: Über den Gasgehalt des Magendarmkanals und die Mittel zu seiner Beseitigung in Hinsicht auf die Röntgenuntersuchung. Fortschr. a. d. Geb. d. Röntgenstr. Bd. 33, S. 698. 1925.

2. Nieren.

Bei der Vorbereitung zu Nierenoperationen ist es schwer, eine Grenze zwischen dem zu ziehen, was zur Diagnosenstellung nötig ist, und dem, was man nur für die Vorbehandlung braucht. Das Wichtigste, die Funktionsprüfung, spielt ja schon für die Erkennung des Leidens eine große Rolle, insbesondere aber die Frage, ob die andere Niere allein leistungstüchtig genug ist, um für den ganzen Körper die Arbeit zu tun. Ich will deshalb die für die Diagnostik bedeutungsvollsten Punkte hier nur, zum Teil nach RENNER und RÖDELIUS, anführen und zum Vergleich die Werte bei normalem Befund geben, die ein Urteil über die Niere erlauben.

1. Verdünnungsversuch
2. Konzentrationsversuch
} sie werden bei dem Abschnitt Vorsteherdrüse ausführlich besprochen werden.

3. Indigkarminausscheidung: bei intravenöser Injektion nach PFLAUMER erfolgt die Ausscheidung nach 3(—5) Minuten, bei subkutaner oder intramuskulärer Einspritzung nach 8—10 Minuten. Die kranke Seite ist niemals besser als die gesunde, wohl aber bleibt bei Geschwülsten die kranke manchmal gleich der gesunden.

4. **Gefrierpunktsbestimmung des Harns:** Die Gefrierpunktserniedrigung des Harns ($\varDelta$), mit dem BECKMANNschen Apparat bestimmt,
beträgt normalerweise $-1,0$ bis $-2,5°$. Infolge schwächerer Konzentration an Salzen und Stoffwechselprodukten zeigt der Harn eine
geringere Gefrierpunktserniedrigung z. B. $-0,5°$.

5. **Gefrierpunktsbestimmung des Blutes:** Der Gefrierpunkt
normalen menschlichen Blutes (δ) liegt bei $-0,56°$, verglichen mit dem
von destilliertem Wasser ($0°$). Dabei sind Schwankungen zwischen
$-0,55°$ und $-0,57°$ als innerhalb der physiologischen Grenzen gelegen
anzusehen. Befunde von $-0,58$ oder $-0,59°$ legen wegen der darin
ausgesprochenen ungenügenden Ausscheidung der Salze und Stoff-
wechselprodukte schon große Vorsicht nahe und $-0,6°$ sollte nach
KÜMMELL bei der beabsichtigten Entfernung einer Niere nie überschritten werden.

6. **Phenolsulfophthaleinausscheidung:** Die nach intramuskulärer Einspritzung von 6 mg Phenolsulophthalein (in einer Ampulle
enthalten) stattfindende Farbstoffausscheidung beginnt etwa nach 5
bis 15 Minuten. Der Farbstoffgehalt läßt sich mit dem AUTHENRIETH-
schen Kolorimeter messen. Ist in der ersten Stunde über 40 vH. ausgeschieden, so ist die Funktion als gut anzusehen, 20—30 vH. ist als
zweifelhaft zu betrachten; bei niedrigeren Werten ist von einem Eingriff abzuraten.

7. **Phloridzinglykosurie:** Bei normalen Nieren beginnt 10 bis
15 Minuten nach subkutaner Einspritzung von 0,01 Phloridzin die
Zuckerausscheidung, gemessen mit der TROMMERschen Probe. Bei
vergleichender Prüfung beider Nieren sondert das kranke Organ weniger
ab; nach Hundertteilen mit dem Sacharometer bestimmt.

8. **Restharnstoff- und Reststickstoffbestimmung im Blut:**
Restharnstoff etwa 50—60 mg, Reststickstoff (70—80 vH. des ersteren)
40—50 mg in 100 ccm Blut; Harnstoffmengen über 100 mg und Stick-
stoffmengen über 60 mg sind als krankhaft anzusehen.

9. **Amyloidreaktion nach Bennhold:** Amyloid besitzt Kongo
gegenüber ein spezifisches Bindungsvermögen. Die FBR ist positiv,
wenn eine Stunde nach Kongoeinspritzung 40 vH. Serum in dem ent-
nommenen Blut entfärbt ist, ohne daß größere Mengen im Harn auf-
getreten wären. Wenn die FBR nach einer Stunde größer als 60 ist,
hält es BENNHOLD für beweisend für Amyloid, was z. B. bei bestehender
Pyonephrose der anderen Niere von Wert sein könnte.

10. **Elektrische Leitfähigkeit des Harns.**

11. **Elektrische Leitfähigkeit des Blutes.**

12. **Bestimmung der AMBARDschen Konstante.**

$$K = \frac{Ur \;\text{(Blutharnstoff)}}{D \;\text{(Gesamtharnstoffausscheidung)}}.$$ Dazu kommt noch das

Verhältnis der Nierenfläche, an dem Körpergewicht gemessen $\dfrac{70}{P}$, ver-

vielfacht mit dem Mittelmaß an Harnkonzentration $\dfrac{C}{25}$, so daß die

Gesamtformel lautet:

$$K = \frac{UR}{\sqrt{\dfrac{D \cdot 70}{P}} \cdot \sqrt{\dfrac{C}{25}}}.$$

Die Normalzahl beträgt 0,07; 0,1 soll den Verdacht auf leichte Störungen, 0,2 auf schwere Veränderungen begründen. Die neueren Veröffentlichungen sprechen sich sehr zweifelnd über den Wert dieser Konstante aus.

13. **Säure- und Alkaliausscheidungsprobe (S.U.A.)** nach REHN. Vergleich der Ausscheidung von Säure und Alkali durch den Harn nach Einspritzung von 50 ccm 4 proz. Natriumbicarbonatlösung. Eigene Erfahrungen über den Wert des Verfahrens besitze ich nicht.

Wir beschränken uns in der VOELCKERschen Klinik im allgemeinen auf die drei ersten Untersuchungen, den Verdünnungs- und Konzentrationsversuch sowie die Indigkarminausscheidung, die praktisch die wichtigsten sind; in geeigneten Fällen werden auch die Prüfungen 4, 5 und 8, die Gefrierpunktsbestimmung des Harnes und des Blutes nebst der Reststickstoffbestimmung ausgeführt, die übrigen kommen nur selten in Betracht.

Sind die Untersuchungen einwandfrei ausgefallen, so kann man sofort an den Eingriff herangehen; sonst müssen sie in Zwischenräumen wiederholt werden und dienen dann als Hinweis darauf, ob das Organ sich bessert. In solchen zweifelhaften Fällen ist es unser Bestreben, die Nieren noch so leistungsfähig wie möglich zu machen, d. h. wir müssen uns die Pflege des Wasserhaushaltes angelegen sein lassen. Dies geschieht am besten durch Verabreichung einer reizlosen, nicht zu scharf gewürzten, aber auch nicht geschmacklosen Kost, durch Alkalizufuhr und durch Harnantiseptika, wenn eine Infektion schon vorhanden ist oder auch nur droht, und zwar bei alkalischem Harn durch ein Hexamethylentetraminpräparat (Urotropin, Hexal) 3—6 mal täglich eine Tablette. Besser ist noch Cylotropin, das eine salizylsaure Form des Hexamethylentetramins darstellt und durch länger dauernde Abspaltung von Säuren den Harn besser säuert und damit die Wirkung des Formaldehydbestandteiles erhöht. Es wird intravenös eingespritzt. Auch Urotropin kann in dringenden Fällen intravenös gegeben werden. Bei saurem Harn nimmt man Salol zur Durchspülung und Auswaschung der Nieren. Für das einfache Trinken ist Traubenzuckerlösung empfehlenswerter als Kochsalzlösung oder Aqua destillata. Ob durch solche Flüssigkeitsmengen auch die Blutviscosität herabgesetzt werden kann, ist zweifelhaft.

Die Neigung zum Erbrechen kann zum Teil durch Magenspülungen wenigstens symptomatisch bekämpft werden. Im übrigen verschwindet es natürlich auf ätiologische Behandlung der Stickstoffzurückhaltung.

Beim Abführen achte man besonders darauf, daß der Dickdarm leer ist, der sonst bei dem Eingriff stört und außerdem leicht an sich schon infolge seiner Nachbarschaft zum Operationsgebiet eine gewisse

postoperative Trägheit zeigt, was bei gefülltem Darm den Kranken
mehr belästigt als nach gutem Abführen.

Die Lagerung erfolgt in Seitenlage mit einem starken runden
Kissen unter der gesunden Lendengegend, wodurch eine kräftige Ab-

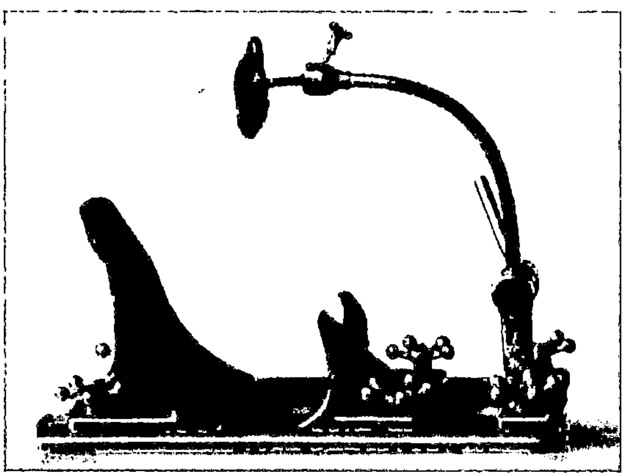

Abb. 4. Sattel nach Voelcker zur Lagerung bei Nierenoperationen. Links verschiebliche Metallplatte für das Gesäß, rechts Hebelarm mit Pelotte zum Gegendruck gegen den vorderen oberen
Darmbeinstachel.

knickung des Körpers erreicht wird. Diese Rolle darf nicht zu breit,
muß aber ausreichend dick und hart gepolstert sein. Besser als diese

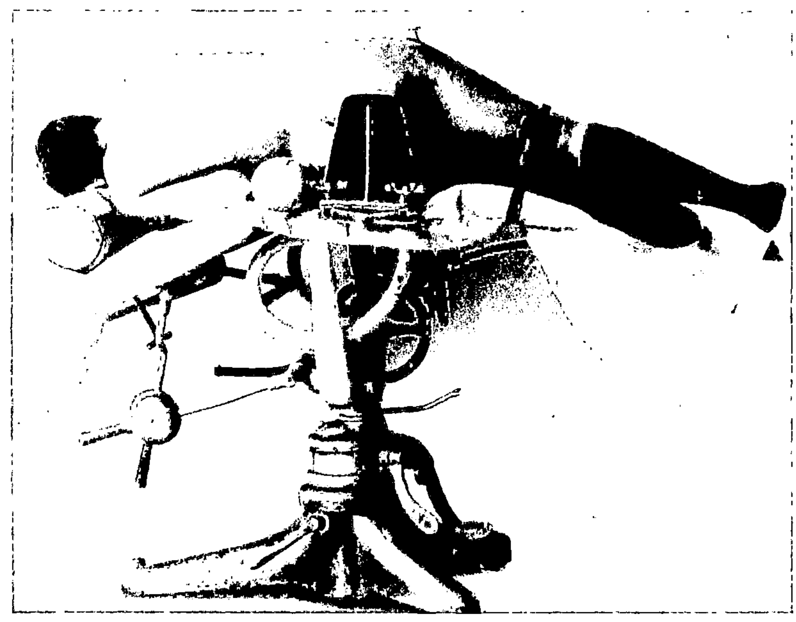

Abb. 5. Lagerung eines Kranken im Nierensattel.

einfache Lagerung, bei der man durch Abknickung des Tisches noch mehr Platz schaffen kann, ist die im VOELCKERschen Nierensattel. Von einer Metallplatte erhebt sich einerseits eine schräggestellte Stütze für das Gesäß des auf der gesunden Seite liegenden Patienten, während von der anderen Seite eine an einem verschiebbaren Hebelarm befestigte Pelotte an dem vorderen oberen Darmbeinstachel gegendrückt und das Umkippen verhindert. Dadurch wird das Becken festgehalten, während der Oberkörper etwas nach vorn umfallen kann und die Nierengegend bei gleichzeitiger Abknickung des Tisches entfaltet, gewissermaßen auseinandergedreht wird. Der Oberkörper liegt auf dem gesunden Arm. Die beifolgenden Abbildungen erläutern die Lage. Vor Schluß der Wunde wird der untere Arm nach vorn herausgezogen, die Abknickung beseitigt und der Oberkörper erhöht, um die Nahtanlegung zu erleichtern.

Instrumente: Von besonderen Instrumenten benutzen wir außer langen stumpfen Haken, langen Pinzetten und Scheren nur noch zwei Hilusfaßzangen verschiedener Größe und Krümmung. Bei Verdacht auf Nieren- oder Nierenbeckenstein hält man sich noch Nadeln bereit, um die Steine durch die Gewebsschichten hindurch tasten zu können.

Literatur.

BAETZNER: Diagnostik der chirurgischen Nierenerkrankungen. Berlin: Julius Springer 1921.

BENNHOLD: Über die Ausscheidung intravenös einverleibten Kongorots bei den verschiedensten Erkrankungen, insbesondere bei Amyloidose. Dtsch. Arch. f. klin. Med. Bd. 142.

CHUTE: The postoperative care of urinary cases. Southern med. journ. Jg. 16, Nr. 2; Zo. 23, 410.

KÜMMELL: Operationen an den Nieren und Harnleitern. In: VOELCKER und WOSSIDLO: Chirurgische Operationslehre. 2. Aufl. Leipzig: G. Thieme 1925.

NEUHÄUSER: Chirurgie der Nieren. In: STICH und MAKKAS: Fehler und Gefahren bei chirurgischen Eingriffen. Jena: G. Fischer 1923.

RENNER, A.: Über den Wert der neueren Methoden der Nierenfunktionsdiagnostik für die Chirurgie. Zeitschr. f. Urol. Bd. 16, S, 249. 1922.

ROEDELIUS: Die Nierenfunktionsprüfungen im Dienste der Chirurgie. Berlin: Julius Spinger 1923.

ROSENBERG, M.: Die Funktionsprüfung der Nieren. Klin. Wochenschr. Jg. 3, Nr. 3, S. 116. 1924.

3. Blase.

Wenn auch bei Blasenoperationen zum Teil ähnliche Verhältnisse vorliegen wie bei Eingriffen an Niere oder Vorsteherdrüse, so sind doch einige Gesichtspunkte besonders zu berücksichtigen.

Selbst der einfachste und kürzest dauernde hohe Steinschnitt, etwa zur Entfernung eines Fremdkörpers, sollte nicht, wenigstens nicht bei älteren Leuten, ohne genaue Prüfung der Nieren und ihrer Leistungsfähigkeit mittels der S. 212 ff. erwähnten Verfahren ausgeführt werden. Eine etwa vorhandene Harnstauung wird dann durch öfteres Entnehmen des Wassers mit dem Katheter oder durch Einlegen eines Dauerkatheters beseitigt. Häufig ist es wünschenswert, einige Kubikzentimeter (etwa 50) in der Blase zurückzulassen, weil sonst die Kranken über starken Krampf, besonders durch den Reiz eines gegen die Schleimhaut stoßenden Fremdkörpers (Stein usw.), klagen. Das Aufsteigen einer Infektion in den Harnleitern wird durch Trinken von Wildunger Wasser, durch Verordnung von Hexamethylentetramin, Salol und dergleichen vermieden. Wahrscheinlich ist sie ja gar nicht so häufig ein unmittelbar aufsteigender Prozeß als vielmehr ein auf dem Blutweg sich ausbreitender, wofür schon der Sitz von Abscessen in der Rinde spricht. Wie weit der Lymphweg auch noch in Betracht kommt, soll hier nicht erörtert werden. Haben wir erst einmal einen dieser so beängstigenden Fieberanfälle und Schüttelfröste beobachtet, so kann man außer durch große Gaben destillierten Wassers, die getrunken werden, außer durch Spülung mit anderen Mitteln oder durch Einlegen eines Dauerkatheters noch mit intravenösen Einspritzungen von starker PREGLscher Jodlösung (Septojod) Besserung erzielen. Man injiziert sehr langsam, um Gefäßwandschädigungen zu vermeiden, etwa 30 ccm und wartet den Erfolg ab; tritt er nicht bald ein, so kann nach Tagen oder Stunden die Einspritzung 1—2mal wiederholt werden. Ein Fall ist mir in besonders lebhafter Erinnerung, wo ein Patient nach Prostatektomie hohes Fieber hatte, benommen war, delirierte, unter sich ließ, kurz ein Todeskandidat war, und nach PREGL-Gaben später geheilt entlassen werden konnte. Ein anderer Kranker hatte schon zu wiederholten Malen heftige und langdauernde pyelitische Attacken gehabt, so daß Prof. VOELCKER, als der Mann mit einem derartigen Anfall eingeliefert wurde, zur Nephrostomie riet. Es wurde noch ein Versuch mit der PREGLschen Lösung gemacht, und auch dieser Patient verlor, sogar auf eine einzige Einspritzung hin, seine hohen Temperaturen und fast ganz seine Schmerzen innerhalb eines Tages, so daß er wesentlich gebessert die Klinik verlassen hat. Natürlich schützt dieses Verfahren nicht immer vor späteren neuen Anfällen. Es hat mir aber doch so häufig gute Dienste getan, über die augenblickliche Gefahr hinweggeholfen, und auch andere (VOECKLER) haben über Erfolge berichtet, daß es anderweitiger Nachprüfung wert ist. Zwecklos ist die PREGLsche Lösung bei Staphylokokkensepsis (z. B. Knochenmarksentzündung) ohne Beteiligung der Nieren, wie mich zahlreiche fehlgeschlagene Versuche überzeugt haben. Von geburtshilflich-gynäkologischer Seite ist allerdings Gutes über die Behandlung der Sepsis berichtet worden (Streptokokken?). Welche Erreger in unseren Fällen vorhanden waren, konnte nicht durch Harnleiterkatheter geprüft werwerden, da es sich nur um frisch operierte Prostatiker und Patienten mit so schwerer Cystitis handelte, daß es unmöglich war, in den Ureter zu gelangen. Der Blasenharn zeigte wie gewöhnlich eine Mischinfektion verschiedenster Erreger. Was nun die Frage betrifft, wie man sich die Wirkung dieser Jodgaben zu erklären hat, so bestehen drei Möglichkeiten; erstens, daß es sich um einen unmittelbar desinfizierenden Einfluß des Jods handelt, zweitens eine Reizkörpertherapie oder schließlich einen mittelbaren Erfolg durch vermehrte Lymphocytenausschwemmung, wie sie von BIER, HOTZ u. a. nach Jodverabreichung festgestellt wurde. Ich selbst neige am meisten zur ersten Auffassung.

Ist die allgemeine Vorbereitung gut eingeleitet, dann kommt noch die für den vorliegenden Fall im besonderen notwendige hinzu.

Bei Cystitis wird mit Aqua destillata, 3 proz. Borwasser oder bei Blutungen mit Argentum nitricum 1 : 2000 gründlich gespült. Bei Divertikelsäcken achte man vor allem darauf, daß auch diese entleert und gespült werden. Manchmal bringt man nur unter Führung des Blasenspiegels einen Uretherkatheter durch den engen Divertikelhals in die Nebenblase hinein. Bei Sitz an der hinteren Wand hilft man durch Druck mit dem Finger vom Mastdarm aus nach.

Bei Blasengeschwülsten wird von Scholl und Brasch als Vorbereitung einige Wochen vorher das Einstechen von Radiumnadeln in den Tumor empfohlen. Dadurch soll ein schnellerer Zerfall und Schwund eintreten, so daß die Operation erleichtert wird. Über eigene Erfahrungen verfüge ich nicht.

Lagerung: Flache Rückenlage mit einem Kissen unter dem Becken, später meist Beckenhochlagerung. Kurz vor der Operation wird die Blase noch einmal entleert und gründlich gespült, alles Wasser abgelassen, ein Dauerkatheter eingeführt und befestigt. Die Befestigung des Katheters erfolgt so, daß zwei schmale, 15—20 cm lange, seitliche Streifen, die von der Wurzel des Gliedes zum Katheter ziehen, durch einen ersten ringsverlaufenden Streifen hinter dem Sulcus glandis bei zurückgezogener Vorhaut, einen zweiten unmittelbar vor der äußeren Harnröhrenmündung und einen dritten am Ende der Streifen über dem Katheter zusammengehalten werden. Von der chirurgischen Universitätsklinik in Freiburg ist auch ein etwas komplizierterer Apparat angegeben, der den Dauerkatheter mit Hilfe einer das Glied umfassenden Bandage festhält (Zeitschr. f. urol. Chirurg. Bd. 15, S. 130, 1924). — Der Katheter ist vermittelst eines Glaszwischenstückes mit einem etwa $^3/_4$ m langen Schlauch verbunden, auf den sich am äußeren Ende eine 150 ccm fassende Spritze aufsetzen läßt, um die Blase füllen zu können. Wir benutzen dazu Luft. Die Gefahr der Luftembolie ist bei vorsichtigem Vorgehen nicht sehr groß, um so unangenehmer aber die Überschwemmung des Operationsfeldes mit der aus der Blase unter Druck ausströmenden, oft infolge der Infektion nicht aseptischen Flüssigkeit, wenn man Wasser benutzt. Die Füllung selbst erfolgt erst nach Durchtrennung der Haut- und Muskelschichten unter Sicht des Auges und kann mittels des oben beschriebenen Schlauches von einer Person völlig aseptisch während der Operation vorgenommen werden, ohne daß ein Tuch der Abdeckung verschoben und die Asepsis gestört zu werden braucht, was ich immer als sehr angenehm empfunden habe.

Betäubung: Allgemeinnarkose oder Lumbalanästhesie; örtliche Betäubung genügt im allgemeinen nicht.

Literatur.

Blum: Chirurgische Pathologie und Therapie der Harnblasendivertikel. Leipzig: G. Thieme 1919.

Caspar: Lehrbuch der Urologie. 4. Aufl. Berlin u. Wien: Urban u. Schwarzenberg 1923.

Farr: Some helpful surgical adjuncts and methods. Surg. clin. of North America Bd. 3, Nr. 5, S. 1175. 1923; Zo. 25, 307.

KERTESZ: Harnblasenbehandlung vor und nach Blasensteinzermalmung. Gyogyaszat Nr. 47, S. 658. 1923; Zo. 27, 473.
LOTSCH: Über die operative Behandlung der Blasenektopie. Zeitschr. f. Urol. Bd. 17, S. 385. 1923.
SCHOLL and BRAASCH: Preoperative treatment of malignant tumours of the bladder by radium. Ann. of surg. Bd. 5, Nr. 2; Zo. 23, 101.
VOLKMANN, JOH.: Zur Behandlung der Urosepsis. Zentralbl. f. Chirurg. Jg. 52, Nr. 13, S. 712. 1925 und Münch. med. Wochenschr. Jg. 52, Nr. 4, S. 154. 1925. (PREGL-Lösung.)
VOECKLER: Münch. med. Wochenschr. Jg. 52, Nr. 4, S. 154. 1925 (Aussprache zu VOLKMANN).
VOELCKER: Blutige Operationen der Harnblase. In: VOELCKER und WOSSIDLO: Chirurgische Operationslehre. 2. Aufl. Leipzig: G. Thieme 1925.

4. Vorsteherdrüse.

Die Vorbereitung zu Operationen an der Prostata muß besonders sorgfältig sein, weil hier nicht nur das anzugreifende Organ zu beachten ist, sondern bei dem meist schon längere Zeit bestehenden Leiden außerdem noch die Blase und die Nieren, nicht zu vergessen des Allgemeinzustandes des Patienten.

a) **BOTTINISCHE Operation.** Nur kurz zu besprechen ist die Vorbereitung zur BOTTINISCHEN Operation der intravesicalen Einschneidung der Vorsteherdrüse von der Harnröhre aus mit einem Messer oder Brenner bei den Formen der Prostatahypertrophie, die von einer starken Entwicklung des Mittellappens begleitet sind, ein jetzt ziemlich veralteter und kaum mehr empfehlenswerter Eingriff, der nur dann Berechtigung hat, wenn ein messerscheuer Kranker zu einer größeren Operation nicht zu bestimmen ist oder wenn man ihm eine solche glaubt, nicht zumuten zu können. Aber selbst dann ist es notwendig, sich vorher genau durch die Blasenspiegelung Rechenschaft darüber abzulegen, ob wirklich der Lappen weit in die Blase vorspringt, damit man nicht Gefahr läuft, nur die Harnröhre zu durchschneiden.

b) **Abszeßspaltung.** Bei der Spaltung von Abszessen soll man sich klar sein, ob der Sitz mehr oberflächlich oder tief ist, um dementsprechend von Mastdarm, Damm oder (selten) Harnröhre aus vorzugehen, oder ob man nicht lieber eine Entfernung der ganzen Drüse vornehmen will. Für die Incision vom Rectum aus empfiehlt sich eine Vorbereitung, wie sie beim Douglasabsceß vorgeschlagen wurde, also Einlauf und kurz dauernde Ruhigstellung des Darmes, um ein Eindringen von Kot in die Absceßhöhle zu vermeiden.

c) **Prostatektomie.** Für die Vorbereitung zur Prostatektomie ist es gleichgültig, ob man suprapubisch, perineal oder ischiorektal vorgehen will. Die einzuschlagenden Maßnahmen sind dieselben. Für die Totalextirpation bei Krebs gelten die gleichen Regeln wie für die Ausschälung vergrößerter Knoten.

Es drohen erstens Gefahren von seiten des Allgemeinzustandes des Kranken, zweitens vom Urogenitaltrakt aus und drittens von der Operation als solcher. Während letztere hier für uns ausscheiden, sind die beiden ersten Punkte für einen günstigen Verlauf von fast noch größerer Bedeutung als die Technik des Eingriffes selbst.

Untersuchung. a) Der Patient muß stets einer sorgfältigen Untersuchung unterzogen werden. Dabei ist oft schon der allgemeine Eindruck, den man von dem Kranken hat, ausschlaggebend. Hinfällig aussehende, wenn auch noch verhältnismäßig jugendliche Männer von blasser Gesichtsfarbe mit einem Stich ins Gelbliche machen wenig Mut zu einem Eingriff. Auch das psychische Verhalten soll nicht unterschätzt werden; müssen doch die Patienten während der Nachbehandlung den Arzt verständnisvoll unterstützen. Unruhige Kranke, die den Katheter öfters herausreißen, sind eine schwere Last für die Pfleger.

Geisteskranke und Leute, die bereits apoplektische Insulte gehabt haben, wird man immer von einer Operation ausschließen. Sie sind allerdings gerade mit ihrem unbehandelten Leiden eine Qual für die Klinik. Der Augenhintergrund gibt durch eine Retinitis albuminurica manchmal wichtige Hinweise. Weniger beachtet werden in Deutschland Neuritis, Pyorrhoea alveolaris, eitrige Tonsillitis usw. (HAWKINS). Am Herzen und an den Gefäßen können schwere Atherosklerose und fortgeschrittenere Fehler mit Stauungs- und Dekompensationserscheinungen, auch postinfektiöse Myokarditiden eine Gegenanzeige bilden. Besonders achte man auf die Erweiterung der rechten Herzkammer bei Lungenerkrankungen, da sie häufig zu einem plötzlichen Versagen der Herztätigkeit führen kann. KÜMMELL empfiehlt deshalb grundsätzlich, zur Vorbereitung 1—2 Tage lang 1—3mal täglich Digalen intramuskulär zu geben. Bestehen deutlich Asthma, Emphysem oder Bronchitis, so muß in manchen Fällen ein operativer Eingriff abgelehnt werden, in anderen kann man sich vom Zustand der Lungen dadurch überzeugen, daß man die Kranken erst, was ja schon meist mit der besonderen Vorbereitung verbunden ist, einige Tage Bettruhe einhalten läßt. Wird dies schlecht vertragen oder treten Fiebersteigerungen ein, so ist von einer Operation, zum mindesten vorläufig, abzusehen. Im übrigen sind die postoperativen Lungenkomplikationen bei der ischiosacralen, in Epiduralanästhesie vorgenommenen Prostatektomie aus später noch zu erörternden Gründen nicht so sehr zu fürchten.

Sorgfältig müssen auch die Erscheinungen von seiten des Magens beachtet werden, damit Klarheit darüber gewonnen wird, ob die vorhandene Appetitlosigkeit eine Folge der Nierenschädigung ist und nicht etwa von einem Magenkrebs herrührt. Schon mancher Patient ist unter der Diagnose Carcinoma ventriculi zum Arzt gekommen, während sich sein Leiden als eine Prostatahypertrophie entpuppte, und umgekehrt. — Die häufig bei älteren Leuten vorhandenen Leisten- und Schenkelbrüche bedürfen im allgemeinen keiner Behandlung, können aber durch Verziehungen der Blase Schwierigkeiten machen. Nötigenfalls gibt eine Röntgenaufnahme mit Kontrastfüllung (15 proz. Bromnatrium) Aufklärung. Stets überzeuge man sich, ob Krampfadern bestehen, die den Anlaß zu Thrombophlebitiden oder Embolien geben können. Will man in dieser Hinsicht sehr vorsichtig sein, so kann man durch einen leichten Eingriff in örtlicher Umspritzung die Vena saphena magna hoch oben vor der Einmündung in die Vena femoralis im Sinne der ursprünglichen TRENDELENBURGschen Operation einfach unterbinden.

Schließlich wird als Abschluß der allgemeinen Untersuchung der Blutdruck gemessen, der bei Erhöhungen über 150 mm Hg als vorläufige und teilweise Gegenanzeige angesehen wird; er muß erst durch entsprechende Maßnahmen herabgesetzt werden. Dazu trägt außer der Entlastung der Harnwege durch Dauerkatheter die Verordnung von Calciumdiuretin 3—4mal täglich 1 Tablette bei. Über das ebenfalls empfohlene Nitroskleran und Sulfartan besitze ich keine eigene Erfahrung. Der Blutdruck muß in regelmäßigen Zwischenräumen nachgemessen werden (THOMPSON).

b) Besondere Vorbehandlung. Damit haben wir das eigentliche Gebiet der besonderen Vorbehandlung schon betreten. Wir stehen in der VOELCKERschen Klinik grundsätzlich auf dem Standpunkt, daß jeder Prostatiker einer gewissen Vorbereitung bedarf und nicht sofort auf den Operationstisch kommen soll. Wenig oder gar keine Maßnahmen sind nur dann nötig, wenn der Restharn gering ist, keine Rückstauung besteht oder der Kranke erst seit kurzem leidend ist. Außerdem kommt nur selten ein Prostatiker unter 50 Jahren zur Operation, da es sich in diesen Fällen meist nicht um die Erscheinungen der Hyper- oder Atrophie handelt, sondern viel eher um die der Prostatitis.

Für die klinische Betrachtung der sogenannten Prostatahypertrophie hat immer noch die Einteilung in die drei Stadien der einfachen Entleerungsbeschwerden (Polyurie, nächtlicher Harndrang), des Restharns und der vollständigen akuten oder chronischen Retention insofern ihre Bedeutung, als im ersten Stadium meist von einer Operation abgesehen werden kann, also auch eine Vorbereitung nicht weiter in Betracht kommt. Fast jeder Chirurg, vielleicht abgesehen von dem strengen Anhänger der Frühoperation, steht wohl auf dem Standpunkt, daß man dabei zum mindesten berechtigt ist, versuchsweise eine konservative Behandlung einzuleiten.

Das zweite Stadium ist das für einen Eingriff an sich günstigste. Immerhin muß man schon hier mit einer gewissen Vorsicht vorgehen. Das erste bei der Untersuchung des Urogenitaltraktes ist die genaue Beobachtung des Harns. Er wird nach den bekannten Regeln auf Menge, Farbe, spezifisches Gewicht, Eiweiß, Zucker, Salze und Formbestandteile (rote und weiße Blutkörperchen, Zylinder) untersucht. Große Menge und helle Farbe bringen meist ein niedriges spezifisches Gewicht mit sich. Hält letzteres sich dauernd unter 1015, so ist das eine Gegenanzeige gegen einen sofortigen operativen Eingriff, und es muß erst durch Katheterismus oder Einlegen eines Dauerkatheters eine bessere Nierenfunktion erzielt werden. Es ist aber auch nicht wünschenswert, daß man nun sofort darangeht, durch den VOLHARDschen Verdünnungs- und Konzentrationsversuch die Ausscheidung zu prüfen. Man liefe dabei Gefahr, die Nieren plötzlich zu überlasten. Wir warten in jedem Falle erst einige Tage ab, um uns zu überzeugen, ob wir dem Kranken diese Untersuchung zumuten können.

Der Wasserversuch wird bei uns so ausgeführt, daß man bei liegendem Dauerkatheter morgens nüchtern die Harnmenge und das spezifische Gewicht bestimmt und dann dem Patienten mindestens 1—1 1/2 l deutschen Tee mit einer Semmel zu verzehren gibt, die innerhalb von 1/4 (— 1/2) Stunde genommen sein müssen. Dann wird anfangs halbstündlich (4 Stunden), später zweistündlich die Blase entleert und die gefundene Harnmenge unter gleichzeitiger Messung des spezifischen Gewichtes in einer Tabelle eingetragen, auf der unten die Zeit, seitlich die ausgeschiedene Urinmenge und das spezifische Gewicht nach dem beistehenden Muster vermerkt sind. Die Harnmenge wird schraffiert, die Punkte des spezifischen Gewichtes werden durch Linien miteinander verbunden. Etwa 1/2—2/3 der aufgenommenen Menge muß unter nor-

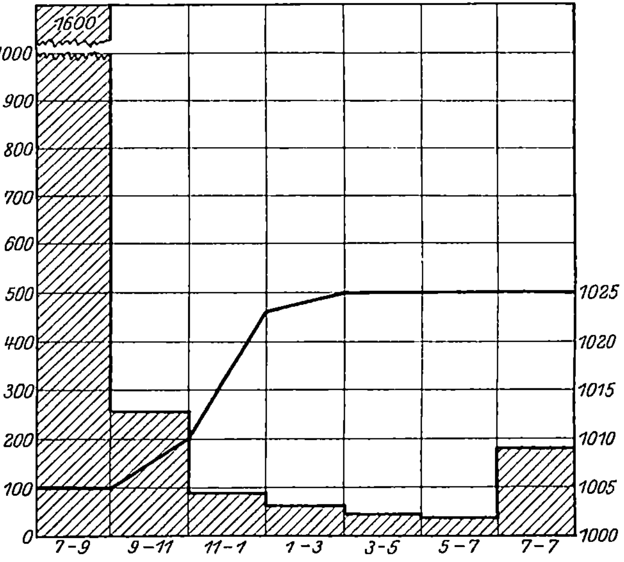

Abb. 6.   Wasserversuch mit guter Verdünnung und Konzentration.

malen Verhältnissen innerhalb der ersten 2 Stunden, mindestens 4/5 innerhalb der ersten 4 Stunden ausgeschieden sein. Bei guter Verdünnung ist in der dritten Stunde das spezifische Gewicht auf mindestens 1003 gesunken und erreicht, gute Konzentration vorausgesetzt, meist in der fünften Stunde wieder den Anfangsstand. Gibt man weiter am Tage Trockenkost, so konzentriert der Harn nach 12 Stunden bis 1024 und mehr. Isosthenurie von 1010—1011 ist für uns eine fast absolute Gegenanzeige zur Operation.

Die abgebildeten Kurven erläutern an einigen Beispielen die eben erwähnten Verhältnisse mit Anzeigen und Gegenanzeigen. (Näheres bei G. DÜTTMANN, GRAUHAN, PETERS, VOLHARD u. a.).

Bei Restharn in geringen Mengen bis etwa 150 ccm kann man den angesammelten Urin unmittelbar mit dem Katheter ablassen, ohne irgendwelche Gefahr laufen zu müssen. Anders dagegen bei chronisch überdehnter Blase oder akuter vollständiger Retention. Hier empfiehlt es sich, nur schubweise einmal 300—400 ccm zu entleeren, dann nach einigen Stunden mehr. Erst wenn man so in einigen Tagen die Blase entlastet hat, darf ein Dauerkatheter gegeben werden, sonst

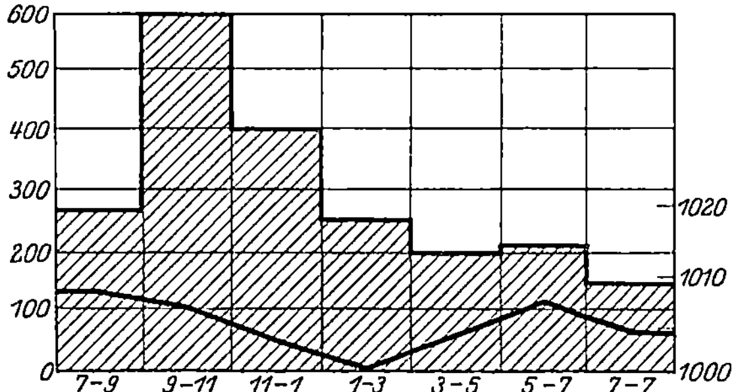

Abb. 7. Wasserversuch mit mangelhafter Nierentätigkeit.

könnten schwerste Hämorrhagien als Folge einer Zirkulationsstörung durch Venenstauung und akute Niereninsuffizienz eintreten. Würde ein solcher Patient sofort operiert, so wäre er eines raschen Todes sicher. Zur langsamen Entleerung bedient man sich einer an den Katheter angelegten Klemme, wie sie für den Tröpfcheneinlauf üblich ist. HEINBURG

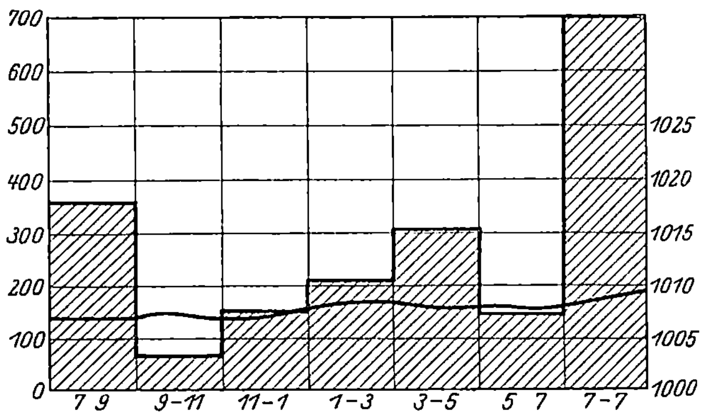

Abb. 8. Isosthenurie.

hat auch einen Katheterdroßler angegeben, der nach Art eines Augentropfers auf der einen Seite zugespitzt ist. Ist dieses Ende in den Katheter eingeführt, so rinnt der Harn tropfenweise ab, bei umgekehrter Einstellung in dünnem Strahl.

In gleicher Weise muß man bei dem dritten Stadium der chronischen Überdehnung mit Ischuria paradoxa vorgehen, nur soll man hier noch vorsichtiger sein. Man kann sich ruhig 8 bis 10 Tage Zeit nehmen, ehe man die Blase völlig entleert und einen Wasserversuch ausführt.

Bestehen schon urämische Symptome, so werden sie einerseits durch die langsame Entleerung der Blase behoben, andererseits können sie durch zu rasche Entlastung akut verschlimmert werden. Hier ist vorsichtiges Abwägen bei genauer Beobachtung des Kranken vonnöten. Durch Aderlaß, Tropfklysmen, warme Bäder, nicht zu viel Bettruhe muß man unterstützend eingreifen und so den Kranken langsam vorbereiten.

Ist es durch aufsteigende Infektion, vielleicht im Anschluß an den Katheterismus, zu einer Pyelitis oder Pyelonephritis gekommen, so kann man den Versuch machen, nach JURA durch intravenöse Injektion von 0,1—0,3 Neosalvarsan abwechselnd mit 0,4 Urotropin eine Heilung zu erzielen. Oder man benutzt die im vorigen Abschnitt erwähnte PREGL-Lösung. Daß man zur Verhütung einer Infektion überhaupt oder zur Behebung einer schon vorhandenen für eine gute Durchspülung der Nieren und der Blase sorgt, ist selbstverständlich. Neben der üblichen Gabe von Bärentraubenblättertee (*Decoct. fol. Uvae ursi*) verordnen wir 3mal täglich eine Tablette eines Hexamethylentetraminpräparates (Urotropin, Helmitol) bei alkalischem Harn, um ihn sauer zu machen; bei saurem Urin 3mal täglich 1 Pulver Salol.

Hat man mit all diesen Vorbereitungen nichts erreicht oder jedenfalls keine wesentliche Besserung erzielt, so sieht man lieber im Augenblick von einem radikalen Eingriff mit seinem Risiko ab und begnügt sich, wenn der Katheter infolge Reizung der Harnröhre nicht auf die Dauer vertragen wird, mit der Anlegung einer suprapubischen Fistel. In seltenen Fällen kann man noch nach Monaten operieren, wenn sich die Nieren nach Anlegung einer Blasenfistel erholt haben. Da VOELCKER für gewöhnlich ischiorectal vorgeht, suprapubisch nur in den Fällen von ausgesprochen isolierter Vergrößerung des Mittellappens, so besteht für uns kein Grund, zweizeitig zu operieren, wie das neuerdings von KÜMMELL, RÖDELIUS u. a. fast als Regel hingestellt wird.

Suprapubische Fistel. Für die letztere benutzen wir die Stichmethode. Infiltration eines dreimarkstückgroßen Bezirks dicht oberhalb der Symphyse bis auf die Blase mit 5—10 ccm $^1/_2$ proz. Novocain-Suprareninlösung; Punktion der gefüllten Blase so, daß infolge des Hochstands des Peritoneums die freie Bauchhöhle nicht eröffnet wird. Darauf an derselben Stelle kleiner Hautschnitt, dann Einstich eines geraden Trokars, durch den nach Herausziehen des Führungsstabs ein weicher Nelaton- oder Pezzerkatheter eingeführt wird. Der Katheter wird mit Heftpflaster befestigt, und der Patient bekommt eine Leibbinde, die er sich von seiner Frau selbst anfertigen lassen kann. Sie hat in der Mitte eine dünne Öffnung für den Katheter und trägt seitlich und oben zwei brückenförmig angenähte Bänder, unter denen der Katheter ohne weiteres durchgezogen wird. Er sitzt fest und wird am Herausgleiten noch durch eine Katheterklemme gehindert. Auch die Befestigung des Dauerkatheters nach BOEMINGHAUS haben wir verschiedentlichst mit Erfolg angewandt. Man schneidet sich ein in die Fistelöffnung passendes Gummirohr von 18—25 Charrière so zurecht, daß es etwa $1^1/_2$—1 cm aus der äußeren Öffnung herausragen würde. Das eine Schlauchende zieht man über die eine Hälfte einer doppelten hohlen Olive, die in der Mitte von einer durchbohrten Scheibe geteilt wird, und befestigt es mit einem Seidenfaden. Auf das andere Ende der Olive kommt ein Ableitungsschlauch, der ebenfalls mit einem Seidenfaden befestigt wird. Nun wird die Olive durch die nach der Bauchseite hin konisch zulaufende

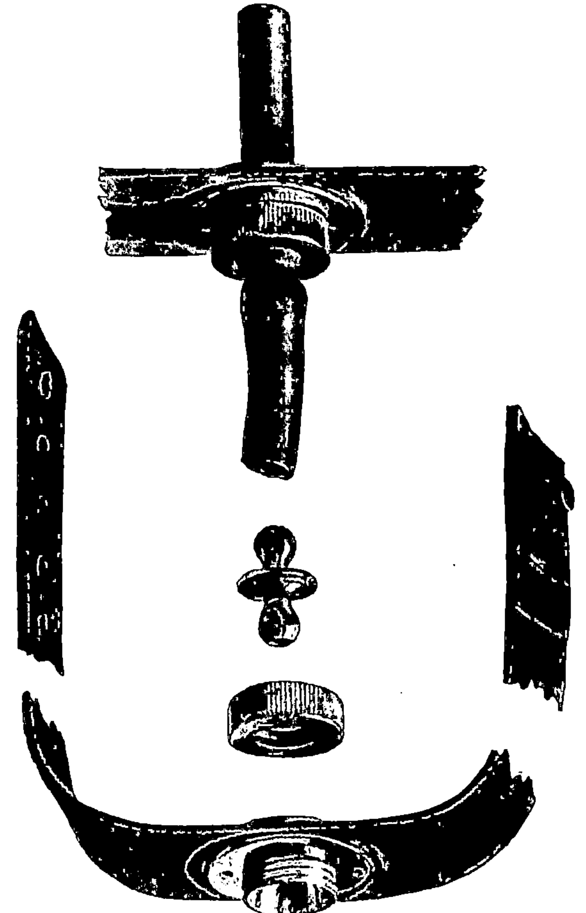

Abb. 9. Instrumentarium zur Befestigung des suprapubischen Blasendrains nach BOEMINGHAUS.

Öffnung in der Kapsel eines Leibgurtes gesteckt und mit einer Schraube, deren Lichtung kleiner als die Trennungsscheibe der Doppelolive ist, auf die Kapsel festgeschraubt. Der Drainageschlauch wird jetzt in die Fistel gesteckt und mit dem Leibriemen unterhalb der vorderen oberen Darmbeinstachel gutsitzend angebunden.

Nachdem wir einmal bei der Stichmethode eine Peritonitis mit anschließendem Exitus erlebt hatten, habe ich in besonderen Fällen versucht, den Stand und die Verschieblichkeit der unteren Bauchfellumschlagsfalte vorher mit Hilfe des Pneumoperitoneums nach GOETZE und RAUTENBERG bei gleichzeitiger Füllung der Blase mit 15proz. Natriumbromid festzustellen. Das gelingt gut, wobei sich durch verschiedene Aufnahmen bei Flach- und Beckenhochlagerung der wechselnde Bauchfellstand deutlich nachweisen läßt.

RÖDELIUS hat zur weiteren Nachbehandlung nach der primären Sectio alta und zugleich als Vorbereitung für die sekundäre Ektomie der Vorsteherdrüse eine Art von Drainage zur Blutstillung bei der Ektomie und zur Verhütung der Urininfektion angegeben. Aus der hohen Steinschnittwunde ragt ein dickes Gummirohr eben heraus, das nur in der Bauch- und Blasenwand selbst abschließend sitzt und in seiner

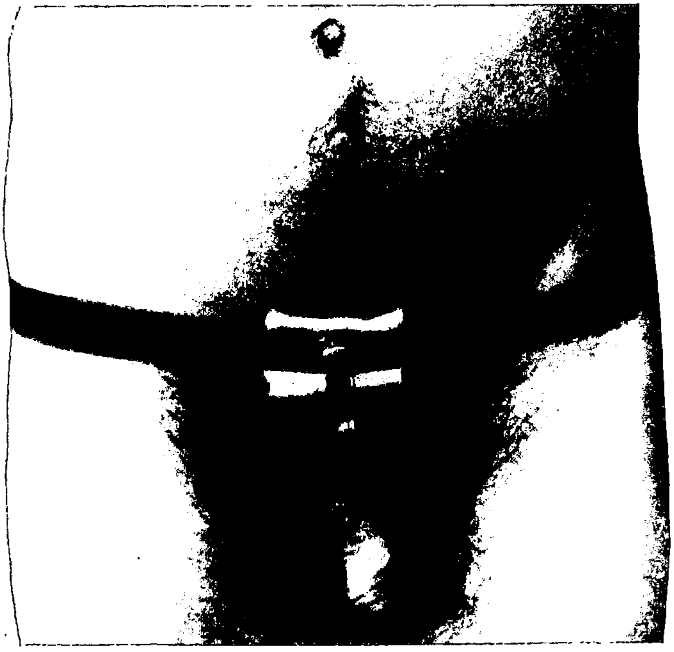

Abb. 10. Suprapubisches Blasendrain mit Befestigung nach BOEMINGHAUS.

Lichtung einen dünneren zum Blasenboden reichenden Schlauch hält. Neben dem dicken Gummirohr sieht aus der Wunde noch die Spitze des in der Harnröhre liegenden und nach der Blase zu eine Öffnung führenden Katheters heraus, der mit einem Faden an einem Holzstäbchen befestigt und so vor dem Zurückgleiten geschützt ist. Über dem ganzen sitzt die IRVINGsche Kapsel zum Absaugen etwa austretender Flüssigkeit. CORDUA hat die Anordnung geändert und vereinfacht. Er vernäht Blasenwand und Haut fest um ein dickes Rohr, in das durch eine seitliche, außerhalb der Haut liegende Öffnung ein Nelatonkatheter eingeführt wird. Dadurch kann man nach Art des Uterusrücklaufkatheters spülen.

Hat man durch entsprechende Vorbehandlung, manchmal über Tage und Wochen hin, einen solchen Erfolg erzielt, daß die bei den Nierenerkrankungen schon erwähnten Untersuchungen, Verdünnungs- und Konzentrationsversuch, Kryoskopie, Stickstoffbestimmung im Blut usw. günstig ausgefallen sind, so kann man an die eigentliche Vorbereitung zur Operation herangehen.

Als Voroperation wird von BLUM u. a. die Vasektomie in der gleichen Sitzung vorgenommen. Wir machen sie entweder im Anschluß an die Enucleation oder manchmal auch schon einige (2—8) Tage vorher im Sinne der LONDONschen Versuche, um damit einen Einfluß auf Blutungs-, Gerinnungszeit und Heilverlauf zu erzielen (W. BUDDE und VOELCKER).

Wegen der meist vorhandenen Schlaflosigkeit gibt man am Abend vor der Operation 1,0 Veronal. Der Patient muß, besonders bei dem ischio-

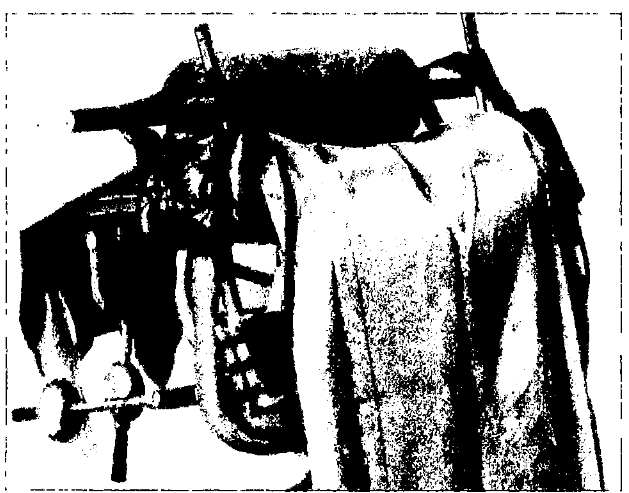

Abb. 11.   Lagerungsgestell zur ischiorektalen Prostatektomie nach VOELCKER.

rectalen Zugangsverfahren, gründlich abgeführt sein und kann auch 15 Tr. Opiumtinktur bekommen, um den Darm für einige Zeit ruhig zu stellen.

Operiert man suprapubisch, so benutzt man bei gutem Allgemeinzustand Narkose, sonst Lumbalanästhesie, wobei der Patient bei schlechter Herztätigkeit eine halbsitzende Stellung einnimmt. Einführen eines weichen Katheters, Füllung der Blase mit Luft, physiologischer Kochsalzlösung oder 3 proz. Borwasser, Abklemmen, vorläufig keine Befestigung des Katheters.

Bei ischiorectalem Vorgehen bekommt der Kranke ½ Stunde vor der Anästhesie 0,02 Morphium; Sacralanästhesie mit 30—50 ccm 1 proz. Novokainlösung ohne Adrenalinzusatz wegen der Schockgefahr. Bei beiden Verfahren, dem ischiorectalen wie dem perinealen, wird der Bauchschnitt vermieden, der das Aushusten hindert und die Pneumoniegefahr erhöht. Außerdem arbeitet man bei dem ischiorectalen

Vorgehen unter Sicht des Auges. Der Patient wird in VOELCKERsche Bauchlage gebracht, wie sie in den beifolgenden Abbildungen dargestellt ist. Dabei sinken die Baucheingeweide nach vorn oben, während Blase und Vorsteherdrüse durch die Rolle dem Operateur entgegengedrückt werden. Eine gewisse Vorsicht ist bei chronischen Gelenkerkrankungen (Hüftversteifungen) und bei brüchigen Knochen angebracht, da wir einmal erlebten, daß durch zu gewaltsames Auflegen ein Beckenknochen mit Carcinommetastasen brach.

Jetzt wird ein frischer Katheter eingelegt, die Blase nochmals gespült und dann entleert, damit der Harn das Operationsfeld nicht unnötig überschwemmt oder infiziert. Schließlich wird der After wegen

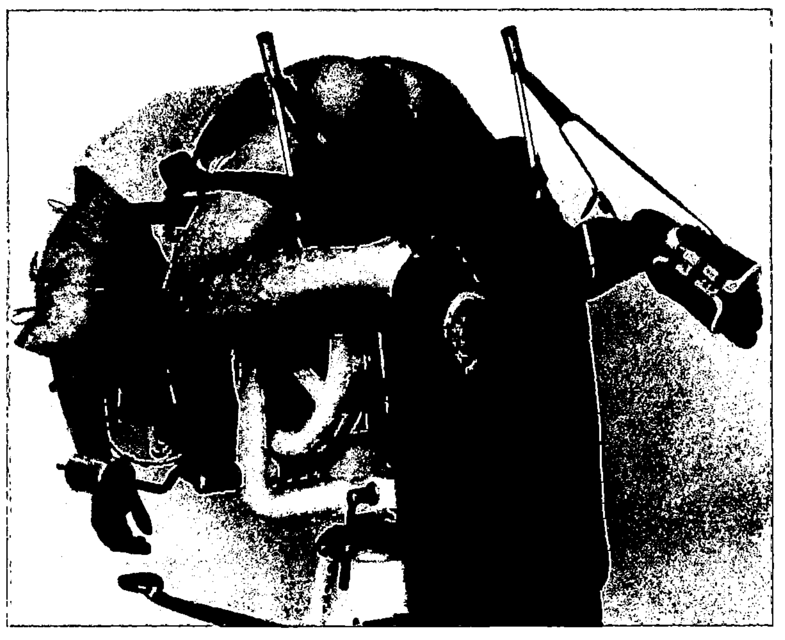

Abb. 12. Lagerung eines Kranken zur ischiorektalen Prostatektomie.

der Gefahr des Austrittes von Stuhl verschlossen. Man sticht mit einer gebogenen Nadel an der Raphe hinter dem After ein, umgeht ihn rechts und kommt vorn in der Mittellinie heraus. Dasselbe macht man mit der gleichen Nadel auf der linken Seite von vorn anfangend. Vorn wird dann Anfang und Ende des Fadens zusammengezogen, einmal geknotet und ein kleiner Tupfer durch einen zweiten Knoten über dem After befestigt.

Bei perinealen Operationen nach YOUNG oder WILMS ziehen die meisten Chirurgen die Steinschnittlage vor, wobei der Hodensack mit einem Heftpflasterstreifen unter der Abdeckung hochgehalten wird. Als Betäubung ist für diese Fälle auch die präsacrale Anästhesie nach H. BRAUN geeignet.

Literatur.

BLUM: Über Indikationen, Technik, Vor- und Nachbehandlung der suprapubischen Prostatektomie. Zeitschr. f. urol. Chirurg. Bd. 15, S. 103. 1924.

BUDDE, W.: Biologische Wirkung aseptischer Operationen. Arch. f. klin. Chirurg. Bd. 138, S. 39. 1925 (Verhandl. d. 49. Tagung d. dtsch. Ges. f. Chirurg.). — Ders. und KÜRTEN: Über Thrombenbildung nach Gefäßoperationen und ihre Verhütung. Zentralbl. f. Chirurg. Jg. 51, Nr. 49, S. 2684. 1924.

BUZELLO: Über die Behandlung der pyogenen Blutinfektion durch intravenöse Anwendung von Urotropin. Dtsch. Zeitschr. f. Chirurg. Bd. 168, S. 69. 1922.

DÜTTMANN: Niereninsuffizienz bei Prostatahypertrophie. Bruns' Beitr. z. klin. Chirurg. Bd. 128, S. 79. 1923.

GRAUHAN: Ziele und Wege der Prognosestellung vor der Prostatektomie. Dtsch. Zeitschr. f. Chirurg. Bd. 179, S. 1. 1923.

HAWKINS: The preparation of the patient for prostatectomy. Urol. a. cut. review Bd. 25, Nr. 6; Zeitschr. f. urol. Chirurg. Bd. 8, Lit. S. 462. 1922.

HEINBURG: Katheterdroßler. Zeitschr. f. urol. Chirurg. Bd. 9, S. 183. 1922.

JURA, VINC.: La terapia delle pieliti con urotropina e neosalvarsan, per iniezioni endovenose. Policlinico, sez. prat. Nr. 43. 1922; Zo. 22, 402 (Vorbehandlung der Prostatektomie).

KÜMMELL: Die Operationen an der Prostata. In: BIER, BRAUN und KÜMMELL: Chirurgische Operationslehre Bd. 4. 4 u. 5. Aufl. Leipzig: J. A. Barth 1922/23.

NELKEN: Safety factors in suprapubic prostatectomy. New Orleans med. and surg. journ. Bd. 74, Nr. 2; Zo. 17, 140.

PETERS: Die Bedeutung der funktionellen Nierendiagnose für die Chirurgie. Bruns' Beitr. z. klin. Chirurg. Bd. 128, S. 395. 1923.

ROEDELIUS: Dauerberieselung der Blase vor und nach Prostatektomie, insbesondere der zweizeitigen. Zentralbl. f. Chirurg. Jg. 48, Nr. 13, S. 442. 1921. — Ders.: Zur Nachbehandlung der suprapubischen Prostatektomie. Zeitschr. f. urol. Chirurg. Bd. 10, S. 353. 1922 (zugleich Vorbehandlung nach der Sectio alta).

THOMPSON: Prostatectomy, pre- and postoperative treatment. Med. rec. Bd. 101, Nr. 1; Zeitschr. f. urol. Chirurg. Bd. 9, Lit. S. 269. 1922.

VOLKMANN, JOH.: Über die sogenannte Prostatahypertrophie. Fortschr. d. Med. Jg. 37, Nr. 21. 1920.

5. Harnröhre.

Eingriffe an der Harnröhre wegen Hypospadie, Epispadie, Verengerungen usw. erfordern meist vorher die Anlegung einer suprapubischen oder einer zentral von der kranken Stelle angelegten, perinealen Fistel. Das kann als Voroperation in einer besonderen Sitzung oder als erster Akt der Hauptoperation geschehen.

Betäubung: örtliche Betäubung oder Narkose.

Lagerung: Rücken- oder Steinschnittlage.

6. Gynäkologische Eingriffe.

Der praktische Chirurg kommt öfters in die Lage, auch gynäkologische Eingriffe verschiedener Art auszuführen, so daß darüber wenigstens ein ganz kurzes Wort gesagt werden soll.

a) Eingriffe vom Bauche aus. Handelt es sich um eine Operation vom Bauche aus, so sind selbstverständlich dieselben Vorbereitungen zu treffen wie bei jeder anderen Laparotomie auch (s. S. 183).

b) Eingriffe von der Scheide aus. Für vaginale Eingriffe spukt immer noch die Frage, ob eine Desinfektion der Scheide von wesentlichem Wert ist oder nicht. Dies ist zu verneinen. Im allgemeinen ist die Scheide, wenn in den letzten drei Tagen keine innere Untersuchung oder Operation stattgefunden hat, als frei von krankmachenden Erregern und als praktisch steril anzusehen (DÖDERLEIN). Besonders widerstandsfähig gegen Keime ist ja die Vagina Schwangerer. Will der Chirurg trotzdem sein Gewissen beruhigen, so kann er noch eine Reinigung mit Sublimattupfern vornehmen, muß sich aber auch darüber klar sein, daß er damit möglicherweise ebenso wie mit Warm-Wasserspülungen eine gewisse Schädigung setzt und die Abwehrkräfte der Schleimhaut herunterdrückt.

In manchen Fällen, um z. B. einen Gebärmutterkrebs operationsfähig zu machen, ist eine Röntgenvorbestrahlung erwünscht. Damit soll nach FÜRST zugleich der Vorteil verbunden sein, daß die Gefahr der postoperativen Bauchfellvereiterung herabgemindert wird.

Als Lagerung kommen fast nur Beckenhochlagerung bei Laparotomien und Steinschnittlage bei vaginalen Eingriffen in Betracht.

Betäubung: Narkose oder Lumbalanästhesie für die größeren Eingriffe, Sacral- oder Präsacralanästhesie für die kleineren Operationen.

Eine besondere Sorgfalt ist auf die Verhütung der postoperativen Harnverhaltung zu verwenden, worüber das Nähere schon auf S. 29 gesagt wurde.

Literatur.

DÖDERLEIN-KRÖNIG: Operative Gynäkologie. 4. Aufl. Leipzig: G. Thieme 1920.
FEHLING: Physiologie und Pathologie des Wochenbettes. 1897. S. 222.
FÜRST: Die Vorbestrahlung bei Kollumcarcinomen des Uterus und ihr Einfluß auf die postoperative Infektion aus endogener Ursache. Zentralbl. f. Gynäkol. Jg. 49, Nr. 5, S. 247. 1925.
POLYA: Verhütung von Harnverhaltung. Zentralbl. f. Chirurg. Jg. 48, Nr. 21, S. 732. 1921.
VOGT: Zur Bekämpfung der postoperativen Urinverhaltung durch intravenöse Urotropininjektion. Zentralbl. f. Gynäkol. Jg. 45, Nr. 49, S. 1781. 1921.

Der chirurgische Operationssaal. Ratgeber für die Vorbereitung chirurgischer Operationen und das Instrumentieren für Schwestern, Ärzte und Studierende. Von **Franziska Berthold**, Viktoriaschwester, Operationsschwester an der Chirurgischen Universitätsklinik Berlin. Mit einem Geleitwort von Geheimem Medizinalrat Professor Dr. **August Bier.** Zweite, verbesserte Auflage. Mit 314 Textabbildungen. XIV, 176 Seiten. 1922. RM 4.20

Der Verband. Lehrbuch der chirurgischen und orthopädischen Verbandbehandlung von Professor Dr. med. **Fr. Härtel**, Oberarzt der Chirurgischen Universitätsklinik zu Halle a. S., und Privatdozent Dr. med. **Fr. Loeffler,** leitender Arzt der Orthopädischen Abteilung der Chirurgischen Universitätsklinik zu Halle a. S. Mit 300 Textabbildungen. X, 282 Seiten. 1922.
RM 9.50; gebunden RM 11.50

Grundriß der Wundversorgung und Wundbehandlung sowie der Behandlung geschlossener Infektionsherde. Von Privatdozent Dr. **W. von Gaza,** Assistent an der Chirurgischen Universitätsklinik Göttingen. Mit 32 Abbildungen. X, 280 Seiten. 1921. RM 10.—; gebunden RM 13.—

Die Nachbehandlung nach chirurgischen Eingriffen. Ein kurzer Leitfaden von Dr. **M. Behrend,** Chefarzt des Kreiskrankenhauses in Frauendorf bei Stettin. Mit 4 Textabbildungen. VIII, 102 Seiten. 1914. RM 2.50

[w] **Die Inhalationsnarkose.** Eine Anleitung zur Narkosetechnik. Von Dr. **Tassilo Antoine,** Operateur der II. Universitäts-Frauenklinik in Wien, und Dr. **Bruno Pfab,** Operateur der I. Chirurgischen Universitätsklinik in Wien. Mit 10 Textabbildungen. IV, 48 Seiten. 1926. RM 2.40

Anatomie des Menschen. Ein Lehrbuch für Studierende und Ärzte. Von **Hermann Braus,** o. ö. Professor an der Universität, Direktor der Anatomie Würzburg. In drei Bänden.

Erster Band: **Bewegungsapparat.** Mit 400 zum großen Teil farbigen Abbildungen. X, 836 Seiten. 1921. Gebunden RM 16.—

Zweiter Band: **Eingeweide.** (Einschließlich periphere Leitungsbahnen. I. Teil.) Mit 329 zum großen Teil farbigen Abbildungen. VII, 697 Seiten. 1924. Gebunden RM 18.—

Dritter (Schluß-) Band: **Periphere Leitungsbahnen.** (II. Spezieller Teil.) **Zentral- und Sinnesorgane. Generalregister.** Erscheint 1927

Treves-Keith, Chirurgische Anatomie. Nach der sechsten englischen Ausgabe übersetzt von Dr. **A. Mülberger** in London. Mit einem Vorwort von Geh. Med.-Rat Professor Dr. **E. Payr,** Direktor der Chirurgischen Universitätsklinik zu Leipzig, und mit 152 Textabbildungen von Dr. O. Kleinschmidt und Dr. C. Hörhammer, Assistenten an der Chirurgischen Universitätsklinik zu Leipzig. VIII, 478 Seiten. 1914. Gebunden RM 12.60

Topographische Anatomie dringlicher Operationen. Von **J. Tandler,** o. ö. Professor der Anatomie an der Universität Wien. Zweite, verbesserte Auflage. Mit 56 zum großen Teil farbigen Abbildungen im Text. IV, 118 Seiten. 1923. Gebunden RM 10.—

Die mit [w] *bezeichneten Werke sind im Verlag von Julius Springer in Wien erschienen.*